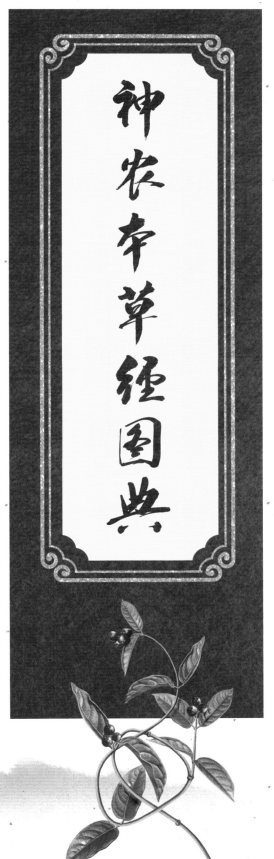

神农本草经图典

主编 ◎ 张卫

青岛出版集团 | 青岛出版社

图书在版编目（CIP）数据

神农本草经图典/张卫主编. -- 青岛：青岛出版社，2023.9
ISBN 978-7-5552-9998-1

Ⅰ.①神… Ⅱ.①张… Ⅲ.①《神农本草经》—图解 Ⅳ.① R281.2-64

中国国家版本馆 CIP 数据核字 (2023) 第 120296 号

《神农本草经图典》编委会

主　　编	张　卫					
编　　委	王嘉伦	孙雪松	王秀彤	刘　卓	孙　强	李佳兴
	崔　颖	康翠苹	姜　茵	张　珏	逄　曦	

SHENNONG BENCAO JING TUDIAN

书　　名	神农本草经图典
主　　编	张　卫
出版发行	青岛出版社
社　　址	青岛市海尔路 182 号 （266061）
本社网址	http://www.qdpub.com
邮购电话	0532-68068091
策划编辑	张化新
责任编辑	王秀辉 郑万萍
特约编辑	张　钰 逄　旭
书名题字	秦　工
绘　　图	央美阳光
印　　刷	深圳市国际彩印有限公司
出版日期	2023 年 9 月第 1 版　　 2023 年 9 月第 1 次印刷
开　　本	16 开（889 mm×1194 mm）
印　　张	22
字　　数	430 千
图　　数	466 幅
书　　号	ISBN 978-7-5552-9998-1
定　　价	198.00 元

编校印装质量、盗版监督服务电话　4006532017　0532-68068050

前言

　　自原始社会开始，我国伟大的劳动人民就一直进行着探索。他们在日常生活的点点滴滴中建立起了对"药"的认知。从最初的神农尝百草的故事开始，人们就与自然灾害和疾病进行着斗争，并在这一过程中发现、应用和总结，用自己的智慧和勤劳的双手，为后世留下了意义深远的医学财富。

　　《神农本草经》简称《本草经》《本经》，是我国现存最早的药学巨著，对我国甚至是世界医学的发展都有着重要作用。它是众多医家学者搜集、整理、总结的智慧结晶。目前，成书时间、源起何人都还是个神秘的遗留问题，但这部药学宝典为后人提供了较全面、详细的药物、药理知识。

　　全书分为四卷，收录了365种药物，根据其性状、功效分为上、中、下三品。因为记载的药物大多为植物，所以被称为"本草"。但除了252种植物药之外，书中还记载了67种动物药，46种矿物药。它系统地总结了东汉以前零散的药学知识，具有不可低估的科学价值。

　　为了重温经典，并能全面、完美地展现这部医学圣典。我们以尊重原著为出发点，在此基础上，从六个方面对每味药物进行细致的描述；精美的配图，保证真实地还原每一味药物的形态特征。图文对应，让读者更直观、更深入地了解"药学"这一博大精深的领域。同时，我们也希望经典可以一直传承，经久不息。

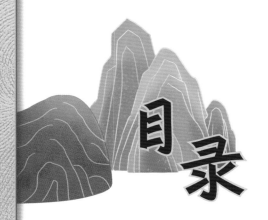

目录

卷一·序录·················1

  序录·················2

卷二·上品药·················7

  玉泉·················8

  丹沙·················8

  空青·················9

  曾青·················10

  白青·················10

  扁青·················11

  云母·················12

  朴消·················13

  消石·················14

  矾石·················14

  滑石·················15

  紫石英·················16

  白石英·················17

  五色石脂·················18

  太一余粮·················19

  禹余粮·················20

  青芝·················20

  赤芝·················21

  黄芝·················22

  白芝·················22

  黑芝·················23

  紫芝·················24

  赤箭·················25

  伏苓·················26

  猪苓·················27

  松脂·················28

  柏实·················29

  箘桂·················30

牡桂·················31

天门冬·················32

麦门冬·················33

术·················34

女萎·················35

干地黄·················36

昌蒲·················37

远志·················38

泽泻·················39

署豫·················40

菊花·················41

甘草·················42

人参·················43

石斛·················44

石龙芮·················45

石龙刍·················46

落石·················47

龙胆·················48

牛膝·················49

杜仲·················50

干漆·················51

卷柏·················52

细辛·················53

独活·················54

茈胡·················55

房葵·················56

蓍实·················57

酸枣·················58

枸杞·················59

龙眼·················60

菴䕡子·················61

薏苡人·················62

车前子·················63

蛇床子·················64

菟丝子·················65

菥蓂子·················66

茺蔚子·················67

地肤子·················68

蒺梨子·················69

白英 …………………………… 70
白蒿 …………………………… 71
肉苁蓉 ………………………… 72
忍冬 …………………………… 73
防风 …………………………… 74
王不留行 ……………………… 75
蓝实 …………………………… 76
天名精 ………………………… 77
蒲黄 …………………………… 78
香蒲 …………………………… 79
兰草 …………………………… 80
决明子 ………………………… 81
云实 …………………………… 82
徐长卿 ………………………… 83
杜若 …………………………… 84
茵陈蒿 ………………………… 85
漏芦 …………………………… 86
飞廉 …………………………… 87
旋花 …………………………… 88
蠡实 …………………………… 89
水萍 …………………………… 90
姑活 …………………………… 91
屈草 …………………………… 91
蔓荆实 ………………………… 92
女贞实 ………………………… 93
蕤核 …………………………… 94
辛夷 …………………………… 95
榆皮 …………………………… 96
山茱萸 ………………………… 97
秦皮 …………………………… 98
合欢 …………………………… 99
龙骨 …………………………… 100
石蜜 …………………………… 101
蜂子 …………………………… 102
熊脂 …………………………… 103
白胶 …………………………… 104
阿胶 …………………………… 104
雁肪 …………………………… 106
羖羊角 ………………………… 107

犀角 …………………………… 108
牡蛎 …………………………… 109
蒲陶 …………………………… 110
蓬蘽 …………………………… 111
大枣 …………………………… 112
藕实茎 ………………………… 113
鸡头实 ………………………… 114
白瓜子 ………………………… 115
冬葵子 ………………………… 116
苋实 …………………………… 117
苦菜 …………………………… 118
水苏 …………………………… 119
胡麻 …………………………… 120
青蘘 …………………………… 120

卷三·中品药 …………………………… 121
石胆 …………………………… 122
石钟乳 ………………………… 122
水银 …………………………… 123
雄黄 …………………………… 124
雌黄 …………………………… 124
殷孽 …………………………… 125
孔公孽 ………………………… 125
慈石 …………………………… 126
凝水石 ………………………… 126
石膏 …………………………… 127
阳起石 ………………………… 128
理石 …………………………… 128
长石 …………………………… 129
肤青 …………………………… 129
铁落 …………………………… 130
铁 ……………………………… 130
铁精 …………………………… 131
铅丹 …………………………… 131
当归 …………………………… 132
秦艽 …………………………… 133
黄耆 …………………………… 134
黄芩 …………………………… 135
黄连 …………………………… 136
升麻 …………………………… 137

木香 …………………………… 138
巴戟天 ………………………… 139
茜根 …………………………… 140
营实 …………………………… 141
五味子 ………………………… 142
白兔藿 ………………………… 143
芍药 …………………………… 144
景天 …………………………… 145
芎䓖 …………………………… 146
蘪芜 …………………………… 147
薰本 …………………………… 147
麻黄 …………………………… 149
葛根 …………………………… 150
知母 …………………………… 151
贝母 …………………………… 152
栝楼 …………………………… 153
丹参 …………………………… 154
玄参 …………………………… 155
沙参 …………………………… 156
苦参 …………………………… 157
紫参 …………………………… 158
续断 …………………………… 159
桑根白皮 ……………………… 160
狗脊 …………………………… 161
萆解 …………………………… 162
石韦 …………………………… 163
通草 …………………………… 164
瞿麦 …………………………… 165
败酱 …………………………… 166
木兰 …………………………… 167
槐实 …………………………… 167
橘柚 …………………………… 168
厚朴 …………………………… 169
竹叶 …………………………… 170
枳实 …………………………… 171
白芷 …………………………… 172
桑上寄生 ……………………… 173

五加 …………………………… 174
檗木 …………………………… 175
白薇 …………………………… 176
枝子 …………………………… 177
秦椒 …………………………… 178
卫矛 …………………………… 179
紫葳 …………………………… 180
芫薉 …………………………… 181
紫草 …………………………… 182
紫菀 …………………………… 183
白鲜 …………………………… 184
微衔 …………………………… 184
枲耳实 ………………………… 185
茅根 …………………………… 186
百合 …………………………… 187
酸浆 …………………………… 188
淫羊藿 ………………………… 189
王孙 …………………………… 190
爵床 …………………………… 191
王瓜 …………………………… 192
马先蒿 ………………………… 193
蓂蓂子 ………………………… 194
夏枯草 ………………………… 195
翘根 …………………………… 196
淮木 …………………………… 196
干姜 …………………………… 196
松萝 …………………………… 198
白棘 …………………………… 199
蜀椒 …………………………… 200
药实根 ………………………… 201
麝香 …………………………… 201
发髪 …………………………… 202
零羊角 ………………………… 203
鹿茸 …………………………… 204
伏翼 …………………………… 205
蝟皮 …………………………… 206
蜜蜡 …………………………… 207

桑螵蛸 …………………………… 208
海蛤 ……………………………… 209
龟甲 ……………………………… 210
鳖甲 ……………………………… 211
乌贼鱼骨 ………………………… 212
鲤鱼胆 …………………………… 213
蠡鱼 ……………………………… 214
丹雄鸡 …………………………… 215
鹳骨 ……………………………… 216
白马茎 …………………………… 216
牡狗阴茎 ………………………… 217
蚱蝉 ……………………………… 218
白僵蚕 …………………………… 219
蛞蝓 ……………………………… 219
梅实 ……………………………… 220
蓼实 ……………………………… 221
葱实 ……………………………… 222
假苏 ……………………………… 223
水靳 ……………………………… 224
麻黄 ……………………………… 225
麻子 ……………………………… 225
大豆黄卷 ………………………… 226

卷四·下品药 …………………… 227
石流黄 …………………………… 228
青琅玕 …………………………… 229
礜石 ……………………………… 229
代赭 ……………………………… 230
卤鹹 ……………………………… 230
大盐 ……………………………… 231
戎盐 ……………………………… 232
白垩 ……………………………… 232
粉锡 ……………………………… 233
石灰 ……………………………… 234
冬灰 ……………………………… 234
大黄 ……………………………… 235
巴豆 ……………………………… 236
桔梗 ……………………………… 237

甘遂 ……………………………… 238
亭历 ……………………………… 239
大戟 ……………………………… 240
泽漆 ……………………………… 241
芫华 ……………………………… 242
荛华 ……………………………… 243
旋复华 …………………………… 244
钩吻 ……………………………… 245
狼毒 ……………………………… 246
鬼臼 ……………………………… 247
天雄 ……………………………… 248
乌头 ……………………………… 249
附子 ……………………………… 250
皂荚 ……………………………… 251
常山 ……………………………… 252
蜀漆 ……………………………… 252
半夏 ……………………………… 254
款冬 ……………………………… 255
牡丹 ……………………………… 256
防己 ……………………………… 257
黄环 ……………………………… 258
石南草 …………………………… 259
女菀 ……………………………… 260
地榆 ……………………………… 261
泽兰 ……………………………… 262
蜀羊泉 …………………………… 263
积雪草 …………………………… 264
海藻 ……………………………… 265
昆布 ……………………………… 266
雚菌 ……………………………… 267
羊踯躅 …………………………… 268
茵芋 ……………………………… 269
射干 ……………………………… 270
鸢尾 ……………………………… 271
贯众 ……………………………… 272
青葙子 …………………………… 273
狼牙 ……………………………… 274

黎芦 ……………………… 275
连翘 ……………………… 276
白头翁 …………………… 277
蔄茹 ……………………… 278
白敛 ……………………… 279
白及 ……………………… 280
蛇含 ……………………… 281
草蒿 ……………………… 282
羊桃 ……………………… 283
羊蹄 ……………………… 284
鹿藿 ……………………… 285
牛扁 ……………………… 286
陆英 ……………………… 287
荩草 ……………………… 288
虎掌 ……………………… 289
乌韭 ……………………… 290
蚤休 ……………………… 290
石长生 …………………… 291
萹蓄 ……………………… 292
商陆 ……………………… 293
女青 ……………………… 294
别羁 ……………………… 294
石下长卿 ………………… 294
吴茱萸 …………………… 295
莽草 ……………………… 296
郁核 ……………………… 297
栾华 ……………………… 298
蔓椒 ……………………… 299
雷丸 ……………………… 300
溲疏 ……………………… 301
楝实 ……………………… 302
柳华 ……………………… 303
桐叶 ……………………… 304
梓白皮 …………………… 305
牛黄 ……………………… 306
六畜毛蹄甲 ……………… 307
麋脂 ……………………… 308
石龙子 …………………… 309

蛇蜕 ……………………… 310
蜈蚣 ……………………… 311
马陆 ……………………… 312
蠮螉 ……………………… 313
雀瓮 ……………………… 314
彼子 ……………………… 315
鼠妇 ……………………… 316
荧火 ……………………… 316
衣鱼 ……………………… 317
白颈蚯蚓 ………………… 318
蝼蛄 ……………………… 319
蜣螂 ……………………… 320
地胆 ……………………… 320
马刀 ……………………… 321
贝子 ……………………… 322
豚卵 ……………………… 323
燕屎 ……………………… 324
天鼠屎 …………………… 324
露蜂房 …………………… 325
樗鸡 ……………………… 326
木虻 ……………………… 326
蜚虻 ……………………… 327
蜚蠊 ……………………… 328
䗪虫 ……………………… 328
蛴螬 ……………………… 329
水蛭 ……………………… 330
鲍鱼甲 …………………… 331
蟹 ………………………… 331
虾蟆 ……………………… 332
石蚕 ……………………… 333
斑猫 ……………………… 334
杏核 ……………………… 335
桃核 ……………………… 336
瓜蒂 ……………………… 337
苦瓠 ……………………… 338
腐婢 ……………………… 339
索引 ………………… 340

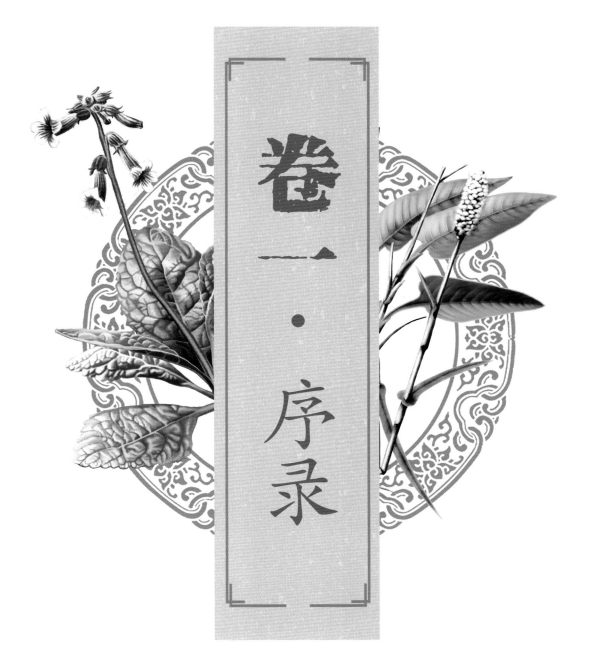

卷一·序录

序 录

上药一百二十种为君，主养命以应①天，无毒，多服久服不伤人。欲轻身②益气，不老延年者，本③上经。

中药一百二十种为臣，主养性以应人，无毒有毒，斟酌其宜。欲遏④病补虚羸者，本中经。

下药一百二十五种为佐使，主治病以应地，多毒，不可久服。欲除寒热邪气，破积聚愈疾者，本下经。

三品合三百六十五种，法⑤三百六十五度⑥，一度应一日，以成一岁。

注释

①应：顺合，适合。
②轻身：使身体轻盈。
③本：根据，依据。
④遏：阻止。
⑤法：仿效。
⑥度：天体的运行的度数。

译文

上等的药物有一百二十种，作为君药，以养护生命为主，符合"天道仁育"之德而与天相应。无毒，服量较大或长期服用都不会损伤人体。想要使身体轻健、气力充沛，以及避免衰老、延长寿命的人，应该依照《本经》上卷所载来选取上等的药物。

中等的药物有一百二十种，作为臣药，以调养性情为主，符合"人怀性情"之德而与人相应。有的无毒，有的有毒，应慎重考虑药物的适宜病症而加以选用。想要祛除疾病，或者补虚强体的人，应该依照《本经》中卷所载来选取中等的药物。

下等的药物有一百二十五种，作为佐使之药，以治疗疾病为主，符合"地体收杀"之德而与地相应。多数有毒，不能长期服用。想要祛除身体感染的寒热邪气，或破除体内积聚的病理产物，以使疾病痊愈的人，应该依照《本经》下卷所载来选取下等的药物。

三品共三百六十五种，效仿了日月星辰等天体之运行度数，即一度应一日，三百六十五度而成一年。

按语

此节论述了三品分类的原则，上、中、下三品药物的特点，以及所依据的法度。

药有君臣佐使，以相宣摄①。合和②者宜用一君、二臣、三佐、五使；又可一君、三臣、九佐使也。

注释

①宣摄：收放。宣，疏导发散；摄，收敛控制。

②合和：调制。

译文

药物在配合使用的过程中，需要进行君药（起主要作用的药物，如同一国之君主）、臣药（辅助君药的药物，如同一国之重臣）、佐药（配合君臣药的药物）和使药（起协调作用的药物）的区分，以使药物之间能够相互协同或彼此扼制。药物的调制选配，一般应采用一味君药、二味臣药、三味佐药、五味使药的规格；有时根据实际情况也可以采用一味君药、三味臣药、九味佐使药的规格。

本节论述了在处方中药物配伍的方案，它与《素问·至真要大论》君臣佐使配伍是不同的。

药有阴阳配合，子母兄弟^①，根叶华实，草石骨肉。

注释

①子母兄弟：据尚志钧《神农本草经校注》，子母指药物衍生关系。如藕生莲，藕为母，莲为子。丹砂生水银，丹砂为母，水银为子。兄弟指药物亲缘关系。如苍术、白术、羌活、独活等，为同科属植物，有亲缘关系，喻为兄弟。

译文

药物的种类繁多，植物药多源于植物的根、叶、花或果实等，矿物药包括各种矿石，动物药取自动物的骨、肉等；各类药物之间遵循阴阳配合的规律，有些药物之间还存在母子一样的衍生关系，或者具备兄弟一般的亲缘关系。

校语

此节论述了药物之间有不同的关系，有着内在关联，使用时需要相互配合。

有单行者，有相须者，有相使者，有相畏者，有相恶者，有相反者，有相杀者。凡此七情，合和当视之。相须相使者良，勿用相恶相反者。若有毒宜制，可用相畏相杀；不尔，勿合用也。

译文

药物在实际使用过程中，存在着单行（单独使用）、相须（功效类似的药物协同为用）、相使（以辅药来提高主药的功效）、相畏（一种药物的毒副作用能被另一种药物所抑制）、相恶（一种药物能破坏另一种药物的功效）、相反（两种药物同用能产生剧烈的毒副作用）、相杀（一种药物能够消除另一种药物的毒副作用）七种关系类型，称为七情，在配伍药物时要考虑周全而加以取舍。应使用相须、相使的药物以增强疗效，避免使用相恶、相反的药物。如果使用的药物有毒，应该配伍与其相畏、相杀的药物以抑制其毒性，不然就不要选用这种有毒的药物。

校语

此节论述药物使用时的"七情"——七种不同的配伍形式，以及其产生的效果和宜忌。

药有酸、咸、甘、苦、辛五味，又有寒、热、温、凉四气，及有毒、无毒。阴干^①、暴干^②，采治^③时月生熟^④，土地所出，真伪陈新^⑤，并各有法。

注释

①阴干：将药物放在透风而日光照不到的地方，使其慢慢风干。

②暴（pù）：同"曝"，晒。

③采治：采收和炮制。

④生熟：药物的炮制与否。森立之《本草经考注》云："但干地黄、干姜条并云生者尤良，蛇蜕、蜣螂条共云火熬之良，贝子下云烧用之良，是仅似谓生熟可考。"

⑤陈新：指药物有宜用陈久者，如陈皮、半夏等，有宜用当年采收者。

译文

药物的药性，可概括为五味（酸、咸、甘、苦、辛）、四气（寒、热、温、凉）及有毒无毒。药物的采集、加工有各自的要求，体现为季节、月份及方式上的差别；如有些要求阴干，有些要求晒干；有些要选择未成熟的，有些要选择成熟的；有些要选择新鲜的，有些要选择陈年的。还有一些药物，只产自特定的地区，或者以特定地区所产的功效最佳；此外，还应注意不同药物之间的鉴别，避免用错。

按语

此节论述了药性理论中最重要的五味四气及毒性理论，并提出了采收、炮制、产地、贮藏、品质真伪优劣等思想。

药有宜丸者，宜散者，宜水煮者，宜酒渍者，宜膏煎者，亦有一物兼宜者，亦有不可入汤酒者，并随药性，不得违越[1]。

注释

[1] 违越：违背逾越。

译文

药物的剂型包括丸剂、散剂、汤剂、酒剂、膏剂等多种，有的药物在使用中适合做成各种剂型，而有的药物则有所局限，比如，不适合做成汤剂或者酒剂。因此，剂型的确定，应该根据药物自身的性质，而非随意选择。

按语

本节论述不同药物剂型，有不同的宜忌。只有掌握这些规律，了解药性，而不能违背。

凡欲治病，先察其源，先候病机。五脏未虚，六腑未竭，血脉未乱，精神未散，食药必活。若病已成，可得半愈。病势已过，命将难全。

译文

凡要治疗疾病，首先应该诊察疾病产生的根源、了解疾病发展的机理。如果病人五脏和六腑尚未虚竭，血脉和精神尚未散乱，服药一定能痊愈。如果疾病已经发展到较为严重的阶段，身体必然受到严重的损伤，即使疾病得到控制，也难以恢复到健康状态。如果病势发展过甚，则性命不保。

按语

本节有两层意义，一是强调病因在治疗中的重要性；二是阐发"治未病"思想。

若毒药治病，先起如黍粟[1]，病去即止，不去倍之，不去十之，取去为度。

注释

[1] 如黍粟：指药量宜小，如黍米、粟米样大小。

译文

如果用毒药来治病，开始时剂量须小，疾

病消退应立即停止用药；如果最初的小剂量达不到祛病的效果，则使用加倍的剂量；还不行则使用十倍的剂量。总之，毒药的剂量应视病情而定，能少用绝不多用，以能够愈病为标准，万不可过量。

按语

本节论述使用"毒药"治疗的方案措施，即由小至大，直到合适的剂量。

寒以热药，治热以寒药，饮食不消以吐下药，鬼疰①蛊毒②以毒药，痈肿疮瘤以疮药，风湿以风湿药，各随其所宜。

注释

①鬼疰：一作鬼注。中医病名。《诸病源候论·鬼注候》："注之言住也，言其连滞停住也。人有先无他病，忽被鬼排击，当时或心腹刺痛，或闷绝倒地，如中恶之类，其得瘥之后，余气不歇，停住积久，有时发动，连滞停住，乃至于死。死后注易傍人，故谓之鬼注。"指一些具有传染性和病程迁延的疾病。

②蛊毒：原是古代人畜养毒虫、毒蛇所作的毒物名。此处泛指多种致病的病原体。像今日的恙虫、血吸虫等。

译文

治疗寒病选用温热药，治疗热病选用寒凉药，饮食无法消化选用涌吐药或泻下药，鬼疰蛊毒选用毒药，痈肿疮瘤选用治疮药，风湿病选用祛风湿药。根据病症选用具有相应治疗功效的药物。

按语

本节论述对症治疗的原则。对症选药，效如桴鼓。

病在胸膈以上者，先食后服药；病在心腹以下者，先服药后食；病在四肢血脉者，宜空腹而在旦①；病在骨髓者，宜饱满而在夜②。

注释

①旦：早晨。
②夜：天黑的时间。

译文

病位在胸膈以上的患者，宜先吃饭后服药；病位在心腹以下的患者，宜先服药后吃饭；病位在四肢、血脉的患者，宜早晨空腹服药；病位在骨髓的患者，宜在晚上饭饱后服药。

按语

本节论述服药时间与疾病的关系。

夫大病之主，有中风、伤寒、寒热、温疟①、中恶、霍乱、大腹水肿、肠澼②、下痢、大小便不通、贲豚③上气、咳逆、呕吐、黄疸、消渴、留饮④、癖食⑤、坚积⑥、瘕瘕、惊邪⑦、癫痫、鬼疰、喉痹⑧、齿痛、耳聋、目盲、金创⑨、踒折⑩、痈肿、恶疮⑪、痔瘘、瘿瘤；男子五劳七伤⑫、虚乏羸

瘦，女子带下、崩中⑬、血闭⑭、阴蚀⑮；虫蛇蛊毒所伤。此皆大略宗兆⑯，其间变动枝叶⑰，各依端绪⑱以取之。

注释

①温疟：中医病名。疟疾的一种。临床以先热后寒（或无寒但热）为主证。又有风伤卫疟、阳明瘅疟等名称。《素问·六元正纪

大论》："火郁之发……注下温疟。"

②肠澼(pì)：中医病名。一是指痢疾。"澼"指垢腻黏滑似涕似脓的液体。自肠排出，故称肠澼。二是指便血。《古今医鉴》："夫肠澼者，大便下血也。"

③贲豚：中医病名，同奔豚。《难经》列为五积之一，属肾之积。症见有气从少腹上冲胸脘、咽喉，发时痛苦剧烈，或有腹痛，或往来寒热，病延日久，可见咳逆、骨痿、少气等症。

④留饮：中医病名。属痰饮之一。为长期滞留不行的水饮。系因中焦脾胃阳虚，失于运化，津液凝滞所致。临床表现为口渴不欲饮，四肢关节酸痛，背部觉寒冷，气短，脉象沉等。

⑤癖食：《诸病源候论·癖食不消候》曰"癖者，冷气也。冷气久乘于脾……使人羸瘦不能食，时泄利，腹内痛，气力乏弱，颜色黧黑是也"。

⑥坚积：中医病名。属积聚的一种，为腹内结块明显的病症。

⑦惊邪：中医病名。属惊风之类。森立之《本草经考注》："惊，本马骇之字，转注之人病善惊，亦谓之惊。此云惊邪者，后世所谓惊风之类也。急卒得病不知所因，故云邪云风。"

⑧喉痹：中医病名。指以咽部红肿疼痛，或干燥、异物感，或咽痒不适，吞咽不利等为主要临床表现的疾病。《素问·阴阳别论》："一阴一阳结，谓之喉痹。"

⑨金创：指金属利器对人体所造成的创伤。

⑩蹉折（wōshé）：下肢骨折。

⑪恶疮：中医病名。指严重而顽固的外疡。其临床特点为病程长，病位深，范围大，难敛难愈。

⑫五劳七伤：中医病候名。有多种不同解释。《诸病源候论·虚劳候》："五劳者：一曰志劳，二曰思劳，三曰心劳，四曰忧劳，五曰瘦劳。""七伤者：一曰阴寒，二曰阴萎，三曰里急，四曰精连连，五曰精少、阴下湿，六曰精清，七曰小便苦数，临事不卒。"

⑬崩中：中医病名。简称崩。指阴道忽然大量流血。《诸病源候论·崩中候》："崩中者，脏腑伤损，冲脉、任脉血气俱虚故也。冲任之脉，为经脉之海，血气之行，外循经络，内荣腑脏，若无伤则腑脏平和而气血调，适经下以时，若劳动过度，致腑脏俱伤，而冲任之气虚，不能约制其经血，故忽然暴下，谓之崩中。"

⑭血闭：中医病名。即闭经。

⑮阴蚀：中医病名。亦名阴中生疮、阴疮、阴蜃、蜃、阴蚀疮等。即女科外阴疮蚀。《女科证治准绳》："凡妇人少阴脉数而滑，阴中必生疮，名曰蜃疮。或痛或痒，如虫行状，淋露脓汁，阴蚀几尽者。"

⑯宗兆：主要的、根本的表现。

⑰枝叶：细节的表现。

⑱端绪：头绪，端倪。

译文

总体而言，大病主要有中风、伤寒、寒热、温疟、中恶、霍乱、大腹水肿、肠澼、下痢、大小便不通、贲豚上气、咳逆、呕吐、黄疸、消渴、留饮、癖食、坚积、癥瘕、惊邪、癫痫、鬼疰、喉痹、齿痛、耳聋、目盲、金创、蹉折、痈肿、恶疮、痔瘘、瘿瘤，以及男子五劳七伤、虚乏羸瘦，女子带下、崩中、血闭、阴蚀，虫蛇蛊毒所伤等。上述所列都是主要的或是根本的病症，不同的疾病及不同的疾病发展过程还会出现其他次要的、局部的表现。临床上应根据疾病的不同表现来选取具有对应功效的药物。

按语

本节例举各种常见主要疾病名称。其"大略宗兆"提示对于其他疾病变化可以依此作为参照。

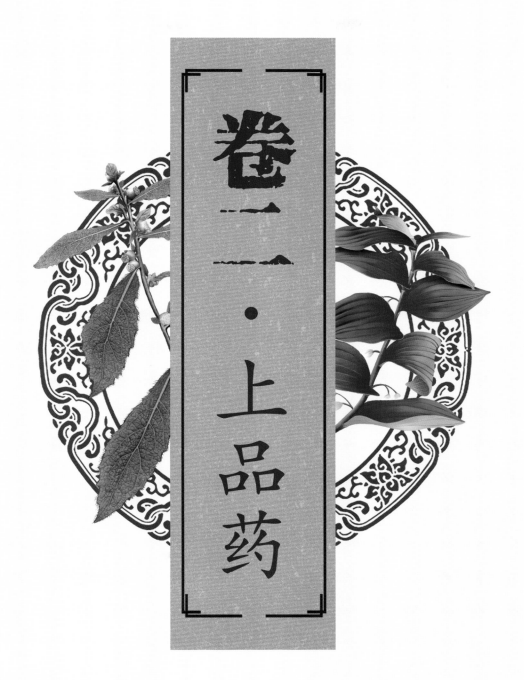

卷二·上品药

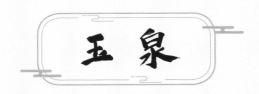

味甘，平。

主治五脏百病，柔筋强骨，安魂魄①，长肌肉，益气。久服耐②寒暑，不饥渴，不老③神仙④。人临死服五斤，死三年色不变。一名玉札，生蓝田⑤山谷⑥。

注释

①魂魄：《太上老君内观经》曰"动而营身谓之魂，静而镇形谓之魄"。此处指人的精神。

②耐：忍受，禁得起。

③不老：即长生不老。道教用语，指生命不老不死永生不灭。

④神仙：道家指得道而神通变化莫测的人。

⑤蓝田：在今陕西蓝田县西。

⑥山谷：指两山间低凹而狭窄处。

译文

玉泉，味甘，性平。主治各种五脏病症，使人筋脉柔顺、骨骼强壮、精神安和、肌肉丰满、气力充沛。长期服用，能使人不惧寒暑、耐饥耐渴、长生不老以至成仙。人临死时服玉泉五斤，则死后三年肉身色泽不变。又名玉札。产于陕西蓝田的山谷中。

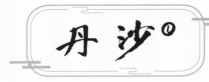

味甘，微寒。

主治身体五脏百病，养精神，安魂魄，益气，明目，杀精魅②邪恶鬼③。久服通神明④，不老。能化为汞⑤。生符陵⑥山谷。

注释

①丹沙：又名丹砂、朱砂。

②精魅：又名鬼魅，鬼神之属。古人认为是致病因素之一。《诸病源候论·鬼魅候》云："凡人有为鬼物所魅，则好悲而心自动，或心乱如醉，狂言惊怖，向壁悲啼，梦寐喜魇，或与鬼神交通。病苦乍寒乍热，心腹满、短气，不能饮食，此魅之所持也。"

③邪恶鬼：又称邪恶鬼毒。指鬼疰传染病的病源。古人认为人得此病必死，死后疰易他人亦死，凶猛异常，故称之邪恶鬼。

④通神明：通晓阴阳变化的规律。《素问·生气通天论》："故圣人传精神，服天气而通神明。"

⑤化为汞：加热能变成水银。《抱朴子》中记载："丹砂烧之成水银，积变又还成丹砂是也。"

⑥符陵：今重庆涪陵。

译文

丹沙，味甘，性微寒。主治各种五脏病症，能安养精神、补益元气、增强视力，还能祛除鬼魅所致种种病症。长期服用，能与神明相通而长生不老。加热后能化为水银。产于涪陵的山谷中。

来源及用法

为硫化物类矿物辰砂族辰砂，主要含硫化汞 [HgS]。采挖后选取纯净者，用磁铁吸净含铁的杂质和铁屑，再用水淘去杂石和泥沙。宜入丸散服。

百草医方

小儿惊热，夜卧多啼：朱砂半两，牛黄

上品药

一分。为末。每服一字,犀角磨水调下。(《普济方》)

霍乱转筋,身冷,心下微温者:朱砂(研)二两,蜡三两。和丸,着火笼中熏之,周围厚覆,勿令烟泄。兼床下着火,令腹微暖,良久当汗出而苏。(《外台秘要》)

妊妇胎动:朱砂末一钱,和鸡子白三枚,搅匀顿服。胎死即出,未死即安。(《普济方》)

沙蜂叮螫:朱砂末,水涂之。(《摘玄方》)

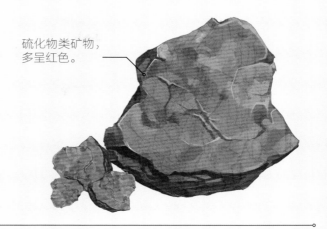

硫化物类矿物,多呈红色。

空青

味甘,寒。

主治青盲[①]、耳聋。明目、利九窍、通血脉、养精神。久服轻身、延年不老。能化铜铁铅锡作金[②]。生益州[③]山谷。

注释

①青盲:中医病名。黑睛与瞳神之气色、形态正常,惟视力严重下降,甚至失明的慢性内障眼病。《诸病源候论·目青盲候》:"青盲者,谓眼本无异,瞳子黑白分明,直不见物耳。"相当于西医的眼底退行性病变。

②化铜铁铅锡作金:方士炼丹术语。空青与上述金属在一定的高温条件下形成合金,其颜色似金,但不是金。古人误以为金。《本草经集注》:"空青……又以合丹成,则化铅为金矣。"

③益州:古地名,汉武帝十三州(十三刺史部)之一,范围随时代有所变化。相当今四川、贵州、云南三省大部,湖北西北部和甘肃省东南小部。

译文

空青,味甘,性寒。主治青盲、耳聋,能增强视力、通利九窍、调畅血脉、安养精神。长期服用,能使身体轻健、寿命长久以至长生不老。能将铜、铁、铅、锡化为合金。产于益州的山谷中。

来源及用法

为碳酸盐类矿物蓝铜矿的矿石,主要成分是碱式碳酸铜 $[Cu_2(OH)_2CO_3]$。选球形或中空的蓝色集合体入药。研末服。

百草医方

卒中风,手臂不仁,口㖞僻:空青末一豆许,着口中,渐入咽即愈。(《肘后备急方》)

眼目不明:空青少许,渍露一宿,以水点之。(《千金要方》)

肤翳昏暗:空青二钱,蕤仁(去皮)一两,片脑三钱。细研,日点。(《圣济总录》)

球形或中空的蓝铜矿石。

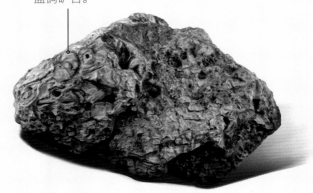

曾青

味酸，小寒。

主治目痛，止泪出、风痹[1]，利关节，通九窍，破癥坚积聚。久服轻身、不老。能化金铜[2]。生蜀中[3]山谷。

注释

①风痹：中医病名。又名行痹、筋痹等。《素问·痹论》："风寒湿三气杂至，合而为痹也。其风气胜者为行痹。"

②化金铜：方士炼丹术语。森立之《本草经考注》："诸青有酸味者，皆铜精之所熏，故能化铜铁铅锡为金色也。"

③蜀中：古国名，为秦所灭。在今四川省中部。泛称蜀地为"蜀中"。

译文

曾青，味酸，性小寒。主治目痛、多泪、风痹等病症，能通利关节、九窍，破除体内因气滞血瘀等原因而形成的腹部积块。长期服用，能使身体轻健、长生不老。能化生金铜。产于四川的山谷中。

来源及用法

为碳酸盐类孔雀石族蓝铜矿的具层壳结构的结核状集合体，主要成分是$[Cu_3(CO_3)_2(OH)_2]$。选择具层壳结构的结核状集合体，除去杂石。外用为末点眼或调敷。入丸散内服。

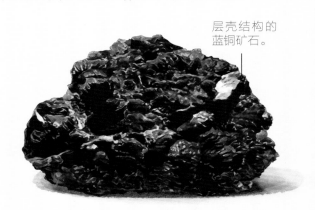

层壳结构的蓝铜矿石。

白青

味甘，平。

主明目，利九窍、耳聋，治心下[1]邪气，令人吐，杀诸毒、三虫[2]。久服通神明，轻身、延年不老。生豫章[3]山谷。

注释

①心下：中医学指膈下胃脘的部位。

②三虫：即三尸。道教的三尸神。尸者，神主之意。道教认为人体有上中下三个丹田，各有一神，统称"三尸"，也叫三虫、三彭、三尸神、三毒。上尸名踞，好华饰；中尸名瞂，好滋味；下尸名蹻，好淫欲。早期道教认为

斩"三尸"，恬淡无欲，神静性明，积众善，乃成仙。也有指痴、贪、嗔欲望产生的地方。又，《诸病源候论·三虫候》："三虫者，长虫、赤虫、蛲虫也。"即蛔虫病、姜片虫病、蛲虫病。

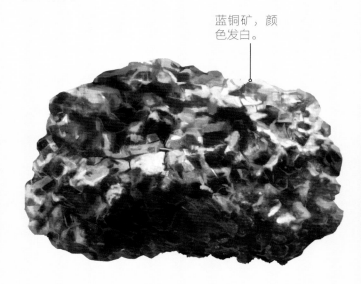

蓝铜矿，颜色发白。

③豫章：古代区划名称。初为汉高帝初年江西建制后的第一个名称，即豫章郡（治南昌县）。后在东汉至南朝时期，豫章郡、豫章国，相当于今江西省北部（吉安以北）地区。

白青，味甘，性平。主要能增强视力、通利九窍，能治疗耳聋、胃脘气滞之呕吐，能驱除各类毒邪及寄生虫。长期服用，能与神明相通，身体轻健，寿命长久以至长生不老。产于江西北部的山谷中。

扁青①

味甘，平。

主目痛、明目、折跌②、痈肿、金创不瘳③，破积聚，解毒气，利精神。久服轻身不老。生朱崖④山谷。

——◈ 注释 ◈——

①扁青：又名石青。
②折跌：跌打损伤概称。
③瘳（chōu）：病愈。
④朱崖：即珠崖。今海南省海口市。

——◈ 译文 ◈——

扁青，味甘，性平。主治目痛、跌打损伤、痈肿、创伤迁延不愈，能增强视力、破除体内积聚的各类病理产物、化解毒气、调畅精神。长期服用，能使身体轻健、长生不老。产于海南海口的山谷中。

——◈ 来源及用法 ◈——

为碳酸盐类孔雀石族矿物蓝铜矿的矿石，主要成分是 $[Cu(CO_3)_2(OH)_2]$。选择扁平块状、粒状集合体入药。入丸散服，或外用。

——◈ 百草医方 ◈——

顽痰不化：石青一两，石绿半两，并水飞为末，面糊丸绿豆大。每服十丸，温水下。吐去痰一二碗，不损人。（《瑞竹堂经验方》）

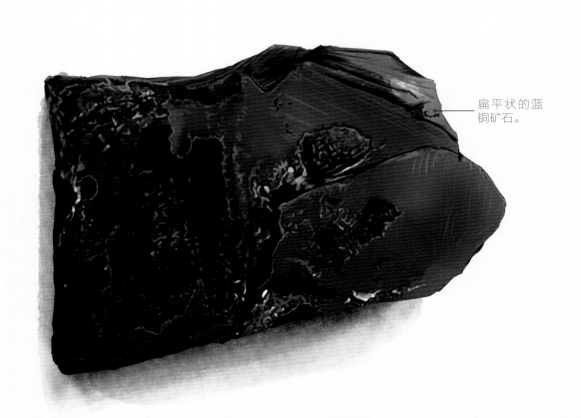

扁平状的蓝铜矿石。

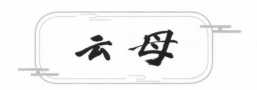

云母

味甘，平。

主治身皮死肌[1]、中风寒热，如在车船上，除邪气，安五脏，益子精[2]，明目。久服轻身延年。一名云珠，一名云华，一名云英，一名云液，一名云砂，一名磷石。生太山[3]山谷。

注释

①死肌：坏死或失去感觉的肌肉。

②子精：即生子之精。《灵枢·本神》："生之来，谓之精。"

③太山：即泰山，在山东泰安。

译文

云母，味甘，性平，主治身体肌肉坏死或失去感觉、感受风邪而产生的恶寒发热、眩晕如乘车船等病症，能驱除邪气、安养五脏、充溢肾精、增强视力。长期服用，能使身体轻健、寿命长久。又名云珠、云华、云英、云液、云砂、磷石。产于泰山的山谷中。

来源及用法

为硅酸盐类矿物白云母，主要成分为$[KH_2Al_3Si_3O_{12}]$。全年均可采，挖出后洗净泥土，除去杂质即可。煎服。

百草医方

妇人带下：水和云母粉方寸匕服，立见神效。（《千金要方》）

一切恶疮：云母粉敷之。（《千金要方》）

牝疟多寒：云母（烧二日夜）、龙骨、蜀漆（洗去腥）等分。为散。未发前，浆水服半钱。（《金匮要略方论》）

火疮败坏：云母粉和生羊髓和如泥涂之。（《太平圣惠方》）

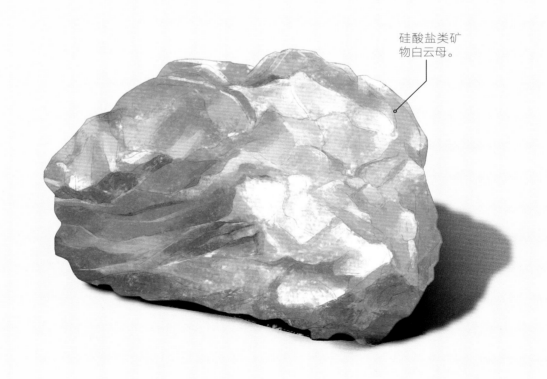

硅酸盐类矿物白云母。

朴消

味苦，寒。

主治百病，除寒热邪气，逐六腑积聚、结固留癖[1]，能化七十二种石[2]。炼饵[3]服之，轻身神仙。生益州山谷。

注释

①结固留癖：据森立之《本草经考注》记载，"仲景治结胸大陷胸汤丸方中，皆用芒消。阳明篇亦有固瘕字，大黄下白字有留饮癖食之语，据此则结固留癖者，乃结胸固瘕留饮癖食之约言耳"。

②七十二种石：森立之《本草经考注》引述多种古典文献，认为这些"盖皆出于七十二候，本是仙家所说"。又《本经逢原》提出此节为消石文错简，"诸家本草，皆错简在朴消条内，详化七十二种石，岂朴消能之？"

③炼饵：方士炼丹术语。炼，用加热等方法使物质溶化并趋于纯净或坚韧。《说文解字》："炼，铄治金也。"饵，糕饼。引申为药饵、食物。炼饵即制成药饵或食物。

译文

朴消，味苦，性寒。主治各种疾病，能驱散寒热邪气、破除六腑久聚不散而成的各类病理产物，能化散七十二种石。制成药饵或食物服用，能使身体轻健以至成仙。产于益州的山谷中。

来源及用法

为芒硝经加工而得的粗制结晶，主要成分为含水硫酸钠。取天然芒硝，用热水溶解，过滤，放冷析出晶体。溶入汤剂服，或外用。

百草医方

时气头痛不止：朴消二两，捣罗为散。用生油调涂于顶上。（《太平圣惠方》）

喉痹：朴消一两，细细含咽汁，顷刻立瘥。（《外台秘要》）

小便不通，膀胱热：朴消不计多少，研为末，每服二钱匕，用温茴香酒调下，无时服。（《简要济众方》）

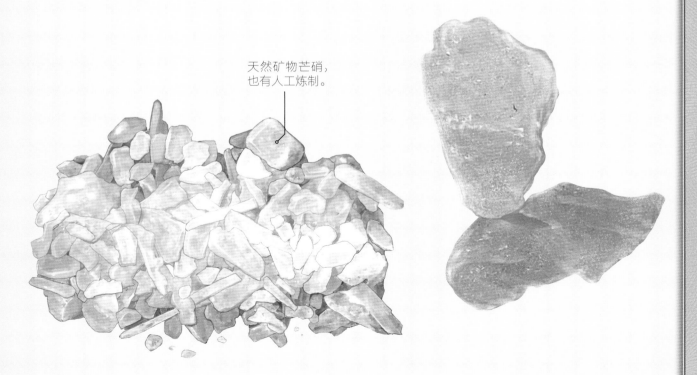

天然矿物芒硝，也有人工炼制。

消石 [1]

味苦，寒。

主治五脏积热[2]、胃胀闭[3]，涤[4]去蓄结饮食，推陈致新，除邪气。炼之如膏，久服轻身。一名芒硝。生益州山谷。

注释

①消石：又名硝石。

②五脏积热：指内脏有积热。

③胃胀闭：即胃内食积胀满，大便不通。《灵枢·胀论》："胃胀者，腹满胃脘痛，鼻闻焦臭妨于食，大便难。"

④涤：本义为洗，引申为荡涤，清除。

译文

消石，味苦，性寒。主治五脏内有热邪

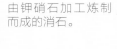

由钾硝石加工炼制而成的消石。

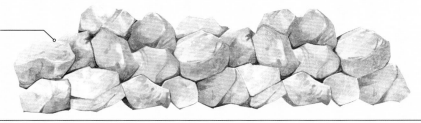

积聚、胃脘胀闷不通，能清除胃肠内停滞的留饮宿食，将其排出体外以使胃肠能够承纳吸收新鲜的营养物质，还能驱除各类邪气。将其炼成膏剂而长期服用，能使身体轻健。又名芒硝。产于益州的山谷中。

来源及用法

为矿物钾硝石经加工炼制而成的结晶，主要成分为硝酸钾 [KNO_3]。取含硝的土块，击碎后，加水浸泡调匀，多次过滤，取滤液澄清，加热蒸去水分，取出冷却，即析出硝石结晶。内服，或外用。

百草医方

眼赤痛：用硝石研令极细，每夜临卧以铜箸取如黍米大，点目皆头，至明旦，以盐浆水洗之。（《太平圣惠方》）

伏暑泄痢，肠风下血：硝石、硫黄各一两，白矾、滑石各半两，飞面四两，为末，滴水丸梧子大。每服三五十丸，清水送下。（《普济方》）

矾石 [1]

味酸，寒。

主治寒热、泄利、白沃[2]、阴蚀、恶疮、目痛，坚骨齿。炼饵服之，轻身、不老增年。一名羽涅，生河西[3]山谷。

注释

①矾石：现通用名为白矾。

②白沃：即白沫。为痢疾证候《素问·至

真要大论》："热客于胃……少腹痛，下沃赤白。"一说为妇科白带过多症。

③河西：泛指黄河以西之地，其意在古代有过变化。汉、唐时多指甘肃、青海两省黄河以西的地区。

译文

矾石，味酸，性寒，主治恶寒发热、泄泻、痢疾而便有白沫、女子阴中生疮、恶疮、目痛，能坚实骨骼与牙齿。将其炼成膏剂而服用，能使身体轻健、益寿延年以至长生不老。又名羽涅，产于黄河以西地区的山谷中。

为皂矾，主要成分为硫酸亚铁结晶。全年均可采挖，将采得的原矿物用水溶解，过滤，滤液加热浓缩，放冷后析出的晶体即为白矾。捣碎生用或煅用，入丸散剂，或外用。

百草医方

小儿舌上疮，饮乳不得：白矾和鸡子置醋中，涂儿足底，二七即愈。（《千金要方》）

脚气冲心：白矾二两，以水一斗五升，煎三五沸，浸洗脚良。（《千金翼方》）

目中风肿，赤眼方：矾石二钱，熬和枣丸如弹丸，以摩上下，食顷止，日三度。（《肘后备急方》）

小儿脐中汁出不止，并赤肿：矾石烧灰，细研敷之。（《太平圣惠方》）

牙齿肿痛：白矾一两（烧灰），大露蜂房一两（微炙），为散。每用二钱，水一中盏，煎十余沸，热炸牙令吐之。（《简要济众方》）

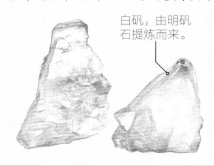

白矾，由明矾石提炼而来。

滑 石

味甘，寒。

主治身热、泄澼、女子乳难[1]、癃闭[2]。利小便，荡胃中积聚寒热，益精气。久服轻身、耐饥、长年。生赭阳[3]山谷。

注释

①乳难：中医病名，难产。《说文解字》："人及鸟生子曰乳，兽曰产。"

②癃闭：中医病名。以小便量少，点滴而出，甚则闭塞不通为主症的一种疾患。病情轻者涓滴不利为癃，重者点滴皆无称为闭。

③赭阳：当为堵阳。古地名。西汉改阳城县为堵阳县（今河南方城县城老城区）。王莽新朝复名阳城县。东汉复名堵阳县。魏晋因之。南朝宋永初元年（420年）改堵阳县为赭阳县。

译文

滑石，味甘，性寒，主治身体发热，腹泻而见脓血、难产、癃闭，能通利小便、荡涤胃内积聚的寒热邪气、充溢精气。长期服用，能使身体轻健、耐饥、寿命长久。产于赭阳的山谷中。

来源及用法

为硅酸盐类矿物，主要成分为含水硅酸镁 $[Mg_3(Si_4O_{10})(OH)_2]$。采挖后，除去泥沙和杂石。砸成碎块，粉碎成细粉用，或水飞晾干用。煎服，外用适量。

百草医方

女劳黄疸，日晡发热恶寒，小腹急，大便溏黑，额黑：滑石、石膏，等分，为末，大麦汁服方寸匕。一日三次。小便大利愈，腹满者难治。（《千金要方》）

伏暑吐泻，或吐、或泄、或疟，小便赤色，烦渴：滑石（烧）四两，藿香一钱，丁香一钱，为末。每服二钱，米汤送下。（《普济方》）

脚趾缝烂：滑石一两、石膏半两、枯白矾少许，研掺之，干搽患处。（《濒湖集简方》）

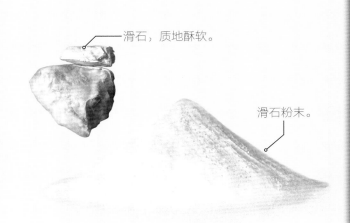

滑石，质地酥软。

滑石粉末。

紫石英

味甘，温。

主治心腹咳逆①邪气②，补不足，女子风寒在子宫，绝孕十年无子。久服温中，轻身延年。生太山山谷。

注释

①心腹咳逆：中医病症名。《素问·咳论》："心咳之状，咳则心痛……三焦咳状，咳而腹满。"

②邪气：中医指伤人致病的因素。森立之《本草经考注》："盖是谓心腹有邪气而为咳逆，与白石英主咳逆、胸膈间久寒稍相似，即心气不足，邪火上盛之证。"

译文

紫石英，味甘，性温。主治心腹邪气所致气逆咳嗽、风寒留滞子宫所致女子不孕不育，能补虚损不足。长期服用，能温煦中焦脾胃，使身体轻健、寿命长久。产于泰山的山谷中。

来源及用法

为氟化物类矿物萤石矿石，主要成分是氟化钙 [CaF_2]。采挖后，除去杂石。砸成碎块，生用或煅用。煎服。

百草医方

补虚劳，止惊悸，令人能食：紫石英五两，打碎如米豆大，水淘一遍，以水一斗，煮取二升，去滓澄清，细细服，或煮粥羹食亦得，服尽更煎之。（《太平圣惠方》）

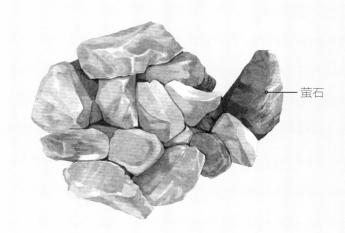

萤石

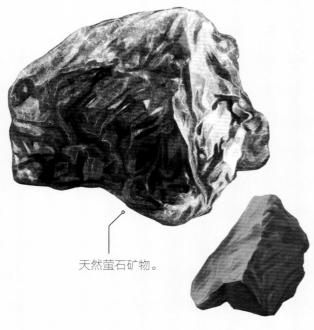

天然萤石矿物。

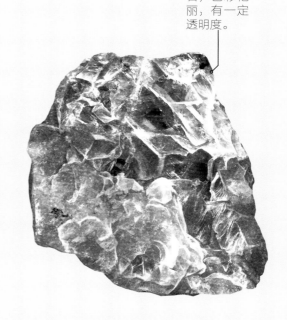

天然矿物萤石，色彩艳丽，有一定透明度。

上品药

16

白石英

味甘，微温。

主治消渴、阴痿[1]不足、咳逆、胸膈间久寒[2]，益气，除风湿痹[3]。久服轻身长年。生华阴[4]山谷。

注释

①阴痿：又称阳痿，中医病证名。《素问·阴阳应象大论》："年六十，阴痿，气大衰。"

②胸膈间久寒：森立之《本草经考注》曰"胸膈间久寒者，乃所谓胃中冷气也"。

③风湿痹：中医病名。《诸病源候论·风湿痹候》："风寒湿三气杂至合而成痹。其风湿气多而寒气少者，为风湿痹也。"症见皮肤顽厚，或肌肉酸痛，日久不瘥。亦可致身体手足不遂。

④华阴：今属陕西。位于关中平原东部，秦晋豫三省结合地带。

译文

白石英，味甘，性微温。主治消渴、阳痿不能勃起、咳逆、胃中寒邪久踞，能使气力充沛、风湿痹痛消除。长期服用，能使身体轻健、寿命长久。产于华阴的山谷中。

来源及用法

为石英，主要成分为二氧化硅[SiO_2]。采得后，挑选纯白的石英入药。煎服，或入散丸。

百草医方

腹坚胀满：白石英十两，捶如大豆大，以瓷瓶盛，用好酒二斗，浸以泥，重封瓶口，以马粪及糠火烧之，长令酒小沸，从卯至午即住火。候次日暖一中盏饮，日可三度，如吃酒少，随性饮之。其白石英，可更一度烧之。（《太平圣惠方》）

风虚冷痹，诸阳不足，及肾虚耳聋，益精保神：白石英三两，坩埚内火酒淬三次，入瓶中密封，勿泄气。每早温服，以少饭压之。一法：磁石（火醋淬五次）、白石英各五两，绢袋盛，浸一升酒中五六日。温服，将尽，更添酒。（《千金翼方》）

心脏不安，惊悸善忘，上膈风热，化痰：白石英一两，朱砂一两，同研为散。每服半钱，食后夜卧，金银汤调下。（《简要济众方》）

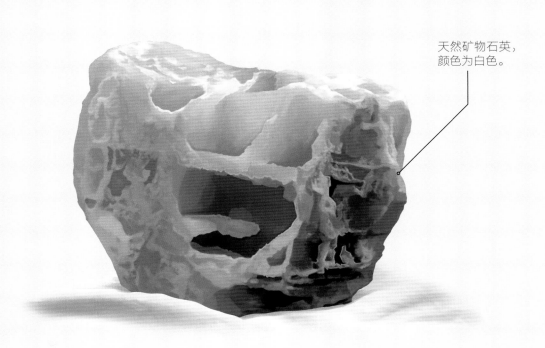

天然矿物石英，颜色为白色。

17

五色石脂

味甘，平。

主治黄疸、泄利、肠澼脓血、阴蚀、下血赤白[1]、邪气痈肿、疽痔[2]、恶疮、头疡[3]、疥瘙[4]。久服补髓，益气，肥健[5]不饥，轻身延年。五石脂各随五色补五脏[6]。生南山[7]之阳山谷中。

注释

①下血赤白：一般泛指妇女带下赤白。
②疽痔：痈疽痔疮。
③头疡：即头疮。
④疥瘙：中医病名，一作疥搔。指疥疮瘙痒。《诸病源候论》："疥疮，多生手足指间，染渐生至于身体，痒有脓汁。"
⑤肥健：肥硕健壮。
⑥各随五色补五脏：五种石脂各随其色而归入相应的五脏之中。即如森立之《本草经考注》："青石脂养肝胆气，赤石脂养心气，黄石脂养脾气，白石脂养肺气，黑石脂养肾气。"
⑦南山：即终南山，狭义的秦岭。在陕西省西安市南。古名南山、太一山、地肺山、中南山、周南山。南山之阳，指秦岭终南山的阳面。

译文

五色石脂，味甘，性平。主治黄疸、泄

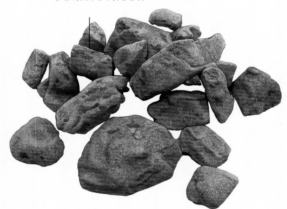

高岭石，颜色呈红，主要成分为氧化铁。

赤石脂

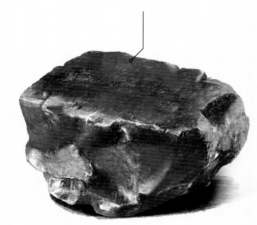

高岭石，颜色为青色。

青石脂

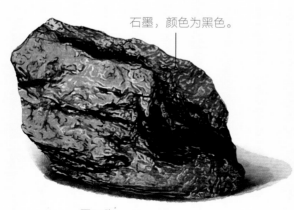

石墨，颜色为黑色。

黑石脂

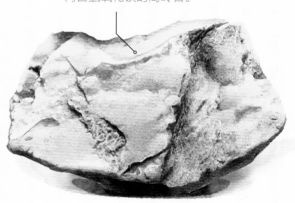

内含氢氧化铁的高岭石。

黄石脂

泻痢疾及便有脓血、女子阴中生疮、女子带下赤白、各类邪气所致肿毒痈疽痔疮及头疡疥瘙。长期服用，能使人骨髓盈满、气力充沛、肌肉壮硕、耐饥、身体轻健、寿命长久。五种石脂根据颜色而有相应的五行归属，能补益具有对应五行归属的内脏。产于终南山阳面的山谷中。

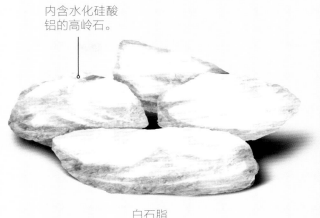

内含水化硅酸铝的高岭石。

白石脂

来源及用法

为高岭土黏土矿物。采挖后除去杂石，打碎或研成细粉，水飞或火煅水飞用。

太一余粮

味甘，平。

主治咳逆上气、癥瘕、血闭、漏下，除邪气。久服耐寒暑，不饥，轻身，飞行①千里，神仙。一名石脑。生太山山谷。

注释

①飞行：不借助工具在空中往来活动。古人认为得道术或成仙之人可以在空中自由活动。

译文

太一余粮，味甘，性平。主治咳逆气喘、腹部积块、闭经及月经停止后又见下血淋漓不断，能驱除各类邪气。长期服用，能使人不惧寒暑、耐饥、身体轻健、飞行千里以至成仙。又名石脑，产于泰山的山谷中。

来源及用法

为氢氧化物类矿物褐铁矿的结核，主要成分为碱式氧化铁 [FeO(OH)]。采挖后除去杂石。煎服。

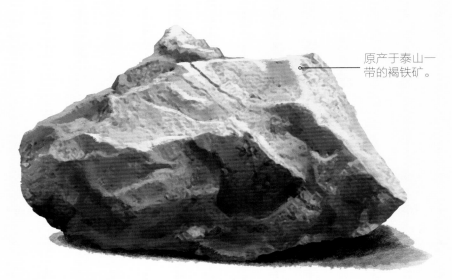

原产于泰山一带的褐铁矿。

禹余粮

味甘，寒。

主治咳逆、寒热烦满[1]、下利赤白、血闭、癥瘕、大热。炼饵服之，不饥，轻身，延年。生东海[2]池泽[3]。

注释

[1]烦满（mèn）：烦闷。满，通懑，烦闷。

[2]东海：黄海以南中国东方的海域，东至琉球群岛，都称为东海。

[3]池泽：池沼湖泽。

译文

禹余粮，味甘，性寒。主治咳逆、恶寒发热、烦闷、痢疾见赤白脓血、闭经、腹部积块、高热。将其炼成膏剂而服用，使人耐饥、身体轻健、寿命长久。产于东海的池泽中。

来源及用法

为氢氧化物类矿物褐铁矿，主要成分为碱式氧化铁 [FeO(OH)]。采挖后，除去杂石。煎服。

百草医方

冷劳肠泄：禹余粮四两（火醋淬），乌头一两（冷水浸一夜，去皮、脐、焙干）。为末，醋糊丸如梧子大。每食前温水下五丸。（《太平圣惠方》）

产后烦躁：禹余粮一枚，入地埋一半，四面紧筑，用碳一秤，发顶火一斤煅，去火三分耗二为度，用湿砂土罨一宿方取，打去外面一重，只使里内，细研水淘，澄五七度，将纸淋干，再研数千遍。患者用甘草煎汤，调二钱匕，只一服立效。（《经验方》）

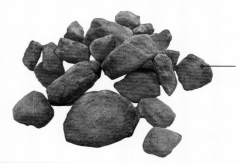

褐铁矿石。

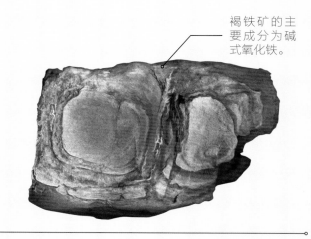

褐铁矿的主要成分为碱式氧化铁。

青芝

味酸，平。

主明目，补肝气，安精魂[1]，仁恕[2]。久食轻身，不老延年，神仙。一名龙芝。生泰山[3]。

注释

[1]精魂：即灵魂、精神。森立之《本草

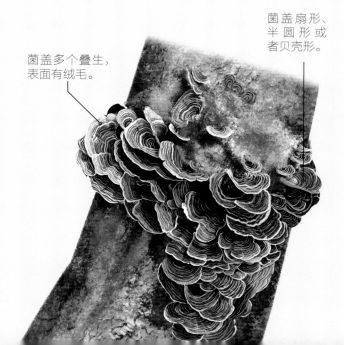

菌盖多个叠生，表面有绒毛。

菌盖扇形、半圆形或者贝壳形。

经考注》：“精魂者，精神魂魄之略。”

②仁恕：善良宽容。《本草经考注》：“云精则神在内，云魂则魄在中。能镇肝气之慓悍，所以仁恕也。肾主精，肝主魂，能补肝气，所以精魂安也。”

③泰山：即今山东泰山。五岳之东岳。又称“太山”“岱山”等。汉宣帝神爵元年（公元前61年）封恒山、泰山、华山、衡山、嵩山为五岳。五芝应五行，各在相应五岳中生长。东晋葛洪《枕中书》以太昊氏为青帝，治岱宗山，祝融氏为赤帝，治衡霍山，金天氏为白帝，治华阴山，颛顼氏为黑帝，治太恒山，轩辕氏为黄帝，治嵩高山。

❖ 译文 ❖

青芝，味酸，性平。主要能增强视力、补益肝气、安养精神而使人性情仁爱宽厚。长期服用，能使身体轻健、寿命长久、长生不老以至成仙。又名龙芝，产于东岳泰山。

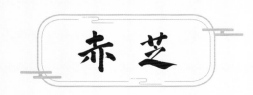

味苦，平。

主治胸中结①，益心气，补中，增智慧，不忘。久食轻身，不老延年，神仙。一名丹芝。生霍山②。

❖ 注释 ❖

①结：郁结，气血郁滞。
②霍山：南岳衡山别称。在湖南衡阳。

《风俗通义·山泽》称南岳衡山，“一名霍山，霍者，万物盛长，垂枝布叶，霍然而大”。

❖ 译文 ❖

赤芝，味苦，性平，主治胸中气血郁滞，能补益心气、调养中焦脾胃、增长智慧和记忆力。长期服用，能使身体轻健、寿命长久、长生不老以至成仙。又名丹芝，产于南岳衡山。

❖ 来源及用法 ❖

为多孔菌科真菌赤芝。取原药材，除去杂质，筛去沙土。煎服。

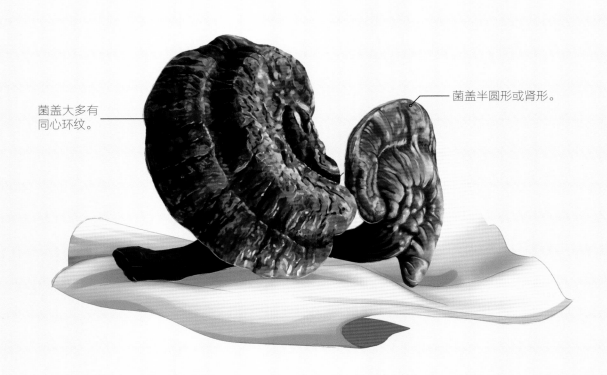

菌盖大多有同心环纹。

菌盖半圆形或肾形。

黄芝

味甘，平。

主治心腹五邪[1]，益脾气，安神，忠信[2]和乐[3]。久食轻身，不老延年，神仙。一名金芝。生嵩山[4]。

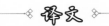
译文

黄芝，味甘，性平。主治五脏病邪，能补益脾气、安养精神、使人性情敦厚和悦。长期服用，能使身体轻健、寿命长久、长生不老以至成仙。又名金芝，产于中岳嵩山。

注释

①五邪：指五脏的病邪。见《灵枢·五邪》。

②忠信：忠诚信实。《礼记·礼器》："忠信，礼之本也。"

③和乐：和睦快乐。《诗经·小雅·鹿鸣》："鼓瑟鼓琴，和乐且湛。"森立之《本草经考注》在"忠信和乐"下注曰："并是益脾气之功。"

④嵩山：五岳之一。位于河南省西部，地处登封市西北面。又称"外方""崇高""崇山""岳山"等，以其为中央左岱（泰山）右华（华山），定为中岳。

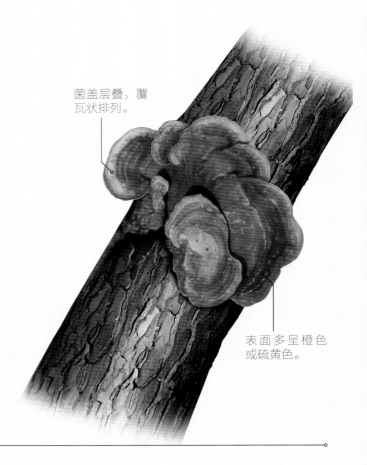

菌盖层叠，覆瓦状排列。

表面多呈橙色或硫黄色。

白芝

味辛，平。

主治咳逆上气，益肺气，通利口鼻[1]，强志意[2]，勇悍[3]，安魄[4]。久食轻身，不老延年，神仙。一名玉芝。生华山[5]。

注释

①通利口鼻：使口鼻通畅爽利。

②志意：控制和调适精神意识活动有关能力。《灵枢·本脏》："志意者，所以御精神，收魂魄，适寒温，和喜怒者也。"

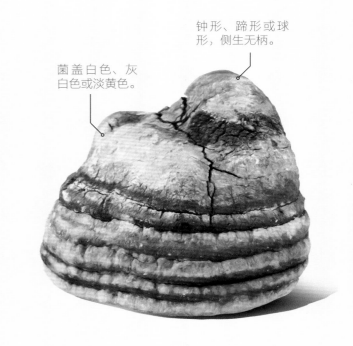

钟形、蹄形或球形，侧生无柄。

菌盖白色、灰白色或淡黄色。

③勇悍：勇猛强悍。森立之《本草经考注》在"强志意勇悍"下注曰："肺主气，此物专益肺气，故其效至于强志意勇悍耳。"

④安魄：森立之《本草经考注》注曰："肺主魄。"

⑤华山：五岳之西岳，位于陕西渭南华阴市。

～译文～

白芝，味辛，性平。主治咳逆气喘，能补益肺气、通利口鼻、增强意志而使人勇猛强悍、安养精神。长期服用，能使身体轻健、寿命长久、长生不老以至成仙。又名玉芝，产于西岳华山。

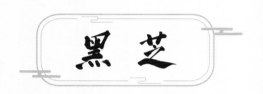

黑芝

味咸，平。

主治癃，利水道①，益肾气，通九窍②，聪察③。久食轻身，不老延年，神仙。一名玄芝。生常山④。

～注释～

①水道：中医术语。水液的道路。《素问·灵兰秘典论》："三焦者，决渎之官，水道出焉。"

②九窍：指人体的两眼、两耳、两鼻孔、口、前阴尿道和后阴肛门而言。《素问·生气通天论》："天地之间，六合之内，其气九州、九窍、五脏、十二节，皆通乎天气。"

③聪察：耳聪目察。形容视觉听觉良好。

④常山：古北岳恒山别称，即河北省阜平县东北的古北岳恒山，今神仙山。

～译文～

黑芝，味咸，性平。主治小便不通或淋漓点滴而出，能畅利水道、补益肾气、通达窍道、增强视力和听力。长期服用，能使身体轻健、寿命长久、长生不老以至成仙。又名玄芝，产于北岳恒山。

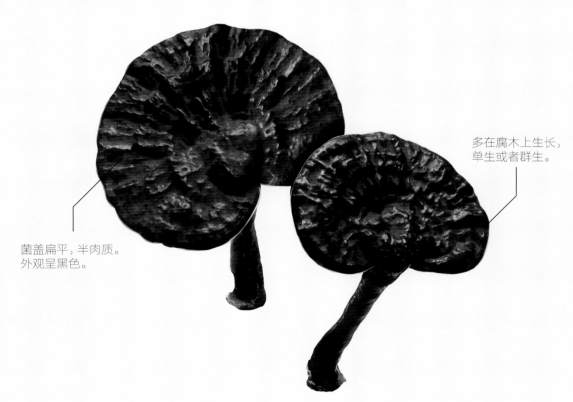

多在腐木上生长，单生或者群生。

菌盖扁平，半肉质。外观呈黑色。

23

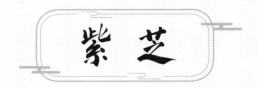

紫芝

味甘，温。

主治耳聋，利关节，保神，益精气，坚筋骨，好颜色①。久服轻身，不老延年。一名木芝。生高夏②山谷。

❖ 注释 ❖

①好颜色：使面容、面色姣好。

②高夏：据王家葵考证，高夏既不是郡县名，也不是山名，很可能是《神农本草经》作者臆造的地名。乃是因为作者按照五行为五色芝"分配"了五岳产地之后，紫芝找不到更合适的产地，乃根据《淮南子》"膏夏紫芝"之说，向壁虚构了一个"高夏山谷"。

❖ 译文 ❖

紫芝，味甘，性温。主治耳聋，能通利关节、保养精神、补益精气、坚实筋骨、改善面部气色。长期服用，能使身体轻健、寿命长久以至长生不老。又名木芝，产于高夏的山谷中。

❖ 来源及用法 ❖

为多孔菌科真菌紫芝。采集后去泥沙，晒干。

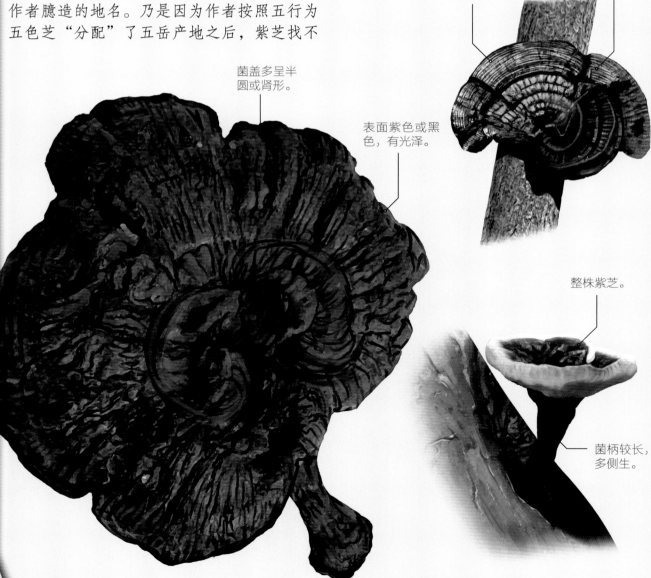

菌盖表面有环形纹路。

树上的紫芝。

菌盖多呈半圆或肾形。

表面紫色或黑色，有光泽。

整株紫芝。

菌柄较长，多侧生。

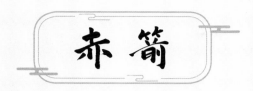

赤箭

味辛，温。

主治杀鬼精物①、蛊毒恶气②。久服益气力，长阴③，肥健，轻身增年。一名离母，一名鬼督邮④。生陈仓⑤川谷⑥。

注释

①鬼精物：古人迷信传说中魑魅魍魉一类害人患病之物，称为鬼精物。

②恶气：古人早期对某些原因不明，带有传染性质的急性疾患，都笼统地视为恶气所致。

③长阴：即壮阳，与蓬蘽条"长阴令坚"义同。

④鬼督邮：督邮，西汉中期所置，官名。督邮书掾、督邮曹掾的简称。汉代各郡的重要属吏。《本草纲目》："因其专主鬼病，犹司鬼之督邮也。古者传舍有督邮之官主之。"

⑤陈仓：古地名，在陕西省宝鸡市陈仓区。

⑥川谷：山川河谷。

译文

赤箭，味辛，性温。主要能驱除鬼魅蛊毒邪恶之气。长期服用，能补益气力、壮阳、充实肌肉，使人身体轻健、寿命长久。又名离母、鬼督邮，产于陕西陈仓的山川河谷中。

来源及用法

为兰科植物天麻的苗。煎服。

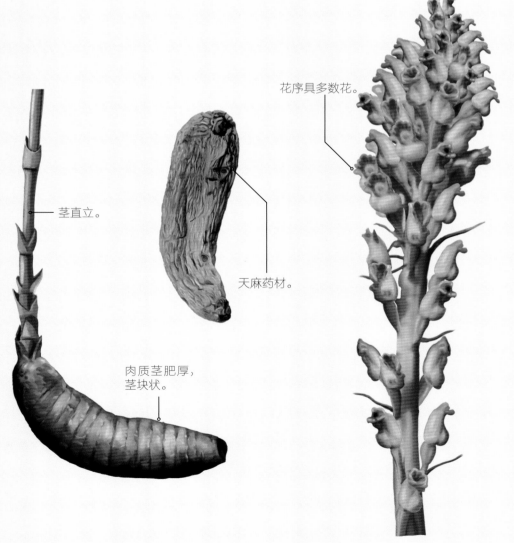

茎直立。

肉质茎肥厚，茎块状。

天麻药材。

花序具多数花。

伏苓[1]

味甘，平。

主胸胁逆气[2]、忧恚[3]、惊邪恐悸[4]、心下结痛、寒热、烦满、咳逆，止口焦舌干，利小便。久服安魂魄，养神，不饥，延年。一名伏菟[5]，生太山山谷。

注释

①伏苓：现通用名为茯苓。

②胸胁逆气：即胸肺气逆，表现为咳嗽、气喘等。

③忧恚：忧愁愤恨。

④恐悸：桔梗条作"惊恐悸气"，义同。

⑤伏菟：森立之《本草经考注》据《淮南子》云"下有茯苓，上有菟丝"和《本草图经》云"菟丝之草，下有伏菟之根，无此则丝不得上"指出"伏菟名义，盖取于此"。

译文

伏苓，味甘，性平。主治胸肺气逆、心情忧愤郁闷或惊恐悸怖、胃脘气血结滞而疼痛、恶寒发热、烦闷、咳逆，能滋润口舌、通利小便。长期服用，能安养精神、使人耐饥、寿命长久。又名茯菟，产于泰山的山谷中。

来源及用法

为多孔菌科真菌茯苓的干燥菌核。7~9月采挖，除去泥沙，堆置"发汗"后，摊开晾干，再"发汗"，反复数次至出现皱纹，阴干，称为"茯苓个"；或将鲜茯苓按不同部位切制，阴干，分别称为"茯苓块"和"茯苓片"。煎服。

百草医方

胸胁气逆，胀满：茯苓一两，人参半两，每服三钱，水煎服，日三服。(《圣济总录》)

虚滑遗精：白茯苓二两、缩砂仁一两，为末，加盐二钱。精羊肉切薄片，掺药炙熟吃，以酒送下。(《普济方》)

卒然耳聋：黄蜡不拘多少，和茯苓末细嚼，茶汤下。(《普济方》)

心虚梦泄，或白浊：白茯苓末二钱，米汤调下，日二服。(《仁斋直指方》)

水肿尿涩：茯苓皮、椒目等分，煎汤，每天饮服。(《普济方》)

上品药

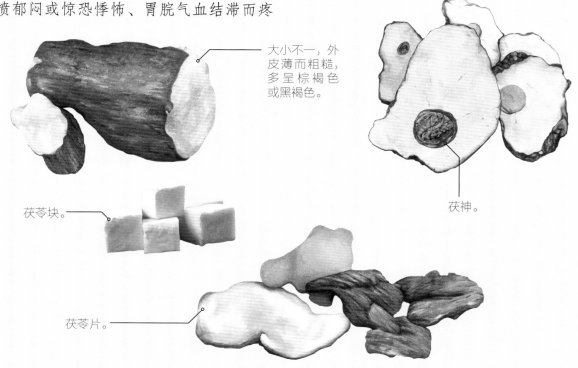

大小不一，外皮薄而粗糙，多呈棕褐色或黑褐色。

茯神。

茯苓块。

茯苓片。

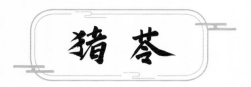

猪苓

味甘，平。

主治痎疟①，解毒，辟②蛊疰③不祥④，利水道。久服轻身，耐老。一名猳⑤猪矢⑥。生衡山⑦川谷。

注释

①痎（jiē）疟：疟疾的通称。亦指经年不愈的老疟。

②辟：古同"避"，躲避。

③蛊疰：又名蛊注。中医古病名。因蛊虫侵食腑脏致病，并能流注传染他人。《诸病源候论·蛊注候》："注者住也，言其病连滞停住，死又注易旁人也。蛊是聚蛇虫之类，以器皿盛之，令其自相啖食，余有一个存者，为蛊也，而能变化……人中之者，心闷腹痛，其食五脏尽则死。有缓有急，急者仓卒十数日之间便死，缓者延引岁月，游走腹内，常气力羸惫，骨节沉重，发则心腹烦懊而痛，令人所食之物，亦变化为蛊，渐侵食腑脏尽而死，死则病流注染着旁人，故谓之蛊注。"

④不祥：不吉利。此指突如其来，毫无预兆，难以抵御的急性流行性疾病。

⑤猳（jiā）：公猪。

⑥矢：古同"屎"，粪便。

⑦衡山：又名寿岳、南山等，为五岳之南岳，位于中国湖南省中部偏东南部，绵亘于衡阳、湘潭两盆地间，主体部分在衡阳市南岳区和衡山、衡阳县境内。

译文

猪苓，味甘，性平。主治疟疾，能解毒、驱除蛊虫及其他不祥之病邪、通利水道。长期服用，能使身体轻健、青春常驻。又名猳猪矢，产于衡山的川谷中。

来源及用法

为多孔菌科真菌猪苓的干燥菌核。春、秋两季采挖，除去泥沙，干燥，切厚片。煎服。

百草医方

妊娠患子淋：猪苓五两，一味，为末，以白汤三合，服方寸匕，渐至二匕，日三夜二，尽剂不瘥，宜转用之。（《外台秘要》）

小儿秘结：猪苓一两，以水少许，煮鸡屎白一钱调服，立瘥。（《外台秘要》）

妊娠从脚至腹肿，小便不利，微渴引饮：猪苓五两，为末。熟水服方寸匕，日三服。（《子母秘录》）

地下菌核黑色，形状多样。

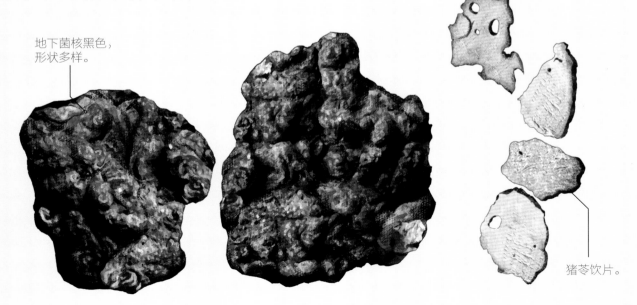

猪苓饮片。

松脂

味苦，温。

主治痈疽、恶疮、头疡、白秃①、疥瘙、风气②，安五脏，除热。久服轻身，不老延年。一名松膏，一名松肪③。生太山山谷。

注释

①白秃：即白秃疮。中医病名。《诸病源候论·白秃候》："头生疮有虫，白痂甚痒，其上发并秃落不生，故谓之白秃。"是多发生在头部的一种癣，以脱白屑，久则毛发折断脱落成秃疮为特征的皮肤癣菌感染性疾病。

②风气：森立之《本草经考注》曰"风，热也。风气犹云热气"。

③松膏、松肪：森立之《本草经考注》曰"脂、膏、肪，三字同义"。

译文

松脂，味苦，性温。主治痈疽、恶疮、头疮、白秃疮、疥瘙、风热邪气，能安养五脏、清除热邪。长期服用，能使身体轻健、寿命长久以至长生不老。又名松膏、松肪，产于泰山的山谷中。

来源及用法

为松科松属植物木材中渗出的油树脂。采集树脂有上升式、下降式采脂法，以及化学药剂处理法。长江以南在5~10月，华北及东北在6~9月采集。入丸、散服或外用。

百草医方

治恶风疾：松脂炼投冷水中二十遍，蜜丸服二两，饥即服之，日三服。断盐及房室。（《外台秘要》）

治耳久聋：松脂三两，炼，巴豆一两，相和熟捣，可丸通过以薄绵裹，内耳孔中塞之，日一度易。（《梅师方》）

风虫牙痛：刮松上脂，滚水泡化，一漱即止，已试验。（《濒湖集简方》）

小儿紧唇：松脂炙化，贴之。（《太平圣惠方》）

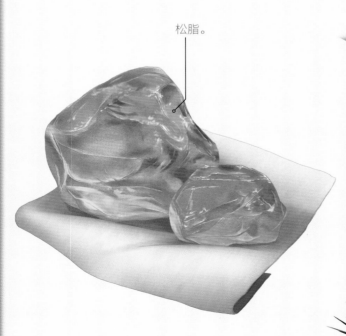

松脂。

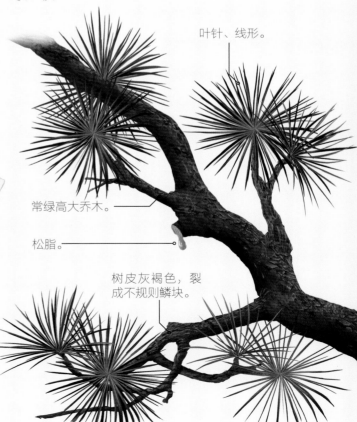

叶针、线形。

常绿高大乔木。

松脂。

树皮灰褐色，裂成不规则鳞块。

柏 实

味甘，平。

主治惊悸①，安五脏，益气，除风湿痹。久服令人润泽美色，耳目聪明，不饥不老，轻身延年。生太山山谷。

注释

①惊悸：中医病名。是指自觉易惊善恐的心悸。患者无故自惊恐惧而悸动不宁。《诸病源候论·虚劳病诸候》："虚劳损伤血脉，致令心气不足，因为邪气所乘，则使惊而悸动不定。"

译文

柏实，味甘，性平。主治惊悸，能安养五脏、补益气力、消除风湿痹痛。长期服用，能使面色润泽美好、听觉灵敏、视力清晰、耐饥、身体轻健、寿命长久以至长生不老。产于泰山的山谷中。

来源及用法

为柏科植物侧柏的干燥成熟种仁。秋、冬两季采收成熟种子，晒干，除去种皮，收集种仁。煎服。

百草医方

治小儿躯啼，惊痫腹满，不乳食，大便青白色：柏实末，温水调下二钱。（《太平圣惠方》）

霍乱转筋：以暖物裹脚，然后以柏木片煮汤淋之。（《经验后方》）

肠风下血：柏实十四枚。捶碎，囊贮浸好酒三盏，煎八分服，立止。（《普济方》）

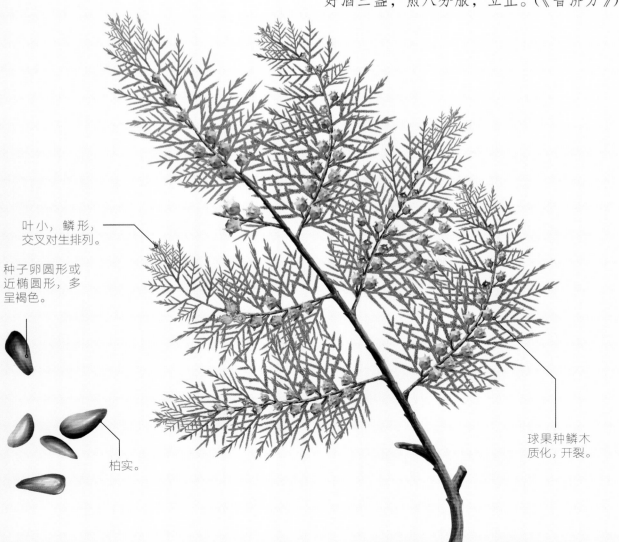

叶小，鳞形，交叉对生排列。

种子卵圆形或近椭圆形，多呈褐色。

柏实。

球果种鳞木质化，开裂。

箘[1]桂

味辛，温。

主治百疾，养精神，和颜色，为诸药先聘通使[2]。久服轻身，不老，面生光华媚好[3]，常如童子。生交趾[4]、桂林[5]山谷。

注释

①箘（qūn）：桂树的一种。

②为诸药先聘通使：犹后世引经药，引诸药力达其病所。

③媚好：艳丽悦目。媚，犹美。

④交趾：又名交阯，古代地名。秦朝以后，交趾郡为今越南北部。在南越时代已有"交趾"一名。公元前2世纪初，南越赵佗置交趾郡，西汉武帝元鼎六年（公元前111年）灭南越后属汉。东汉以后为交趾刺史部或交州以下二级政区。

⑤桂林：秦始皇时置桂林郡，这是"桂林"名称的最早起源，但郡治不在今天的桂林市。当时的桂林郡治在布山，位于今天的桂平市西南。汉元鼎六年（公元前111年，一说元鼎四年，公元前113年）在这里设始安县，隶属荆州零陵郡。东汉改属始安侯国。三国吴甘露元年（265年）置始安郡始安县，郡县治所都在今之桂林。

译文

箘桂，味辛，性温。主治各种疾病，能安养精神、改善面部气色、引领诸药之药力直达病所。长期服用，能使身体轻健、长生不老、容光焕发且一直如童颜般艳丽悦目。产于交趾、桂林的山谷中。

来源及用法

为樟科植物阴香的干燥树皮。全年均可采，晒干或鲜用。煎服。

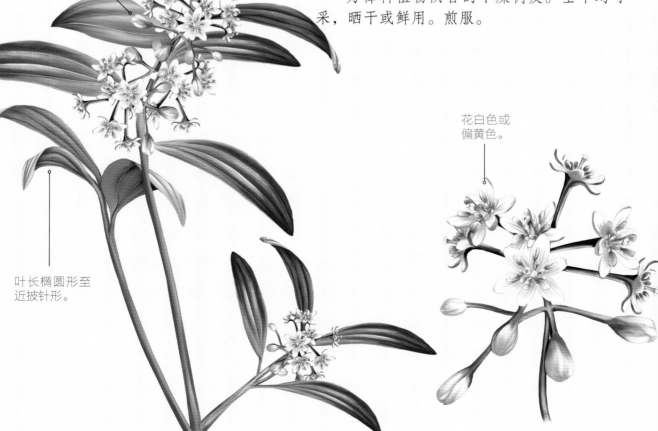

圆锥花序腋生。

叶长椭圆形至近披针形。

花白色或偏黄色。

牡桂^①

味辛，温。

主治上气咳逆、结气^②、喉痹吐吸^③，利关节，补中益气。久服通神，轻身不老。生南海^④山谷。

注释

①牡桂：中医古籍中或写作桂或桂心。

②结气：寒气郁结胸中。《诸病源候论·结气候》："结气病者，忧思所生也。心有所存，神有所止，气留而不行，故结于内。"

③吐吸：呼吸。森立之《本草经考注》："喉痹吐吸者，盖谓咽喉闭塞，妨碍吐吸也。"

④南海：古代郡名。南海郡是秦始皇三十三年（公元前214年）平定岭南后，设立的三个郡之一。因临近南方海洋得名。初始下辖番禺、四会、博罗、龙川4县，郡治番禺县。

译文

牡桂，味辛，性温。主治咳逆气喘、寒气郁结胸中、咽喉闭塞而呼吸困难，能通利关节、补益中焦脾胃之气。长期服用，能与神明相通、身体轻健、长生不老。产于南海郡的山谷中。

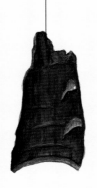

树皮灰褐色。

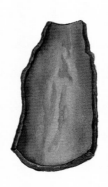

来源及用法

为樟科植物肉桂或钝叶桂的干燥树皮。多于秋季剥取，阴干。煎服。

百草医方

乳痈肿痛：桂心、甘草各二分，乌头一分（炮），为末，和苦酒涂之，纸覆住，脓化为水，神效。（《肘后备急方》）

血崩不止：桂心不拘多少，砂锅内存性，为末。每服一二钱，空腹米饮调下。（《妇人大全良方》）

小儿久痢，赤白：桂（去皮，以姜汁炙紫）、黄连（以茱萸炒过）等分，为末。紫苏、木瓜煎汤服之。（《全幼心鉴》）

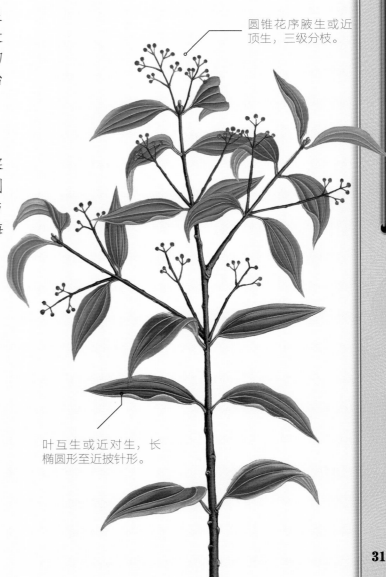

圆锥花序腋生或近顶生，三级分枝。

叶互生或近对生，长椭圆形至近披针形。

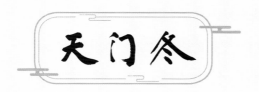

天门冬

味苦，平。

主治诸暴①风湿偏痹②，强骨髓，杀三虫，去伏尸③。久服轻身，益气延年。一名颠勒。生奉高④山谷。

注释

①暴：强大而突然的。

②风湿偏痹：即风湿痹。《诸病源候论·风湿痹候》："风湿痹病之状，或皮肤顽浓，或肌肉酸痛，风寒湿三气杂至，合而成痹。其风湿气多而寒气少者，为风湿痹也。"

③伏尸：中医古病名。《诸病源候论·伏尸候》："伏尸者，谓其病隐伏在人五脏内，积年不除。未发之时，身体平调，都如无患；若发动，则心腹刺痛，胀满喘急。"

④奉高：古县名。汉武帝元封元年（公元前110年）封禅泰山至此，置以奉祀泰山。治所在今山东泰安东。

译文

天门冬，味苦，性平。主治各种暴发的风湿痹痛，能强壮骨髓、驱除多种寄生虫、消散五脏宿疾。长期服用，能使身体轻健、气力充沛、寿命长久。又名颠勒，产于奉高的山谷中。

来源及用法

为百合科植物天冬的块根。秋、冬两季采挖，洗净，除去茎基和须根，置沸水中蒸或煮至透心，趁热去除外皮，洗净，干燥。煎服。

百草医方

虚劳体痛：天门冬末，酒服方寸匕，一日三次。忌鲤鱼。（《千金要方》）

肺痿咳嗽，吐涎沫，心中温温，咽燥而不渴：生天门冬（捣汁）一斗，酒一斗，饴一升，紫菀四合，铜器煎至可丸。每次服杏仁大一丸，一日服用三次。（《肘后备急方》）

面黑令白：天门冬曝干，同蜜捣作丸，日用洗面。（《圣济总录》）

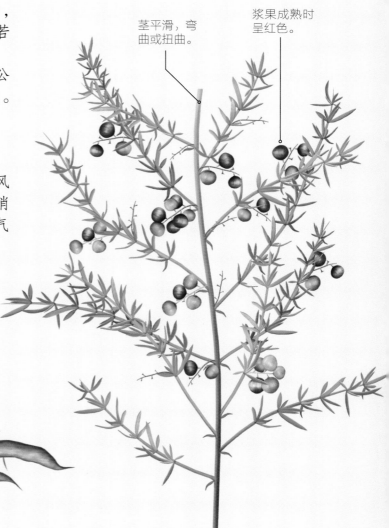

茎平滑，弯曲或扭曲。

浆果成熟时呈红色。

干燥饮片。

根的中部或近末端膨大，呈纺锤状。

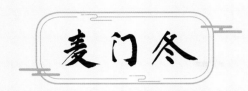

麦门冬

味甘，平。

主治心腹结气①、伤中②、伤饱③、胃络脉绝④、羸瘦、短气。久服轻身，不老不饥。生函谷⑤川谷。

注释

①心腹结气：中医证候名。《本草经集注》："心下支满。"又称心下支结，谓胃脘部似有物支撑的证候。

②伤中：中医病证名。此谓损伤中焦脾胃之气。

③伤饱：中医病证名。即食积。

④胃络脉绝：络脉是经脉细小者，如网络，为气血输布的通路。胃络脉绝，指输布胃部气血受阻，影响饮食消化。

⑤函谷：函谷关，是历史上建置最早的要塞之一。函谷关历史上有两座：秦关位于河南省灵宝市北15千米处的王垛村；汉关东移至洛阳新安县。

译文

麦门冬，味甘，性平。主治心腹结气、中焦脾胃损伤、食积、胃部气血受阻、身体瘦弱、气短。长期服用，能使身体轻健、耐饥、长生不老。产于函谷的川谷中。

来源及用法

为百合科植物麦冬的块根。夏季采挖，洗净，反复暴晒，堆置，至七八成干，除须根，干燥。煎服。

百草医方

衄血不止：生地黄、麦门冬（去心）各五钱。用水煎服，立止。（《保命集》）

乳汁不下：麦门冬（去心），焙为末。每用三钱，以酒磨犀角约一钱许，温热调下，不过两服便下。（《熊氏补遗》）

咽喉生疮：脾肺虚热上攻也。麦门冬一两，黄连半两，为末，炼蜜丸梧子大。每服二十丸，麦门冬汤下。（《普济方》）

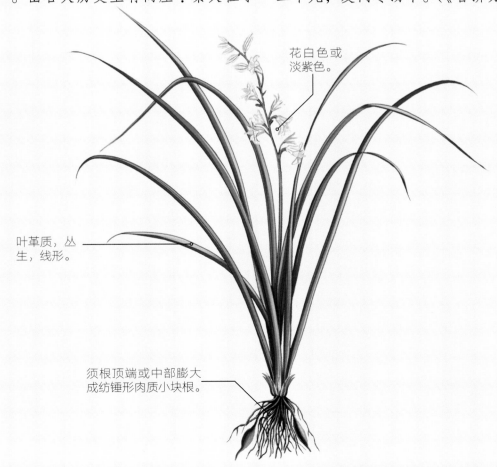

花白色或淡紫色。

叶革质，丛生，线形。

须根顶端或中部膨大成纺锤形肉质小块根。

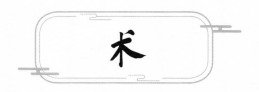

术

味苦，温。

主治风寒湿痹、死肌、痉①、疸②，止汗，除热，消食。作煎③饵。久服轻身，延年不饥。一名山蓟。生郑山④山谷。

注释

①痉：中医病名。以项背强急，口噤，四肢抽搐，角弓反张为主症。《金匮要略·痉湿暍病脉证》："病者身热足寒，颈项强急，恶寒，时头热，面赤目赤，独头动摇，卒口噤，背反张者，痉病也。"

②疸：黄疸，中医病名。是指以面目发黄、身黄、小便黄为主要表现的疾病。古代亦称黄瘅。《素问·平人气象论》："溺黄赤安卧者，黄疸……目黄者曰黄疸。"

③煎：熬。《方言》："煎，火干也。凡有汁而干谓之煎。"

④郑山：《本草经集注》"郑山即南郑也。"南郑县位于陕西省西南边陲。西汉时南郑为汉中郡属县，隶益州。东汉光武帝初年，汉中郡治由西城（今安康）迁南郑，之后，南郑成为汉中郡（道、府）附郭首县。

译文

术，味苦，性温。主治风寒湿痹、身体肌肉坏死或失去感觉、痉挛、黄疸，能止汗、清除热邪、消食。制成药饵或食物长期服用，能使身体轻健、寿命长久、耐饥。又名山蓟，产于郑山的山谷中。

来源及用法

白术，植物白术的干燥根茎。冬季下部叶枯黄、变脆时采挖，除去泥沙，烘干或晒干，再去须根。煎服。

苍术，植物茅苍术或北苍术的干燥根茎。春、秋两季采挖，除去泥沙，晒干，撞去须根。煎服。

百草医方

湿气作痛：白术切片，煎汁熬膏，用白汤点服。（《濒湖集简方》）

自汗不止：白术末，饮服方寸匕，日二服。（《千金要方》）

湿泻暑泻：车前子、白术等分。炒为末，用白汤下二三钱。（《简便方》）

补虚明目：健骨和血。苍术（米泔水浸）四两，熟地黄（焙）二两。为末，酒糊丸梧子大。每温酒下三五十丸，日三服。（《普济方》）

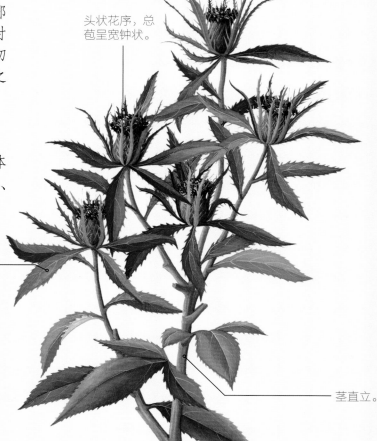

头状花序，总苞呈宽钟状。

叶互生。

茎直立。

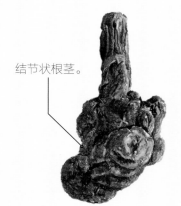

结节状根茎。

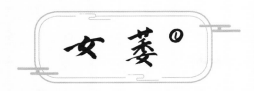

女萎[1]

味甘,平。

主治中风暴热,不能动摇,跌筋[2]结肉[3],诸不足。久服去面黑皯[4],好颜色、润泽,轻身不老。生太山川谷。

注释

①女萎:现通用名为葳蕤。

②跌筋:据沈澍农考证,与轶筋、胅筋、溢筋相同,都是指筋肉伤损错位甚或突出。

③结肉:森立之《本草经考注》曰"结肉者,肌肉中气结滞而不通也。跌筋结肉者,将成麻痹不仁之兆也"。

④皯(gǎn):皮肤黧黑枯槁。

译文

女萎,味甘,性平。主治感染风邪或暴热之邪、身体无法动弹、筋脉伤损、肌肉气血结滞、各种虚损不足。长期服用,能使面部白净、颜色润泽、身体轻健、长生不老。产于泰山的川谷中。

来源及用法

为百合科植物玉竹或小玉竹的根茎。八、九月采根,洗净后或晒或焙,到发软时边揉搓边晒,反复数次,直至其柔软光滑、无硬心、色黄白时,晒干。煎服。

百草医方

小便卒淋:葳蕤一两,芭蕉根四两。水两大碗,煎取一碗半,加入滑石两钱,分三服。(《太平圣惠方》)

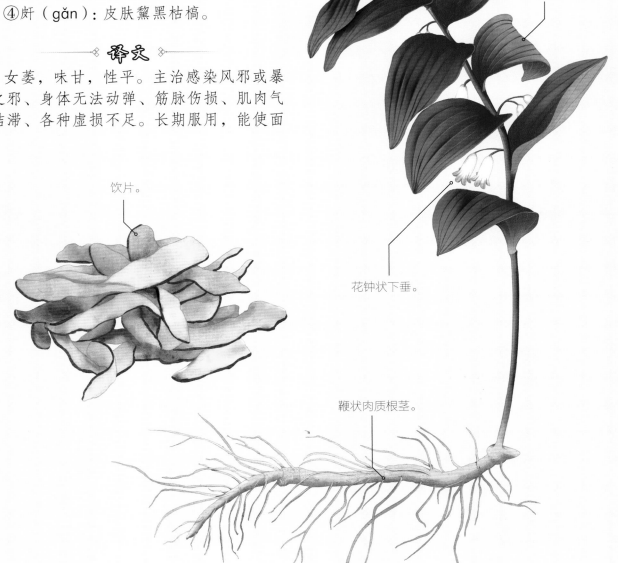

饮片。

叶互生。

花钟状下垂。

鞭状肉质根茎。

干地黄

味甘，寒。

主治折跌、绝筋[1]、伤中，逐血痹[2]，填骨髓，长肌肉。作汤除寒热、积聚，除痹。生[3]者尤良。久服轻身不老。一名地髓。生咸阳[4]川泽[5]。

注释

①绝筋：筋肉断裂。

②血痹：中医病名。邪入血分而成的痹症。《诸病源候论·血痹候》："血痹者，由体虚邪入于阴经故也。血为阴，邪入于血而痹，故为血痹也。"

③生：新鲜的，与"干"相对。

④咸阳：古秦都，秦始皇统一中国，定都咸阳。今属陕西，位于秦川腹地，渭水穿南，嵯山亘北，山水俱阳，故称咸阳。

⑤川泽：河川和湖沼。泛指江河湖泊。

译文

干地黄，味甘，性寒。主治跌打损伤、筋肉断裂、中焦脾胃损伤、血痹，能充盈骨髓、增长肌肉。煎成汤剂，能清除寒热、腹内结块、痹痛。新鲜的地黄效果更好。长期服用，能使身体轻健、长生不老。又名地髓，产于陕西咸阳的川泽中。

来源及用法

相当于今天的生地黄。为玄参科植物地黄的块根。秋季采挖，去掉芦头、须根和泥沙，烘焙至八成干。煎服。

百草医方

月水不止：生地黄汁，每服一盏，酒一盏，煎服，一日两次。(《千金要方》)

病后虚汗：口干心躁。熟地黄五两，水三盏，煎取一盏半，分三服，一日尽。(《太平圣惠方》)

吐血咳嗽：熟地黄末，酒服一钱，日三服。(《太平圣惠方》)

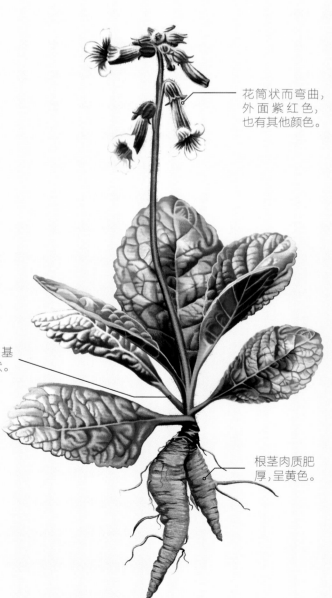

花筒状而弯曲，外面紫红色，也有其他颜色。

叶通常在茎基部集成莲座状。

根茎肉质肥厚，呈黄色。

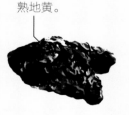

熟地黄。

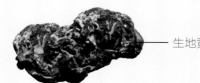

生地黄。

昌蒲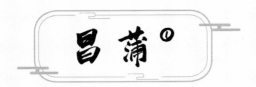

味辛，温。

主治风寒湿痹、咳逆上气，开心孔②，补五脏，通九窍，明耳目，出音声。久服轻身，不忘，不迷惑，延年。一名昌阳。生上洛③池泽。

注释

①昌蒲：即菖蒲。昌为"菖"的古字。以下昌阳亦同。

②心孔：心窍，心神之窍。心藏神，古人认为心窍通利则神志清爽，心窍为邪闭阻则神昏癫狂。孔，《玉篇》："孔，窍也，空也。"

③上洛：古代地名。一作"上雒"，是现陕西省商洛市古建制名称之一。源于上郡始于秦朝，也称古上洛。

译文

菖蒲，味辛，性温。主治风寒湿痹、咳逆气喘、开达心窍、补益五脏、通利九窍、增强听力视力、清畅喉嗓以便于发声。长期服用，能使身体轻健、记忆力增强、心智清醒、寿命长久。又名昌阳，产于陕西商洛的池泽中。

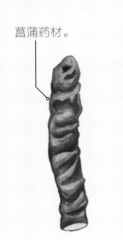

菖蒲药材。

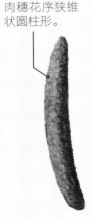

肉穗花序狭锥状圆柱形。

来源及用法

为天南星科植物菖蒲的根茎。秋、冬两季采挖，去除泥沙、须根，晒干。煎服。

百草医方

霍乱胀痛：生菖蒲（锉）四两，水和捣汁，分温四服。（《太平圣惠方》）

肺损吐血：白面、九节菖蒲末等分。每次服三钱，一日一服，用新汲水下。（《圣济总录》）

蚤虱入耳：把菖蒲末炒热，用袋盛装，枕之即愈。（《圣济总录》）

喉痹肿痛：菖蒲根嚼汁，烧铁秤锤淬酒一杯，饮之。（《圣济总录》）

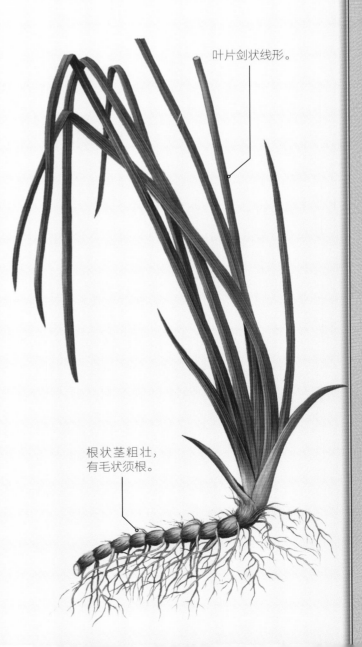

叶片剑状线形。

根状茎粗壮，有毛状须根。

远志

味苦，温。

主治咳逆、伤中，补不足，除邪气，利九窍，益智慧，耳目聪明，不忘，强志[1]，倍[2]力。久服轻身，不老。叶名小草，一名棘菀，一名葽[3]绕，一名细草。生太山川谷。

译文

远志，味苦，性温。主治咳逆、中焦脾胃损伤，能补益虚损不足、驱除邪气、通利九窍、增长智慧，以及增强听力、视力、记忆力和体力。长期服用，能使身体轻健、长生不老。远志的叶子称为小草。远志又名棘菀、葽绕、细草，产于泰山的川谷中。

来源及用法

为远志科植物远志或卵叶远志的干燥根。春、秋两季采挖，去掉根须及泥沙，晒干。煎服。

百草医方

喉痹作痛：远志肉为末，吹之。涎出为度。（《仁斋直指方》）

吹乳肿痛：远志焙研，用酒服二钱，以滓敷之。（《袖珍方》）

小便赤浊：远志（甘草水煮）半斤，茯神、益智仁各二两。研末，用酒糊成梧子大的药丸。每次空腹用枣汤服下五十丸。（《普济方》）

脑风头痛：不可忍。远志抹鼻。（《宣明论方》）

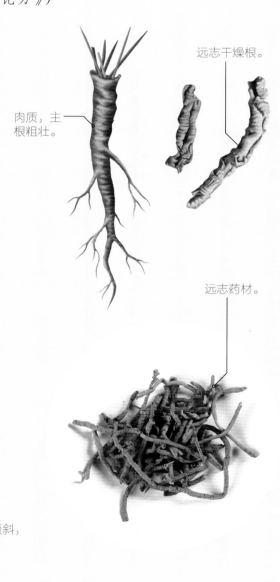

远志干燥根。

肉质，主根粗壮。

远志药材。

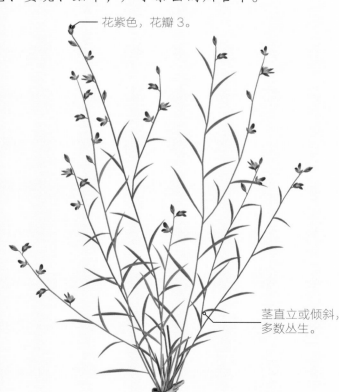

花紫色，花瓣3。

茎直立或倾斜，多数丛生。

上品药

38

泽泻

味甘，寒。

主治风寒湿痹、乳难，消水，养五脏，益气力、肥健。久服耳目聪明，不饥，延年，轻身，面生光，能行水上[1]。一名水泻，一名芒芋，一名鹄泻。生汝南[2]池泽。

注释

①能行水上：古代方士的道术。《本草经集注》："《仙经》服食断谷皆用之，亦云身轻，能步行水上。"

②汝南：古地名。汉高祖四年（公元前203年）置汝南郡，这是"汝南"作为地理专属名词首次出现，辖境相当今河南颍河、淮河之间，属豫州刺史监察范围，因为大部分辖地都在"汝河之南"而得名。但汝南郡治并不在今河南省汝南县，而在今平舆县。

译文

泽泻，味甘，性寒。主治风寒湿痹、女子难产，能消除积水或水肿、安养五脏、补益气力、充实肌肉。长期服用，能使听力视力增强、耐饥、寿命长久、身体轻健、容光焕发，能使人行走于水面之上。又名水泻、芒芋、鹄泻，产于汝南的池泽中。

来源及用法

为泽泻科植物泽泻的干燥块茎。冬季茎叶枯萎时采挖，洗净，干燥，除去粗皮及须根，以水润透切厚片，晒干。煎服。

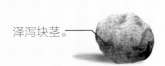

泽泻块茎。

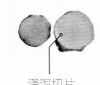

泽泻切片。

百草医方

水湿肿胀：泽泻、白术各一两，为末，或为丸。每服三钱，茯苓汤下。(《保命集》)

冒暑霍乱：小便不利，引饮过多：白术、白茯苓、泽泻各三钱，水一盏，姜五片，灯心十茎，煎取八分，温服。(《太平惠民和剂局方》)

肾脏风生疮：常服泽泻，皂荚水煮烂，焙干为末，炼蜜为丸，如梧桐子大，空尽以温酒下十五丸至二十丸甚妙。(《经验方》)

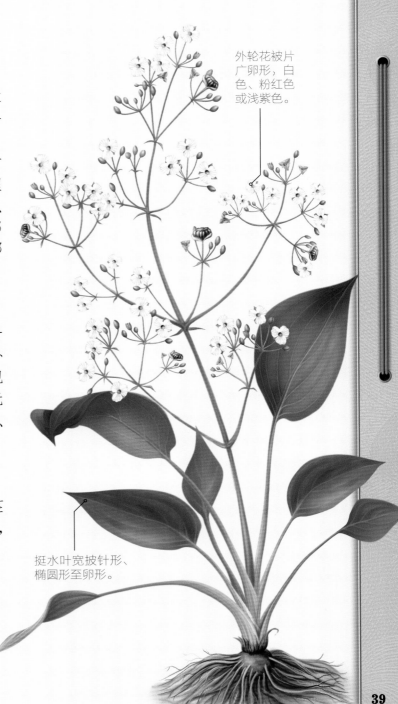

外轮花被片广卵形，白色、粉红色或浅紫色。

挺水叶宽披针形、椭圆形至卵形。

署豫①

味甘，温。

主治伤中，补虚羸，除寒热邪气，补中，益气力，长肌肉。久服耳目聪明，轻身，不饥，延年。一名山芋。生嵩高②山谷

注释

①署豫：即"薯蓣"，薯为署的俗字，豫、预古今字，蓣为预的俗字。

②嵩高：即嵩山。《史记·封禅书》中记载，昔三代之居，皆在河洛之间，故嵩高为中岳。

译文

薯蓣，味甘，性温。主治中焦脾胃损伤，能补虚强体、驱除寒热邪气、调养中焦脾胃、增长气力、充实肌肉。长期服用，能使听力视力增强、身体轻健、耐饥、寿命长久。又名山芋，产于嵩山的山谷中。

来源及用法

为薯蓣科植物薯蓣的干燥根茎。现通行名为山药。冬季茎叶枯萎后采挖，切去根头后洗净，去除外皮、须根，干燥，称为"毛山药"；或趁新鲜时切厚片，干燥，称为"山药片"；再者选择顺直、肥大的干燥山药，放到清水中，浸泡到没有干心，两端切齐，搓成圆柱状，晒干，打光，称为"光山药"。煎服。

百草医方

补虚损，益颜色：薯蓣于砂盆中细研，然后下于铫中，先以酥一大匙，熬令香，次旋添酒一盏，煎搅令匀，空心饮之。(《太平圣惠方》)

肿毒初起：带泥山药、蓖麻子、糯米等分，水浸研，敷之即散也。(《普济方》)

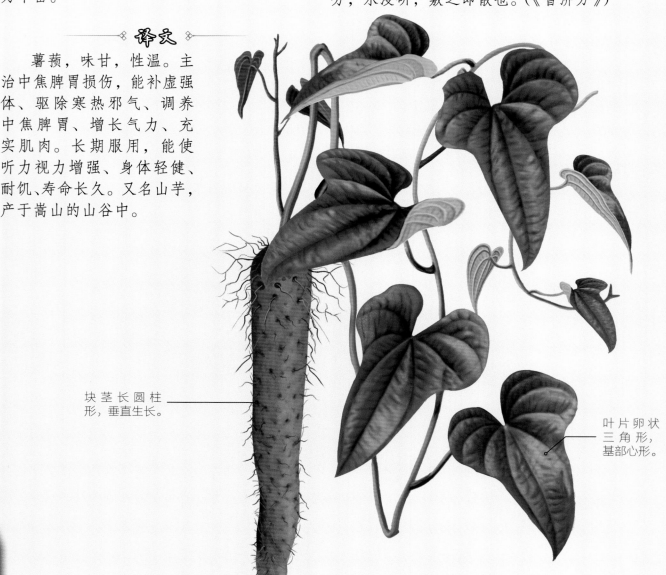

块茎长圆柱形，垂直生长。

叶片卵状三角形，基部心形。

菊花

味苦，平。

主治风头眩①肿痛、目欲脱②泪出、皮肤死肌、恶风湿痹。久服利血气，轻身，耐老延年。一名节华。生雍州③川泽。

注释

①风头眩：中医病名。《诸病源候论·风头眩候》："风头眩者，由血气虚，风邪入脑，而引目系故也。"

②目欲脱：尚志钧《神农本草经校注》记载，此为"风头眩"续发症状。"风邪入脑，而引目系急成眩"，同样风邪入脑亦会引起目系急，使目胀满欲脱出。

③雍州：汉武帝设十三州刺史部时，不独立设州。东汉时汉光武帝定都洛阳，设立过雍州，治所姑臧（凉州）。以后几经废立。建安十八年（213年）省凉州（西凉），与司隶校尉部的三辅一起并入雍州。治所就在长安。此后曹魏、西晋不变。十六国的前秦、后秦一度将雍州迁至安定郡（今甘肃镇原）和蒲坂（今山西永济），北魏、西魏、北周仅将长安及其附近地区设为雍州，治所在长安。

译文

菊花，味苦，性平。主治血虚风邪

入脑所致的晕眩、头部胀痛、眼睛肿胀而多泪，以及身体肌肤坏死或失去感觉、风湿痹痛。长期服用，能使气血通利、身体轻健、青春常驻、寿命长久。又名节华，产于雍州的川泽中。

来源及用法

为菊科植物菊的干燥头状花序。9~11月花盛开时分批采收，阴干或焙干，或熏、蒸后晒干。煎服。

百草医方

风热头痛：菊花、川芎、石膏各三钱，研末。每服一钱半，用茶调下。（《简便方》）

女人阴肿：甘菊苗捣烂煎汤，先熏后洗患处。（《世医得效方》）

眼目昏花：红椒（去目）六两，甘菊花一斤，研末，用新地黄汁和成梧子大的药丸，每服五十丸，临卧茶清下。（《瑞竹堂经验方》）

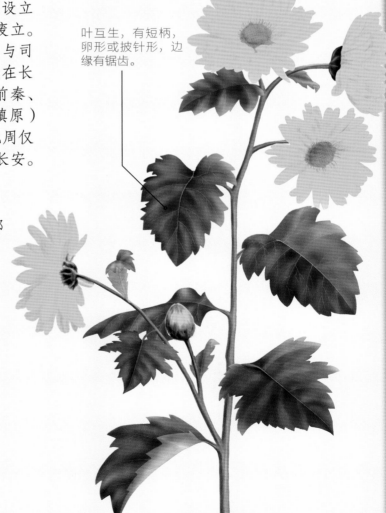

叶互生，有短柄，卵形或披针形，边缘有锯齿。

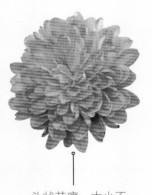

头状花序，大小不一。

甘草

味甘，平。

主治五脏六腑寒热邪气，坚筋骨，长肌肉，倍力①，金疮、䐐②，解毒。久服轻身延年。生河西川谷。

注释

①倍力：增强体力。

②䐐（zhǒng）：足肿病。

译文

甘草，味甘，性平。主治五脏六腑之寒热邪气、外伤疮疡、足肿，能坚实筋骨、充实肌肉、增长气力、解毒。长期服用，能使身体轻健、寿命长久。产于黄河以西地区的川谷中。

来源及用法

为豆科植物甘草、胀果甘草或光果甘草的干燥根和根茎。春、秋采挖，除去须根，晒干，切厚片。煎服。

百草医方

小儿热嗽：甘草二两，猪胆汁浸五宿，炙，研末，蜜丸绿豆大。食后用薄荷汤下十丸。（《太平圣惠方》）

代指肿痛：甘草，煎汤渍之。（《千金要方》）

舌肿塞口：不治杀人。甘草，煎浓汤，热漱频吐。（《圣济总录》）

痘疮烦渴：粉甘草（炙）、栝楼根等分，水煎服之。甘草能通血脉，发疮痘也。（《仁斋直指方》）

上品药

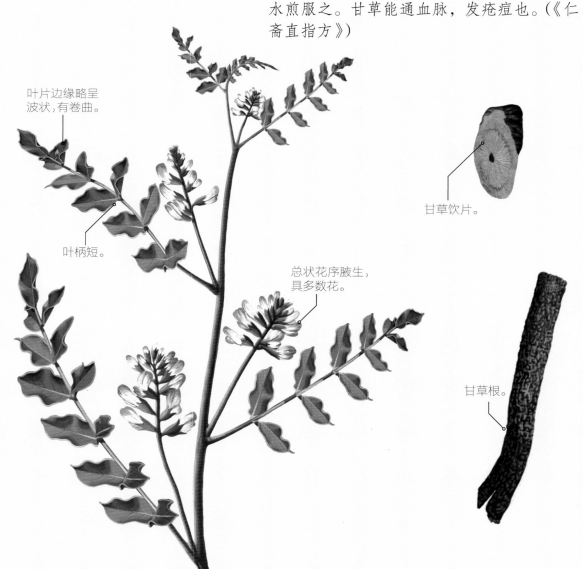

叶片边缘略呈波状，有卷曲。

叶柄短。

总状花序腋生，具多数花。

甘草饮片。

甘草根。

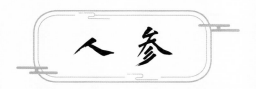

人参

味甘，微寒。

主补五脏，安精神，定魂魄，止惊悸，除邪气，明目，开心益智。久服轻身，延年。一名人衔，一名鬼盖。生上党①山谷。

━━━━◇ 注释 ◇━━━━

①上党：今天山西长治市。

果实鲜红色，扁球形。

 掌状复叶。

地上茎单生。

人参肉质根。

━━━━◇ 译文 ◇━━━━

人参，味甘，性微寒。主要能补养五脏、安定精神、消除惊悸、驱除邪气、增强视力、开达心窍、增长智慧。长期服用，能使身体轻健、寿命长久。又名人衔、鬼盖。产于山西上党的山谷中。

━━━◇ 来源及用法 ◇━━━

为五加科植物人参的干燥根及根茎。多于秋季采挖，洗净烘干或晒干。煎服或研粉吞服。

━━━◇ 百草医方 ◇━━━

胃虚恶心，呕吐有痰：人参一两，水二盏，煎取一盏，加入竹沥一杯，姜汁三匙，食远温服，以知为度，老人尤宜。（《简便方》）

霍乱烦闷：人参五钱，桂心半钱。水两盏，煎服。（《太平圣惠方》）

胃寒气满：不能传化，易饥不能食。人参（末）二钱，生附子（末）半钱，生姜二钱。水七合，煎取二合，鸡子清一枚，打转空心服之。（《圣济总录》）

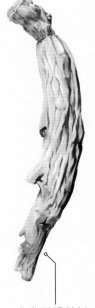

人参干燥药材。

43

石斛

味甘，平。

主治伤中，除痹，下气，补五脏虚劳羸瘦，强阴。久服厚肠胃①，轻身延年。一名林兰。生六安②山谷。

注释

①厚肠胃：使肠胃得到补益，补肠胃。

②六安：古地名。位于安徽省西部，六安之名始于公元前 121 年，汉武帝取"六地平安、永不反叛"之意，置六安国。

译文

石斛，味甘，性平。主治脾胃损伤，能祛除痹痛、导气下行、补五脏、强身体、滋补阴精。长期服用可以补益肠胃，使身体轻健、寿命长久。石斛也叫林兰，多产于六安的山谷中。

来源及用法

为兰科植物铁皮石斛的新鲜或干燥茎。全年都可以采收。鲜用石斛除去根和泥沙即可。干石斛需要在采收后，除去杂质，用开水略烫或烘软，边搓边烘晒，直到把叶鞘搓净，晒干。煎服，或鲜品服用。

百草医方

睫毛倒入：川石斛、川芎等分，为末。口内含水，随左右鼻，一日两次。(《袖珍方》)

飞虫入耳：石斛数条，去根如筒子，一边入耳中，四畔以蜡封闭，用火烧石斛，尽则止。熏右耳，则虫从左出。未出更作。(《圣济总录》)

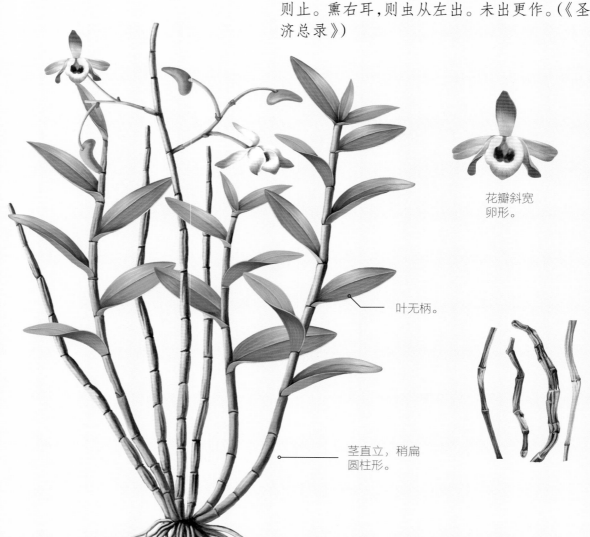

花瓣斜宽卵形。

叶无柄。

茎直立，稍扁圆柱形。

石龙芮①

味苦，平。

主治风寒湿痹、心腹邪气，利关节，止烦满。久服轻身，明目，不老。一名鲁果能，一名地椹。生太山川泽。

注释

①芮（ruì）：音锐。

译文

石龙芮，味苦，性平。主治风寒湿痹、心腹邪气，能通利关节、消除烦闷。长期服用，能使身体轻健、视力增强、长生不老。又名鲁果能、地椹。产于泰山的川泽中。

来源及用法

为毛茛科植物石龙芮的全草。5月份左右采收全草，洗净鲜用或阴干备用。煎服，或外用。

百草医方

蛇咬伤疮：生石龙芮捣汁涂抹伤处。（《淮南万毕术》）

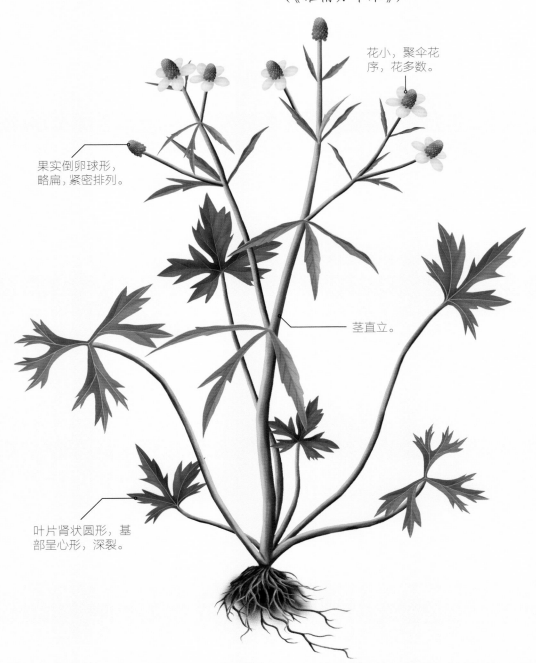

花小，聚伞花序，花多数。

果实倒卵球形，略扁，紧密排列。

茎直立。

叶片肾状圆形，基部呈心形，深裂。

45

石龙刍

味苦，微寒。

主治心腹邪气、小便不利、淋闭①、风湿、鬼疰、恶毒。久服补虚羸，轻身，耳目聪明，延年。一名龙须，一名草续断，一名龙珠。生梁州②山谷。

注释

①淋闭：即癃闭，小便点滴而出，甚则闭塞不通。

②梁州：九州之一，古梁州地域指今秦岭以南的陕南、甘南和川、云、贵地区。三国时期设置的行政区梁州，治所在陕西汉中。

译文

石龙刍，味苦，性微寒。主治心腹邪气、小便不利、小便点滴而出甚至闭塞不通、风湿、鬼疰、严重中毒。长期服用能补虚强体，使人身体轻健、听力视力增强、寿命长久。又名龙须、草续断、龙珠，产于梁州的山谷中。

来源及用法

为灯心草科植物野灯心草的全草。夏末至秋季采收，去根，切段，鲜用或晒干。煎服。

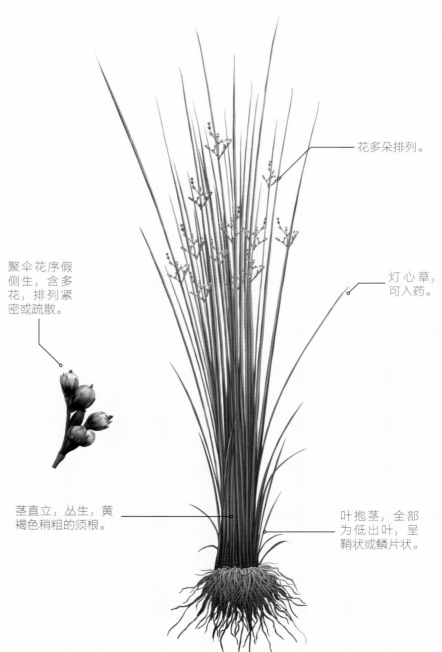

花多朵排列。

灯心草，可入药。

聚伞花序假侧生，含多花，排列紧密或疏散。

叶抱茎，全部为低出叶，呈鞘状或鳞片状。

茎直立，丛生，黄褐色稍粗的须根。

上品药

46

落石[1]

味苦，温。

主治风热，死肌痈伤[2]，口干舌焦，痈肿不消，喉舌肿不通、水浆不下。久服轻身，明目，润泽，好颜色，不老延年。一名石鲮[3]。生太山川谷。

注释

①落石：又名络石、鬼系腰。
②痈伤：尚志钧《神农本草经校注》记载，伤，通疡。痈伤即痈疡，指痈肿溃烂。
③鲮（líng）：音零。

译文

落石，味苦，性温。主治风热、身体肌肉坏死或失去感觉、痈疡、口干舌燥、痈肿迁延不愈、喉舌肿胀导致饮食不下。长期服用，能使身体轻健、视力增强、气色润泽、容貌姣好、寿命长久以至长生不老。又名石鲮，产于泰山的川谷中。

来源及用法

为夹竹桃科植物络石的干燥带叶藤茎。冬季至次春采割，除去杂质，晒干，切段。煎服。

百草医方

喉痹，喉咙寒，喘息不通，须臾欲绝：络石草二两，水一升，煎取一大盏，去渣，细细吃。（《外台秘要》）

痈疽焮痛：用鬼系腰（生于阴湿竹篱石岸，络石而生者，其藤柔细，两叶相对，形生三角，用茎叶）一两（洗净晒干），皂角刺一两（新瓦炒黄），甘草节半两，大栝楼一个（取仁炒香），没药、乳香各三钱。每服二钱，水一盏，酒半盏，慢火煎至一盏，温服。（《外科精要》）

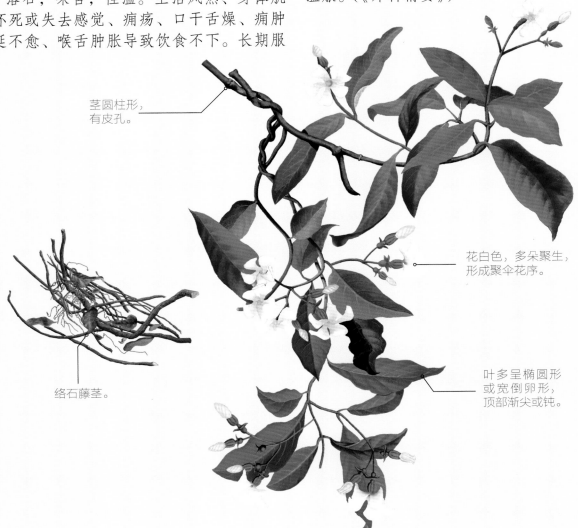

茎圆柱形，有皮孔。

花白色，多朵聚生，形成聚伞花序。

络石藤茎。

叶多呈椭圆形或宽倒卵形，顶部渐尖或钝。

龙胆

味苦，寒。

主治骨间寒热，惊痫[1]邪气，续绝伤[2]，定五脏，杀蛊毒。久服益智，不忘，轻身耐老。一名陵游。生齐朐[3]山谷。

注释

①惊痫：指小儿因受惊而得的痫病。《诸病源候论·惊痫候》："惊痫者，起于惊怖大啼，精神伤动，气脉不定，因惊而作成痫也。"

②绝伤：筋骨损伤或折断。

③齐朐：尚志钧《神农本草经校注》记载，今山东临朐。

译文

龙胆，味苦，性寒。主治骨骼之寒热邪气、小儿惊痫，能续补筋骨损伤或折断、安养五脏、驱除蛊毒。长期服用，能使智慧增长、记忆力增强、身体轻健、青春常驻。又名陵游，产于山东临朐的山谷中。

来源及用法

为龙胆科植物条叶龙胆的干燥根和根茎。春、秋两季采挖，洗净，干燥，切段。煎服。

百草医方

卒心痛：龙胆四两，酒三升，煮取一升半，顿服。（《肘后备急方》）

伤寒发狂：龙胆为末，加入白蜜、鸡子清，化凉水服二钱。（《伤寒蕴要》）

小儿盗汗：身热。龙胆草、防风等分。为末。每服一钱，米饮调下。亦可丸服，及水煎。咽喉热痛：龙胆。擂水服之。（《濒湖集简方》）

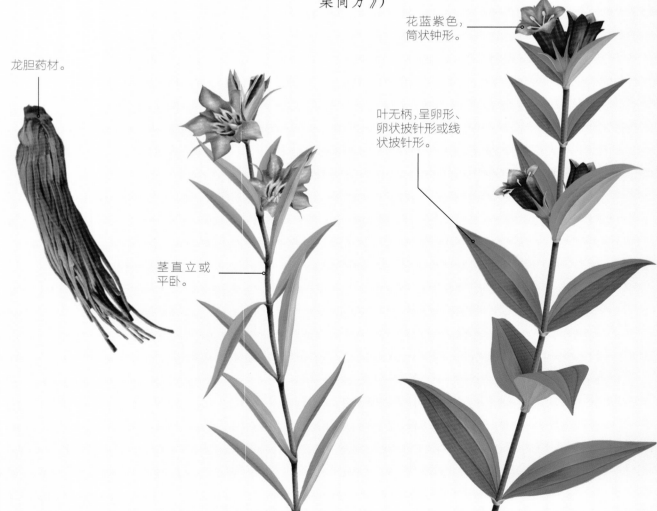

龙胆药材。

花蓝紫色，筒状钟形。

叶无柄，呈卵形、卵状披针形或线状披针形。

茎直立或平卧。

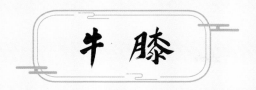

牛 膝

味苦。

主治寒湿痿痹①，四肢拘挛，膝痛不可屈伸，逐血气②、伤热③、火烂④，堕胎。久服轻身，耐老。一名百倍。生河内⑤川谷。

注释

①痿痹：中医病名。肢体萎缩麻痹不能动作的病症。

②逐血气：破瘀血癥结。

③伤热：尚志钧《神农本草经校注》记载为，因创伤感染发热。

④火烂：指因火热之邪灼烧而致的溃烂。

⑤河内：西汉时设立河内郡，位于今日河南北部、河北南部和山东西部。

译文

牛膝，味苦。主治寒湿所致的肢体萎缩麻痹不能动作、四肢拘挛、膝痛不能屈伸，以及因创伤感染所致发热、因火热之邪灼烧所致溃烂，能破除瘀血滞气，堕胎。长期服用，能使身体轻健、青春常驻。又名百倍，产于河内的川谷中。

来源及用法

为苋科植物牛膝的干燥根。牛膝冬季茎叶枯萎时采挖，除须根和泥沙，捆成小把，晾晒至干皱，将顶端切齐，晒干。煎服。

百草医方

口中及舌上生疮烂：取牛膝酒渍，含渐之，无酒者空含亦佳。（《肘后备急方》）

妇人小户嫁痛：牛膝五两，酒三升，煮取一升半，去滓分作三服。（《千金要方》）

消渴不止，下元虚损：牛膝五两，细锉为末，生地黄汁五升，浸，昼曝夜浸，汁尽为度，蜜丸梧桐子大，空心温酒下三十丸。久服壮筋骨，驻颜色，黑发，津液自完。（《经验后方》）

眼卒生珠管：牛膝并叶捣绞取汁，日三四度点之。（《太平圣惠方》）

胞衣不出：牛膝八两，葵子一合，水九升，煎三升，分三服。（《延年方》）

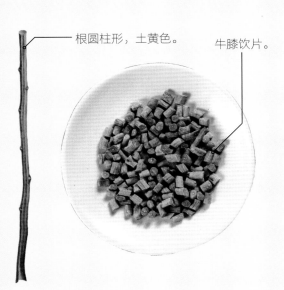

根圆柱形，土黄色。

牛膝饮片。

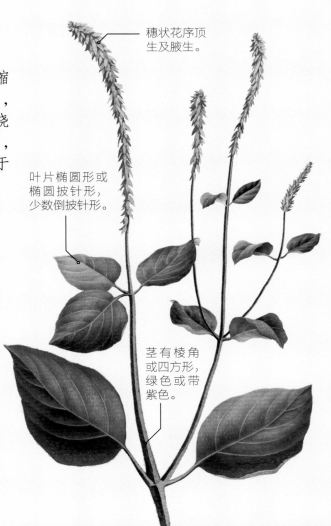

穗状花序顶生及腋生。

叶片椭圆形或椭圆披针形，少数倒披针形。

茎有棱角或四方形，绿色或带紫色。

杜仲

味辛，平。

主治腰脊痛，补中，益精气，坚筋骨，强志，除阴下痒湿①、小便余沥②。久服轻身耐老。一名思仙③。生上虞④山谷。

注释

①阴下痒湿：尚志钧《神农本草经校注》曰"阴下痒湿，指阴部瘙痒，搔破流黄汁，浸淫久不愈"。

②余沥（lì）：喻小便点滴不尽。

③一名思仙：尚志钧《神农本草经校注》注释，《吴普本草》作"一名思仲"。思仙、思仲，均指思杜仲。杜仲原是人名，因服此药得道成仙，遂以杜仲名其药。

④上虞：《本草经集注》曰"上虞在豫州，虞虢之虞，非会稽上虞县也"。虞国，也称北虞，春秋时期诸侯国，位于山西晋南，国君为姬姓，都城遗址在中条山脉的平陆县古城村。

译文

杜仲，味辛，性平。主治腰脊疼痛、阴部湿痒、小便点滴不尽，能调养中焦脾胃、补益精气、坚实筋骨、增强记忆力。长期服用，能使身体轻健、青春常驻。又名思仙，产于上虞的山谷中。

来源及用法

为杜仲科植物杜仲的干燥树皮。4~6月剥取，刮去粗皮，堆置"发汗"至内皮呈紫褐色，晒干。煎服。

百草医方

腰背痛：杜仲一斤，切，酒二斗，渍十日，服三合。（《肘后备急方》）

病后虚汗：杜仲、牡蛎等分，为末，卧时水服五匕。不止更服。（《肘后备急方》）

频惯堕胎，或三四月即堕者：于两月前，以杜仲八两（糯米煎汤浸透，炒去丝），续断二两（酒浸焙干）。为末，以山药五六两，为末作糊，丸梧子大。每服五十丸，空心米饮下。（《简便方》）

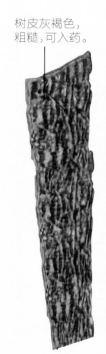

树皮灰褐色，粗糙，可入药。

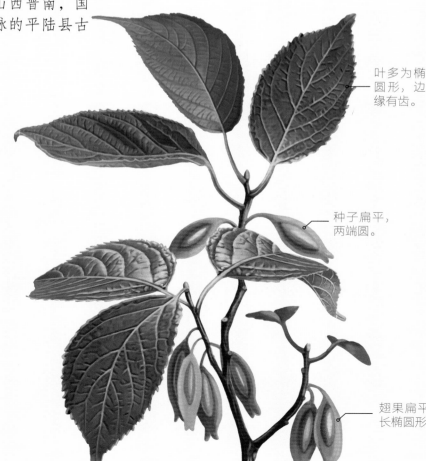

叶多为椭圆形，边缘有齿。

种子扁平，两端圆。

翅果扁平，长椭圆形。

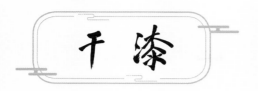

干 漆

味辛，温。有毒。

主治绝伤，补中，续筋骨，填髓脑①，安五脏，五缓六急②，风寒湿痹。

生漆：去长虫③。

久服轻身，耐老。生汉中④川谷。

注释

①填髓脑：借指增长智慧。髓脑，脑髓、智慧。

②五缓六急：《本经逢原》曰"盖胃中有瘀积留滞，则阳气竭绝。不能敷布中外，故脏腑筋骨髓脑皆失营养，乃致健运失常，肢体缓疭，用此以铲除瘀积。中气得复，绝伤皆续，而缓急和矣"。

③长虫：即蛔虫。

④汉中：今属陕西。

译文

干漆，味辛，性温，有毒。主治筋骨损伤或折断、五缓六急、风寒湿痹，能调养中焦脾胃、接续筋骨、充填脑髓以增长智慧、安养五脏。生漆能驱除蛔虫。长期服用干漆，能使身体轻健、青春常驻。产于陕西汉中的川谷中。

来源及用法

为漆树科植物漆树的树脂。干漆一般收集盛漆器具底留下的漆渣，干燥。生漆4~5月采收，砍破树皮，取溢出的脂液，贮存备用。

百草医方

五劳七伤：干漆、柏子仁、山茱萸、酸枣仁等分，为末，蜜丸梧子大。用温酒送服二七丸，日二服。（《千金要方》）

喉痹欲绝，不可针药者：干漆烧烟，以筒吸之。（《圣济总录》）

女人月水不通，脐下坚如杯，时发热往来，下痢羸瘦：干漆一斤（烧研）、生地黄二十斤，取汁和，煎至可丸梧子大。每服三丸，空心酒下。（《千金要方》）

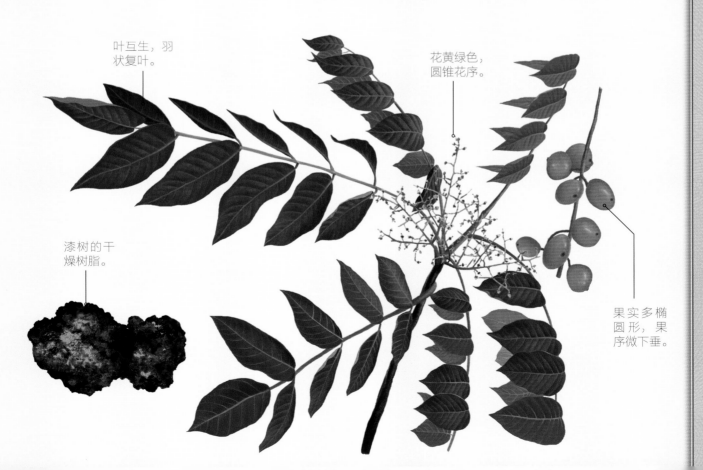

叶互生，羽状复叶。

花黄绿色，圆锥花序。

漆树的干燥树脂。

果实多椭圆形，果序微下垂。

卷柏

味辛，温。

主治五脏邪气，女子阴中寒热痛、癥瘕、血闭[①]、绝子。久服轻身，和颜色。一名万岁[②]。生常山山谷。

注释

①血闭：闭经。

②一名万岁：森立之《本草经考注》曰"此物冬月雪下、三伏旱天，常茂不死，故有此名也"。

译文

卷柏，味辛，性温。主治五脏邪气结聚、女子阴部寒热疼痛、腹中结块、闭经、不孕不育。长期服用，能使身体轻健、面色和悦。又名万岁，产于恒山的山谷中。

来源及用法

为卷柏科植物垫状卷柏的干燥全草。全年均可采收，除去泥沙、根须，晒干。煎服，或外用。

百草医方

大肠下血：侧柏、棕榈、卷柏等分。烧存性为末。每次用酒服三钱，亦可饭丸服。（《仁存方》）

远年下血：地榆（焙）、卷柏等分。每用一两，水一碗，煎数十沸，通口服。（《百一选方》）

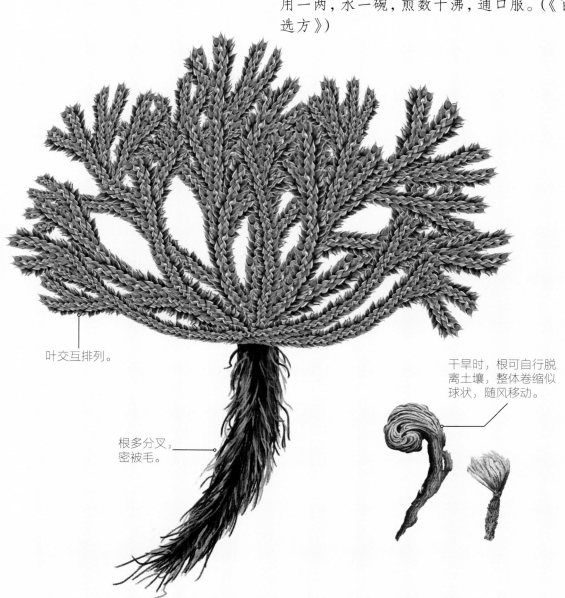

叶交互排列。

根多分叉，密被毛。

干旱时，根可自行脱离土壤，整体卷缩似球状，随风移动。

上品药

细辛

味辛，温。

主治咳逆，头痛脑动①，百节②拘挛，风湿痹痛，死肌。久服明目，利九窍，轻身长年。一名小辛。生华阴③山谷。

注释

①头痛脑动：森立之《本草经考注》曰"今目验头风病人，两额筋脉方起如筋，筑惕动摇，问之病人云：脑中亦与筋脉一同动摇鼓击，其痛不可忍。即此云脑动者是也。古人下字简而要，脑动二字，以包括头痛最甚之情状，得而妙矣"。

②百节：泛指全身关节。《素问·诊要经终论》："少阳终者，耳聋，百节皆纵。"

③华阴：今属陕西，位于关中平原东部。西汉高帝八年（公元前199年）以地处华山之北更名华阴县，仍属渭南郡。

译文

细辛，味辛，性温。主治咳逆、头痛脑动、全身关节拘挛、风湿痹痛、身体肌肉坏死或失去感觉。长期服用，能增强视力、通利九窍，使身体轻健、寿命长久。又名小辛，产于陕西华阴的山谷中。

来源及用法

为马兜铃科植物华细辛的干燥根和根茎。夏季果成熟时或初秋采挖，除净地上部分和泥沙，阴干。切段。煎服，或外用适量。

百草医方

口舌生疮：细辛、黄连等分，为末掺之，漱涎甚效，名兼金散。一方用细辛、黄柏。（《三因方》）

鼻中息肉：细辛末，时时吹之。（《太平圣惠方》）

暗风猝倒：不省人事。细辛末，吹入鼻中。（《世医得效方》）

叶片完整的多呈肾状心形或心形，边缘光滑。

花钟形，紫黑色，多褶皱。

根细长，有须根和须根痕。

独活

味苦，平。

主治风寒所击，金疮止痛，贲豚，痫痓①，女子疝瘕②。久服轻身，耐老。一名羌活，一名羌青，一名护羌使者③。生雍州川谷。

注释

①痫痓（chì）：中医病名。因癫痫发作而筋脉抽搐拘挛之类病症。

②疝瘕（jiǎ）：中医病名。或因风热与湿相结而致小腹热痛，溺窍流白色黏液；或因风寒气结，腹皮隆起，腹痛牵引腰背。《诸病源候论·疝瘕候》："疝者，痛也；瘕者，假也。其病虽有结瘕，而虚假可推移，故谓之疝瘕也。由寒邪与脏腑相搏所成。其病，腹内急痛，腰背相引痛，亦引小腹痛。"

③护羌使者：西汉平定西羌后，置护羌校尉，掌管西羌事务。护羌使者应该是指护羌校尉的使者。

译文

独活，味苦，性平。主治风寒外感、有气从少腹上冲胸咽、痫痓、女子疝瘕，能止外伤疼痛。长期服用，能使身体轻健、青春常驻。又名羌活、羌青、护羌使者，产于雍州的川谷中。

来源及用法

包含今羌活与独活。独活为伞形科植物重齿毛当归的干燥根。初春苗刚发芽或秋末茎叶枯萎时采挖，去掉泥沙和须根，摊晾至表皮干燥，烘至半干，堆置2~3天，发软以后再烘至全干，切片。煎服。羌活为伞形科植物羌活或宽叶羌活的干燥根及根茎，春秋两季采挖，除去须根及泥沙，晒干。

百草医方

中风，痛身冷，口噤不知人：独活四两，好酒一升，煎取半升，分温再服。（《千金要方》）

风齿疼，颊肿：独活酒煮热含之。（《肘后备急方》）

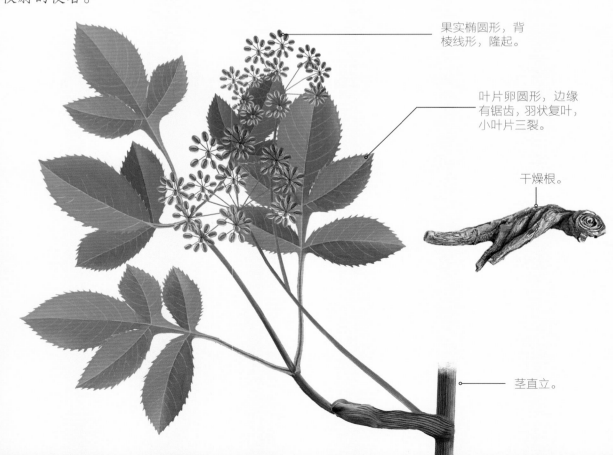

果实椭圆形，背棱线形，隆起。

叶片卵圆形，边缘有锯齿，羽状复叶，小叶片三裂。

干燥根。

茎直立。

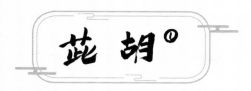

茈 胡 [1]

味苦，平。

主治心腹，去肠胃中结气，饮食积聚，寒热邪气，推陈致新。久服轻身，明目益精。一名地薰。生弘农[2]川谷。

注释

①茈（chái）胡：现通用名为柴胡。

②弘农：弘农县是汉朝至北宋期间长期设置的一个县级行政区划，始终是弘农郡的治所。汉武帝置弘农郡时，在秦国名关函谷关边置县为郡治，也名弘农，是弘农县之始，位置在今天河南省灵宝市东北黄河沿岸。

译文

茈胡，味辛，性平。主治心腹病症，能驱除胃肠内之气滞气结、留饮宿食、寒热邪气，使胃肠恢复通畅而能够承纳吸收新鲜的营养物质。长期服用，能使身体轻健、视力增强、阴精充盈。又名地薰，产于弘农的川谷中。

来源及用法

为伞形科植物柴胡或狭叶柴胡的干燥根。春、秋采挖，去除茎叶及泥沙，干燥。切段。煎服。

百草医方

小儿骨热：十五岁以下，遍身如火，日渐黄瘦，盗汗，咳嗽烦渴。柴胡四两，丹砂三两，为末，猪胆汁拌和，饭上蒸熟，丸绿豆大。每服一丸，桃仁、乌梅汤下，日三服。（《圣济总录》）

眼目昏暗：柴胡六铢，决明子十八铢。治筛，人乳汁和敷目上，久久夜见五色。（《千金要方》）

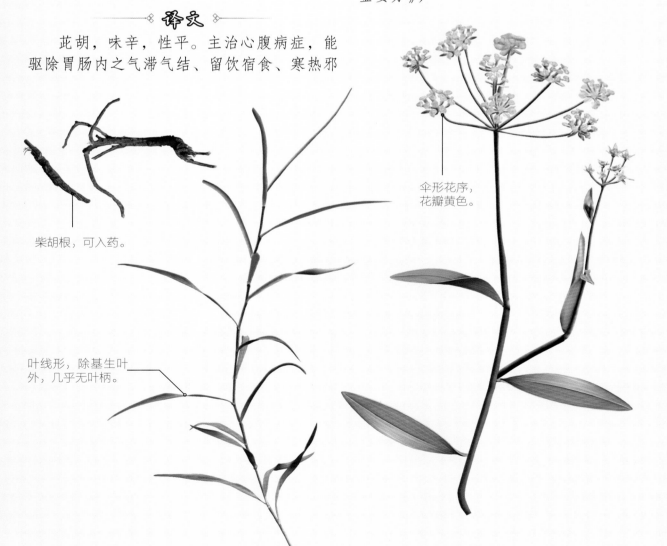

柴胡根，可入药。

叶线形，除基生叶外，几乎无叶柄。

伞形花序，花瓣黄色。

房葵①

味辛，寒。

主治疝瘕，肠泄②，膀胱热结③，溺④不下，咳逆，温疟，癫痫，惊邪狂走⑤。久服坚骨髓⑥，益气轻身。一名梨盖。生临淄⑦川谷。

◆ 注释 ◆

①房葵：现通用名为防葵。

②肠泄：森立之《本草经考注》曰"肠泄即肠辟泄利之约文"。

③膀胱热结：又称热结膀胱，中医病证名。指膀胱被邪热困扰，出现血热搏结的实证。症见下腹部硬满、拘急不舒、小便自利、发热而不恶寒、神志如狂等。

④溺（niào）：音义同"尿"。

⑤狂走：指精神错乱的发狂奔跑。

⑥坚骨髓：使骨髓坚固，补益骨髓。

⑦临淄：今山东淄博市东部临淄区。秦灭齐国，设临淄县。属齐郡，郡、县治所均在临淄。西汉时期，临淄为齐国王都。东汉临淄是青州州治、临淄县治所在地。

◆ 译文 ◆

房葵，味辛，性寒。主治疝瘕、泄泻、痢疾及便有脓血、膀胱热结、小便不出、咳逆、温疟、癫痫、因受惊而发狂奔跑。长期服用，能使骨髓坚实、气力充沛、身体轻健。又名梨盖，产于山东临淄的川谷中。

◆ 来源及用法 ◆

为今伞形科植物短毛独活的根。煎服。

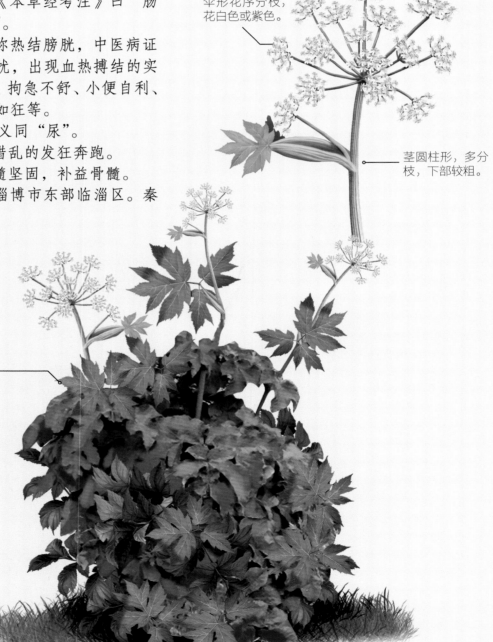

伞形花序分枝，花白色或紫色。

茎圆柱形，多分枝，下部较粗。

叶片轮廓为阔卵状三角形，一至二回三出式分裂。

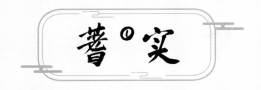

蓍^①实

味苦，平。

主益气，充肌肤^②，明目，聪慧，先知^③。久服不饥，不老轻身。生少室^④山谷。

注释

①蓍（shī）：音师。

②充肌肤：充实肌肉皮肤。

③先知：能预先知道，预知未来。

④少室：山峰名，因山中有石室而得名，在今河南登封西北，属嵩山。

译文

蓍实，味苦，性平。主要能补益元气、充实肌肤、增强视力、增长智慧、预知未来。长期服用，能使人耐饥、身体轻健、长生不老。产于少室山的山谷中。

来源及用法

为菊科植物高山蓍的果实。9～10月果熟时采收，晒干。煎服。

百草医方

腹中痞块：蓍叶、独蒜、穿山甲（末）、食盐。一同用好醋捣成饼，量痞大小贴之，两炷香为度。其痞就会化成脓血，从大便中排出来。（刘松石《保寿堂方》）

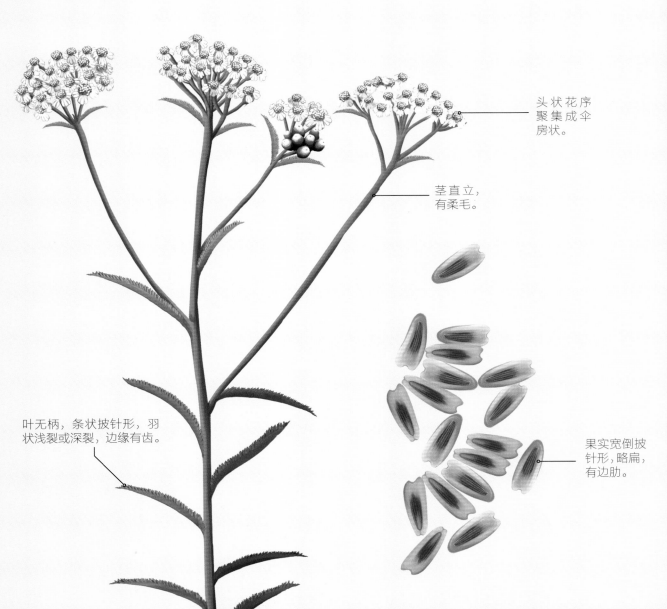

头状花序聚集成伞房状。

茎直立，有柔毛。

叶无柄，条状披针形，羽状浅裂或深裂，边缘有齿。

果实宽倒披针形，略扁，有边肋。

酸枣

味酸，平。

主治心腹寒热，邪结气，四肢酸疼湿痹①。久服安五脏，轻身延年。生河东②川泽。

注释

①湿痹：中医病名。痹病的一种。又名着痹。《素问·痹论》："湿气胜者为著痹也。"《证治准绳·杂病》："湿痹者，留而不移，汗多，四肢缓弱，皮肤不仁……"

②河东：代指山西西南部，因在黄河以东，故这块地方古称河东。

译文

酸枣，味酸，性平。主治心腹寒热邪气结滞、湿痹四肢酸疼。长期服用，能使五脏安和、身体轻健、寿命长久。产于河东的川泽中。

来源及用法

为鼠李科植物酸枣的干燥成熟种子。秋末冬初采收成熟果实，除去果肉和核壳，收集种子晒干。煎服。

百草医方

胆虚睡卧不安，心多惊悸：酸枣仁一两。炒令熟香，捣细为散。每服二钱，以竹叶汤调下，不计时候服。（《太平圣惠方》）

睡中汗出：酸枣仁、人参、茯苓等分，为末，每服一钱，米饮下。（《简便方》）

胆风毒气，虚实不调，昏沉睡多：酸枣仁一两，生用，金挺腊茶二两，以生姜汁涂炙令微焦，捣罗为散。每服二钱，水七分，煎六分，无时温服。（《简要济众方》）

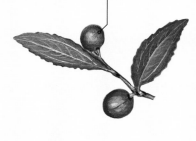
果实近球形，成熟时红褐色。

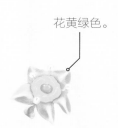
花黄绿色。

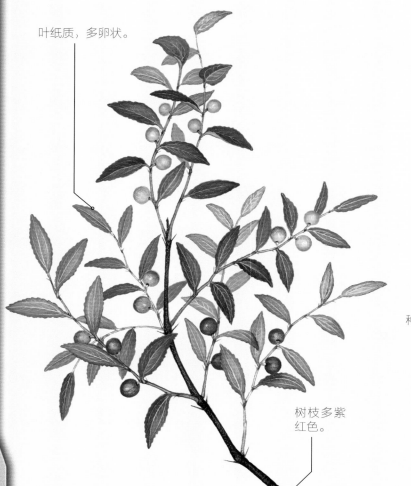
叶纸质，多卵状。

树枝多紫红色。

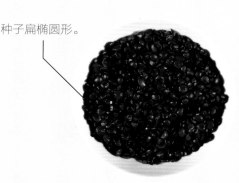
种子扁椭圆形。

枸杞

味苦，寒。

主治五内①邪气，热中②，消渴，周痹③。久服坚筋骨，轻身耐老。一名杞根，一名地骨，一名苟忌，一名地辅。生常山平泽④。

注释

①五内：即五脏。

②热中：中医病证名。指内热。《素问·脉要精微论》："粗大者，阴不足阳有余，为热中也。"

③周痹：中医病名。痹证遍于全身者。为风寒湿邪乘虚侵入血脉、肌肉所致。《灵枢·周痹》："周痹者，在于血脉之中，随脉以上，随脉以下，不能左右，各当其所。"

④平泽：平湖沼泽。

译文

枸杞，味苦，性寒。主治五脏邪气结聚、内热、消渴、周痹。长期服用，能使筋骨坚实、身体轻健、青春常驻。又名杞根、地骨、苟忌、地辅。产于恒山的平泽中。

来源及用法

为茄科植物宁夏枸杞的干燥成熟果实。夏、秋两季果实呈红色时采收，热风烘干，或晾至皮皱后晒干，除去果梗。煎服。

百草医方

虚劳，退虚热，轻身益气，令一切痈疽永不再发：枸杞三十斤（春夏用茎叶，秋冬则用根及果实），用一石水煮至五斗，用渣再煮取五斗，澄清去滓，再煎取二斗，入锅煎如饧收之。每早用酒服一合。(《千金要方》)

肾虚腰痛：枸杞根、杜仲、草各一斤，好酒三斗浸泡，罂中密封，再放锅内煮一日，常取饮服。(《千金要方》)

注夏虚病：枸杞子、五味子。研细，滚水泡，封三日，代茶饮。(《摄生众妙方》)

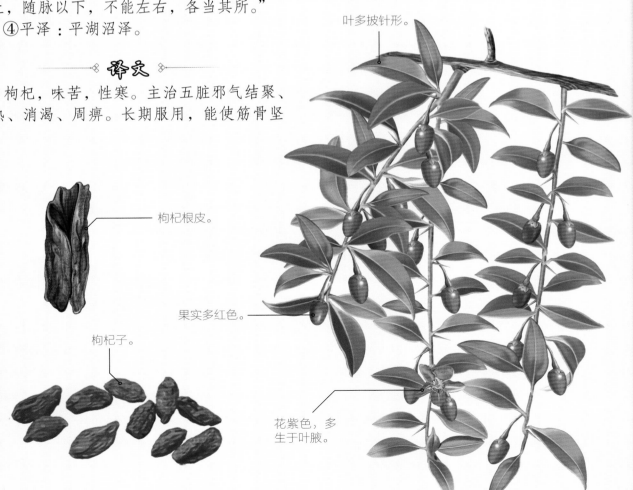

叶多披针形。

枸杞根皮。

枸杞子。

果实多红色。

花紫色，多生于叶腋。

龙 眼

味甘，平。

主治五脏邪气，安志厌食①。久服强魂魄，聪察，轻身，不老，通神明。一名益智。生南海山谷。

注释

①安志厌食：森立之《本草经考注》曰"盖苦寒之物能安能厌，与甘平之物能安能厌其理自异，犹心腹疼痛有用熊胆而愈，有用甘草而治者，是神农家必究之事也"。

译文

龙眼，味甘，性平。主治五脏邪气结聚、情志不安不思饮食。长期服用，能使精力充沛、听力视力增强、身体轻健、长生不老、与神明相通。又名益智，产于南海郡的山谷中。

来源及用法

为无患子科植物龙眼的假种皮。夏、秋两季采收成熟果实，干燥，除去壳、核，晒至干爽不黏。煎服。

百草医方

思虑过度，劳伤心脾，健忘怔忡，虚烦不眠，自汗惊悸：龙眼肉、酸枣仁（炒）、黄芪（炙）、白术（焙）、茯神各一两，木香、人参各半两，炙甘草二钱半，切细。每服五钱，加姜三片，枣一枚，水二盏。煎成一盏，温服。(《济生方》)

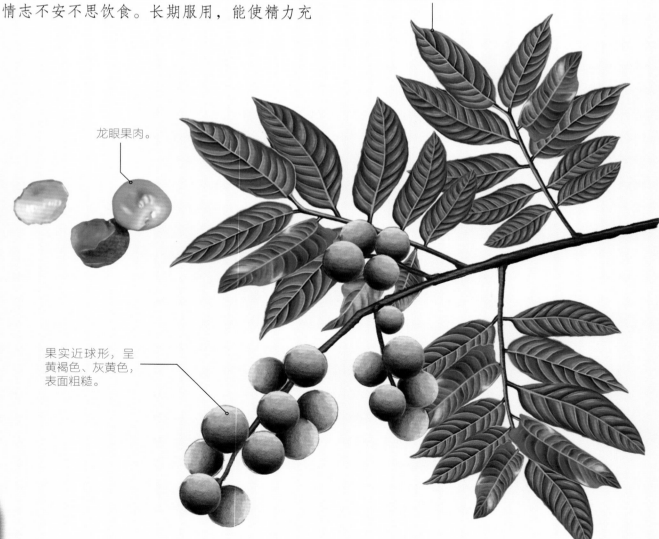

叶具柄，长圆状椭圆形或长圆状披针形。

龙眼果肉。

果实近球形，呈黄褐色、灰黄色，表面粗糙。

菴^①子

味苦，微寒。

主治五脏瘀血，腹中水气，胪胀^②，留热^③，风寒湿痹，身体诸痛。久服轻身，延年不老。生雍州川谷。

注释

①菴蕳（ānlú）：音安闾。

②胪胀：即腹胀。《广韵·九鱼》："腹前曰胪。"

③留热：尚志钧《神农本草经校注》记载，发热不退为留热。

译文

菴蕳子，味苦，性微寒。主治五脏瘀血、腹中水气积聚、腹胀、发热不退、风寒湿痹、全身疼痛。长期服用，能使身体轻健、寿命长久以至长生不老。产于雍州的川谷中。

来源及用法

为菊科植物菴蕳的果实。冬季采收。煎服。

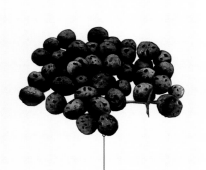

果实卵状椭圆形，略扁。

百草医方

妇人留血积聚，月水不通：菴蕳子一升，桃仁二升（酒浸去皮尖）。研匀放入瓶内，加入二斗酒浸泡，密封五日后，每饮三合，日三服。（《太平圣惠方》）

产后血痛：菴蕳子一两。水一升，童子小便二杯，煎饮。（《濒湖集简方》）

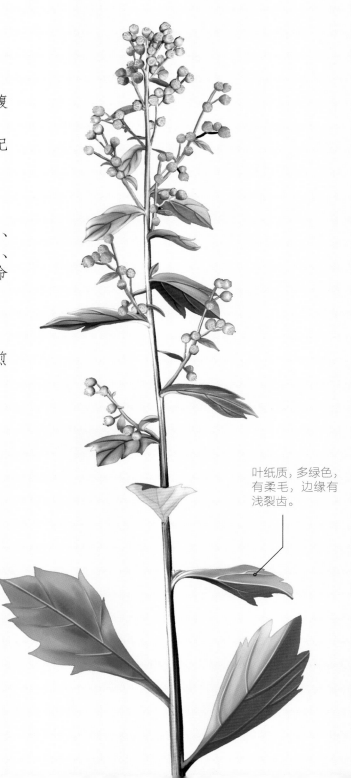

叶纸质，多绿色，有柔毛，边缘有浅裂齿。

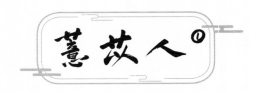

薏苡人 ①

味甘，微寒。

主治筋急②拘挛、不可屈伸，风湿痹，下气③。久服轻身，益气。

其根：下三虫。

一名解蠡④。生真定⑤平泽。

注释

①人：果仁。"仁"的古字。

②筋急：中医症状名。为筋脉拘急失柔，以致肢体屈伸不利。《素问·五藏生成篇》："多食辛，则筋急而爪枯。"

③下气：使气下行，助肺之肃降之功。

④解蠡：森立之《本草经考注》曰"解蠡者，谓此物有下气，下三虫，利肠胃，消水肿之功。肠胃筋脉无所不通，犹刀之解角，虫之啮木，故名焉"。

⑤真定：今河北正定。

译文

薏苡仁，味甘，性微寒，主治筋脉拘挛不能屈伸、风湿痹痛，能导气下行。长期服用，能使身体轻健、气力充沛。薏苡仁的根能驱除多种寄生虫。又名解蠡，产于河北正定的平泽中。

来源及用法

为禾本科植物薏苡的干燥成熟种仁。秋季，果实成熟时采割植株，晒干，打下果实，再晒干，除去外壳、种皮和杂质，收取种仁。煎服。

百草医方

孕中有痈：薏苡仁煮汁，频频饮之。（《妇人良方补遗》）

水肿喘急：用郁李仁三两（研）。用水滤汁，煮薏苡仁饭，日二食之。（《独行方》）

经水不通：薏苡根一两，水煎服之。不过数服，效。（《海上方》）

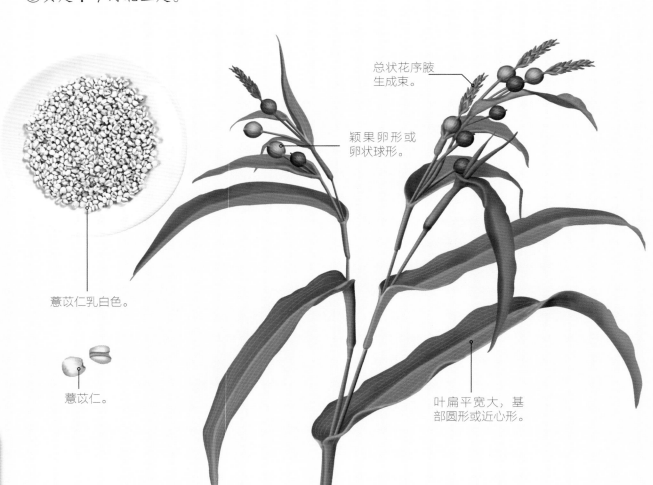

薏苡仁乳白色。

薏苡仁。

总状花序腋生成束。

颖果卵形或卵状球形。

叶扁平宽大，基部圆形或近心形。

车前子

味甘，寒。

主治气癃[1]，止痛，利水道小便，除湿痹。久服轻身耐老。一名当道[2]。生真定平泽。

注释

①气癃：中医病名。即气淋。《诸病源候论·淋病诸候》："气淋者，肾虚膀胱热……亦曰气癃。"

②当道：尚志钧引陆玑《诗疏》云：此草好生道边及牛马迹中，故有车前、当道、马舄、牛遗之名。

译文

车前子，味甘，性寒。主治气淋，能止痛、通水道以利小便、除湿痹。长期服用，能使身体轻健、青春常驻。又名当道，产于河北正定的平泽中。

来源及用法

为车前科植物车前或平车前的干燥成熟种子。夏、秋种子成熟时采收果穗，晒干，搓出种子，除去杂质。煎服，宜包煎。

百草医方

热痢不止：捣车前叶，绞取汁一盏，加入蜜一合煎，温分二服。（《太平圣惠方》）

小便血淋：作痛。车前子晒干为末，每服二钱，车前叶煎汤下。（《普济方》）

隐疹入腹：体肿舌强。车前子末粉之，良。（《千金要方》）

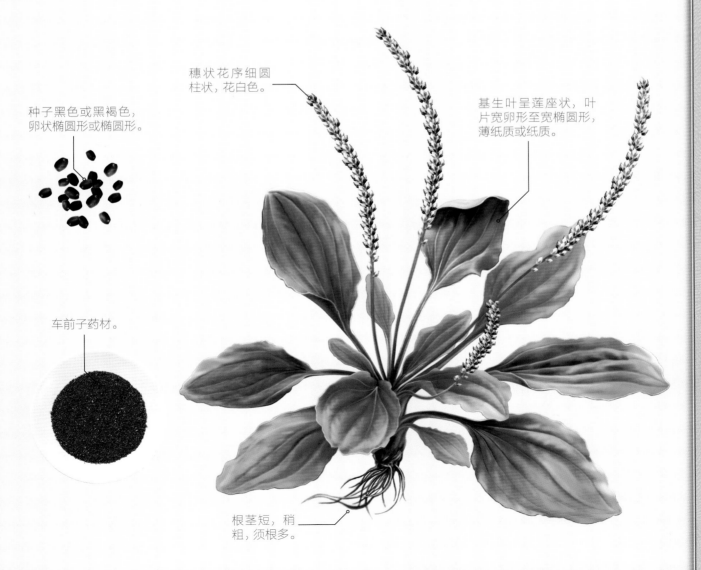

种子黑色或黑褐色，卵状椭圆形或椭圆形。

穗状花序细圆柱状，花白色。

基生叶呈莲座状，叶片宽卵形至宽椭圆形，薄纸质或纸质。

车前子药材。

根茎短，稍粗，须根多。

蛇床子

味苦，平。

主治妇人阴中肿痛、男子阴痿湿痒，除痹气①，利关节，治癫痫，恶疮。久服轻身。一名蛇粟，一名蛇米②。生临淄川谷。

注释

①痹气：中医古病名。泛指气血痹阻所致的病证。多因阴气盛，阳气虚，气血滞涩，痹阻不通而发病。其症以身冷、身痛为主。《素问·逆调论》："是人多痹气也，阳气少，阴气多，故身寒如从水中出。"

②蛇粟、蛇米：森立之《本草经考注》曰"此二名共言实也。与燕麦、鹿韮、马薤之类同义"。

译文

蛇床子，味苦，性平。主治女子阴部肿痛、男子阳痿不举、阴部湿痒、癫痫、恶疮，能除痹气、利关节。长期服用，能使身体轻健。又名蛇粟、蛇米。产于山东临淄的川谷中。

来源及用法

为伞形科植物蛇床的干燥成熟果实。夏、秋两季果实成熟时采收，除去杂质，晒干。煎服，或外用适量。

百草医方

小儿癣疮：杵蛇床末，和猪脂涂之。(《千金要方》)

妇人阴痒：蛇床子一两，白矾二钱。煎汤频洗。(《濒湖集简方》)

阳事不起：蛇床子、五味子、菟丝子等分。为末，蜜丸梧子大。每服三十丸，温酒下，日三服。(《千金要方》)

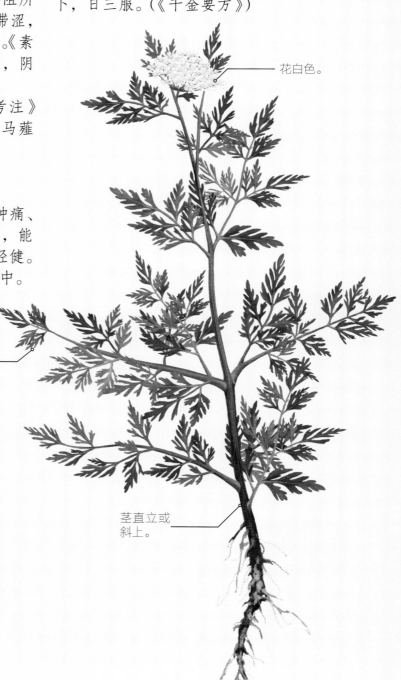

花白色。

叶片羽状全裂，轮廓卵形至三角状卵形。

蛇床子。

茎直立或斜上。

菟丝子

味辛，平。

主续绝伤，补不足，益气力，肥健。

汁：去面皯①。

久服明目，轻身延年。一名菟芦。生朝鲜②川泽。

注释

①面皯（gǎn）：颜面黧黑无华。皯，皮肤黧黑枯槁。

②朝鲜：秦汉时其地包括今朝鲜半岛北部的大部分。

译文

菟丝子，味辛，性平。主要能续补筋骨损伤或折断、补虚、增长气力、充实肌肉。菟丝子的汁能使面部白净。长期服用，能使视力增强、身体轻健、寿命长久。又名菟芦。产于朝鲜的川泽中。

来源及用法

为旋花科植物南方菟丝子或菟丝子的干燥成熟种子。秋季果实成熟时，采收植株，晒干，打下种子，除去杂质。煎服，或外用适量。

百草医方

消渴不止：菟丝子煎汁，任意饮之，以止为度。（《事林广记》）

小便淋沥：菟丝子，煮汁饮服。（《范汪方》）

肝伤目暗：菟丝子三两。酒浸三日，曝干为末，鸡子白和丸梧子大。空心温酒下二十九。（《太平圣惠方》）

眉炼癣疮：菟丝子炒研，油调敷之。（《山居四要》）

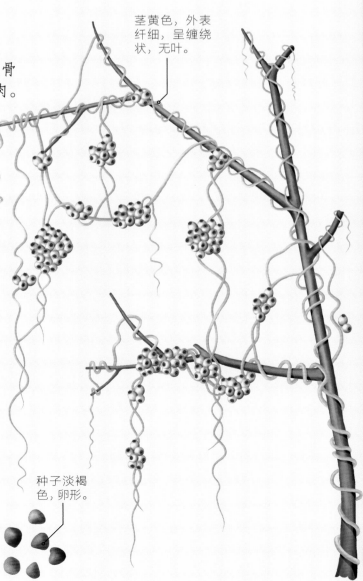

茎黄色，外表纤细，呈缠绕状，无叶。

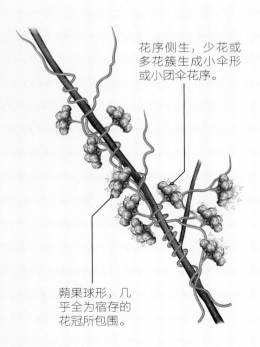

花序侧生，少花或多花簇生成小伞形或小团伞花序。

蒴果球形，几乎全为宿存的花冠所包围。

种子淡褐色，卵形。

菥蓂①子

味辛，微温。

主明目，目痛泪出，除痹，补五脏，益精光②。久服轻身不老。一名蓂菥，一名大蕺③，一名马辛。生咸阳川泽。

注释

①菥蓂：(xīmì)：音西密。
②精光：指眼中的光亮。精，通"睛"。
③蕺（jí）：音及。

译文

菥蓂子，味辛，性微温。主治目痛泪出，能增强视力、除痹痛、补五脏，使眼睛炯炯有神。长期服用，能使身体轻健、长生不老。又名蓂菥、大蕺、马辛。产于陕西咸阳的川泽中。

来源及用法

为十字花科植物菥蓂的干燥地上部分。夏季果实成熟时采割，除去杂质，干燥。煎服。

百草医方

眼热痛，泪不止：菥蓂子捣筛为末，欲卧以铜箸点眼中，当有热泪及恶物出，并去翳肉，可三四十，夜间点之甚佳。（崔元亮《海上方》）

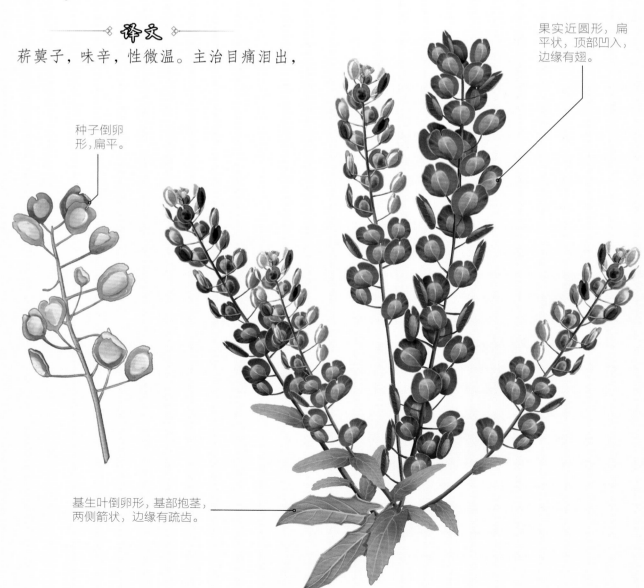

种子倒卵形，扁平。

果实近圆形，扁平状，顶部凹入，边缘有翅。

基生叶倒卵形，基部抱茎，两侧箭状，边缘有疏齿。

茺蔚[1]子

味辛，微温。

主明目，益精，除水气[2]。久服轻身。

茎：主治瘾疹[3]痒，可作浴汤[4]。

一名益母，一名益明，一名大札。生海滨[5]池泽。

注释

①茺蔚（chōngwèi）：音冲卫。

②水气：中医病名，指水肿。《素问·评热病论篇》："诸有水气者，微肿先见于目下也。"

③瘾疹：中医病名。是一种皮肤出现红色或苍白风团，时隐时现的瘙痒性、过敏性皮肤病。《素问·四时刺逆从论》："少阴有余病皮痹隐轸，不足病肺痹。"

④浴汤：洗澡水。汤，热水。

⑤海滨：与海邻接的陆地，海边。

译文

茺蔚子，味辛，性微温。主要能增强视力、补益阴精、消除水肿。长期服用能使身体轻健。茺蔚子的茎，主治瘾疹瘙痒，可煎汤以供洗浴。又名益母、益明、大札。产于海滨的池泽中。

来源及用法

为唇形科植物益母草的干燥成熟果实。秋季果实成熟时采割地上部分，晒干，打下果实，除去杂质。煎服。今日药用将植物益母草按药用部位不同分为干燥成熟果实与干燥地上部分，前者称为茺蔚子，后者称为益母草。

百草医方

产后血晕，心气绝：益母草研绞汁，服用一盏效果佳。（《子母秘录》）

小儿疳痢痔疾：以益母草叶煮粥食用，取汁饮之亦妙。（《食医心镜》）

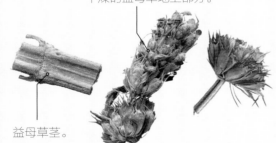

干燥的益母草地上部分。

益母草茎。

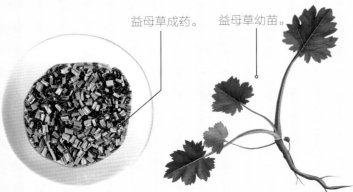

益母草成药。

益母草幼苗。

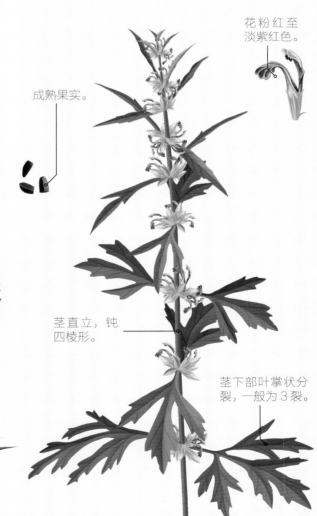

花粉红至淡紫红色。

成熟果实。

茎直立，钝四棱形。

茎下部叶掌状分裂，一般为3裂。

地肤子

味苦，寒。

主治膀胱热①，利小便，补中，益精气。久服耳目聪明，轻身耐老。一名地葵。生荆州②平泽。

注释

①膀胱热：中医病名。即膀胱湿热：湿热蕴于下焦膀胱的病变。主要症状有尿频、尿急、尿少而痛、尿黄赤或尿血、舌红苔黄、脉数等。

②荆州：古地名，大体相当于今湖北一带，由荆山之下直到衡山（大别山）之南。汉朝为十三刺史部之一，范围扩大。辖境相当于湘鄂二省及豫桂黔粤一部分；汉末以后辖境又逐渐减小。东晋定治江陵，为当时及南朝长江中游重镇。

译文

地肤子，味苦，性寒。主治膀胱湿热，能通利小便、调养中焦脾胃、补益精气。长

期服用，能使听力视力增强、身体轻健、青春常驻。又名地葵，产于荆州的平泽中。

来源及用法

为藜科植物地肤的干燥成熟果实。秋季果实成熟时采收植株，晒干，打下果实，除去杂质。煎服，或外用适量。

百草医方

风热赤目：地肤子（焙）一升、生地黄半斤，取汁和作饼，晒干研末，每次空腹服三钱，酒送下。（《太平圣惠方》）

血痢不止：地肤子五两，地榆、黄芩各一两，为末。每服方寸匕，温水调下。（《太平圣惠方》）

疝气危急：地肤子炒香研末，每服一钱，酒下。（《简便方》）

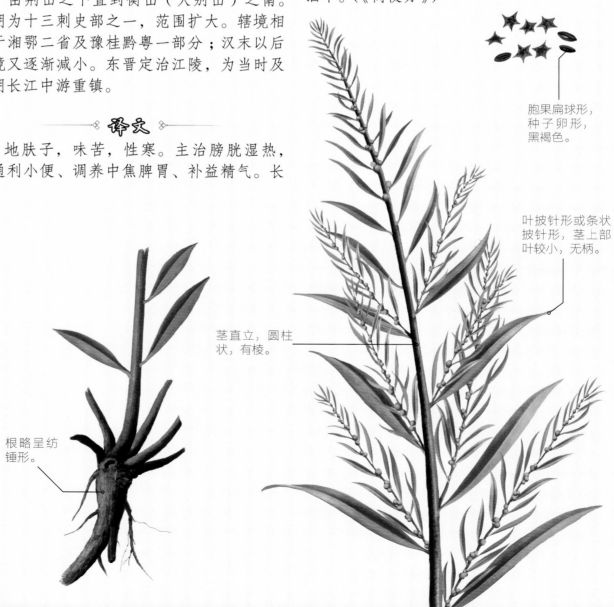

胞果扁球形，种子卵形，黑褐色。

叶披针形或条状披针形，茎上部叶较小，无柄。

茎直立，圆柱状，有棱。

根略呈纺锤形。

蒺梨子[1]

味苦，温。

主治恶血，破癥结、积聚，喉痹、乳难。久服长肌肉，明目轻身。一名旁通[2]，一名屈人，一名止行[3]，一名豺羽，一名升推。生冯翊[4]平泽。

注释

①蒺梨子：现通用名为蒺藜子。

②旁通：森立之《本草经考注》曰"此物一根蔓延，四散至于丈许，故名之"。

③屈人、止行：森立之《本草经考注》曰"实有刺刺人，故有此二名。陶氏所谓人行多木履著者是也"。

④冯翊（píngyì）：古代地名。辖今陕西省渭河以北，泾河以东的洛河下游地区。

译文

蒺梨子，味苦，性温。主治溢出经脉而未消散的败坏之血、腹中结块、喉痹、难产。长期服用，能使肌肉丰满、视力增强、身体轻健。又名旁通、屈人、止行、豺羽、升推，产于冯翊的平泽中。

来源及用法

为蒺藜科植物蒺藜的干燥成熟果实。秋季果实成熟时采割植株，晒干，打下果实，除去杂质。煎服。

百草医方

大便风秘：蒺藜子（炒）一两，猪牙皂荚（去皮，酥炙）五钱。为末。每服一钱，盐茶汤下。（《普济方》）

面上瘢痕：蒺藜子、山栀子各一合。为末。醋和，夜涂旦洗。（《救急方》）

遍身风痒，生疮疥：蒺藜子苗煮汤洗之，立瘥。（《千金要方》）

疔肿：蒺藜子一升作灰，以醋酢和封头上，如破涂之佳。（《外台秘要》）

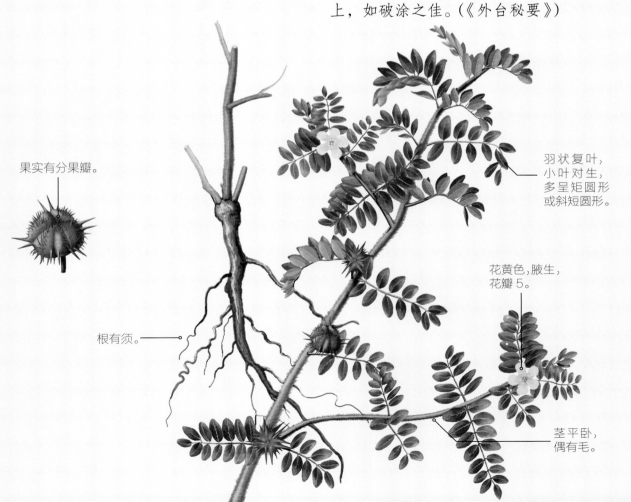

果实有分果瓣。

羽状复叶，小叶对生，多呈矩圆形或斜短圆形。

根有须。

花黄色，腋生，花瓣5。

茎平卧，偶有毛。

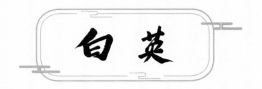

白英

味甘，寒。

主治寒热、八疸^①、消渴，补中，益气。久服轻身延年。一名谷菜。生益州山谷。

注释

①八疸：难解。虽有其名，古书中查不到八疸具体内容。森立之《本草经考注》："八疸，此及栝蒌根条黑字有，他书中未闻，《金匮》只说谷疸、女劳疸、酒疸、黑疸五证。《葛氏方》云：黄疸有五种，黄汗、黄疸、谷疸、酒疸、女劳疸也。《病源》及《外台》引《古今录验》，有九疸，因而互有异同。"

译文

白英，味甘，性寒。主治恶寒发热、多种黄疸、消渴，能补益中焦脾胃之气。长期服用，能使身体轻健、寿命长久。又名谷菜，产于益州的山谷中。

来源及用法

为茄科植物白英全草或根。夏、秋采收，洗净，晒干或鲜用均可。煎服。

百草医方

中焦热结，胃气郁伏，身发黄疸：白英5两，白蔹3两，紫草2两，芒硝（研）2两，大黄（锉）2两，茵陈蒿1两，葶苈子（纸上炒）1两，厚朴（去粗皮，生姜汁炙透）1两，枳壳（去瓤，麸炒）1两。上药为末，炼蜜为丸，如梧桐子大每服20丸，早晚食前用蜜汤送下，以知为度。（《圣济总录》）

烦热风疹丹毒，疟瘴寒热，小儿结热：白英煮汁饮之。（《本草拾遗》）

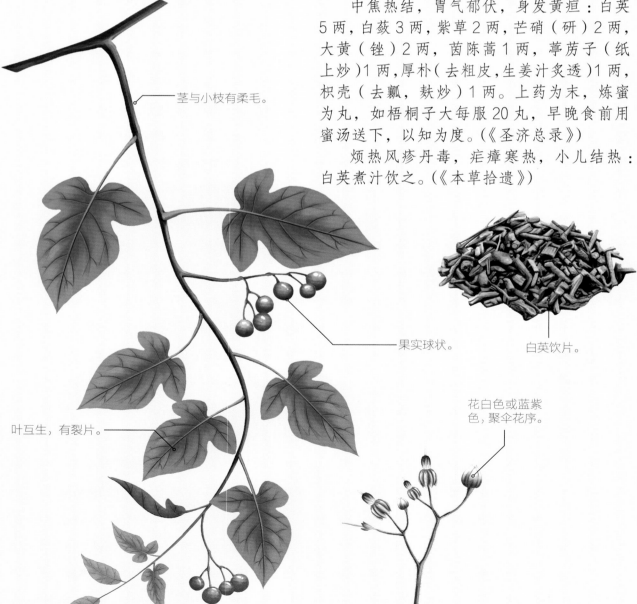

茎与小枝有柔毛。

果实球状。

白英饮片。

叶互生，有裂片。

花白色或蓝紫色，聚伞花序。

白蒿^①

味甘，平。

主治五脏邪气，风寒湿痹，补中益气，长毛发令黑，治心悬^②，少食常饥。久服轻身，耳目聪明，不老。生中山^③川泽。

◆ 注释 ◆

①白蒿：又名白艾蒿。

②心悬：中医证名。自觉心跳失控，似有悬挂之感。《诸病源候论·心悬急懊痛候》："其痛悬急懊者，是邪迫于阳气，不得宣畅，壅瘀生热，故心如悬而急烦懊痛也。"

③中山：国名。在今河北定州附近。

◆ 译文 ◆

白蒿，味甘，性平。主治五脏邪气结聚、风寒湿痹、心悬、易饥却食量很少，能补益中焦脾胃之气、滋养润泽毛发。长期服用，能使身体轻健、听力视力增强、长生不老。产于中山的川泽中。

◆ 来源及用法 ◆

为菊科植物大籽蒿的全草。7~10月采收，鲜用或扎把晾干。煎服。

◆ 百草医方 ◆

恶疾遍体，面目有疮：取白艾蒿十束如升，大煮取汁，以曲及米一如酿酒法，候熟稍稍饮之。（《深师方》）

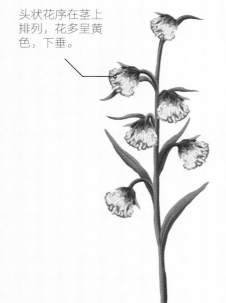

头状花序在茎上排列，花多呈黄色，下垂。

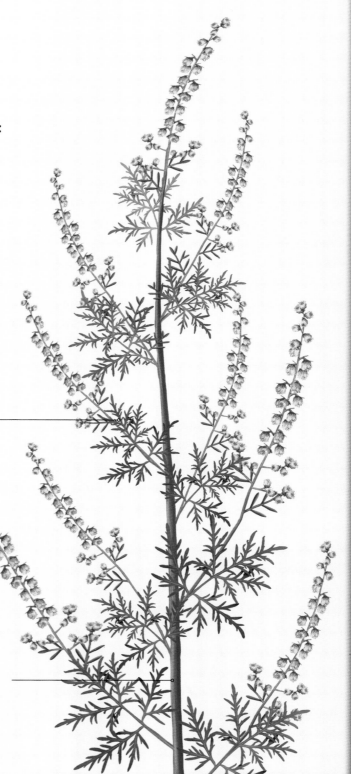

叶片羽状分裂，上部叶小。

茎不分枝或自中上部分枝。

肉苁蓉

味甘，微温。

主治五劳七伤[①]，补中，除茎中寒热痛，养五脏，强阴，益精气，多子，妇人癥瘕。久服轻身。生河西山谷。

注释

①五劳七伤：泛指各种疾病和致病因素。说法不一。如《诸病源候论·虚劳候》："五劳者：一曰志劳，二曰思劳，三曰心劳，四曰忧劳，五曰瘦劳。""七伤者，一曰阴寒，二曰阴萎，三曰里急，四曰精连连，五曰精少、阴下湿，六曰精清，七曰小便苦数，临事不卒。"

译文

肉苁蓉，味甘，性微温。主治五劳七伤、女子腹部积块，能调养中焦脾胃、清除阴茎寒热疼痛、安养五脏、滋补阴精补益精气而令人易于生育。长期服用能使身体轻健。产于黄河以西地区的山谷中。

来源及用法

为列当科植物肉苁蓉或管花肉苁蓉的干燥带鳞叶的肉质茎。春季刚生苗或秋季冻土前采挖，除去茎尖。切段，晒干。切厚片，生用或酒炖（或酒蒸）用。煎服。

百草医方

肾虚白浊：肉苁蓉、鹿茸、山药、白茯苓等分，为末，米糊丸梧子大。每枣汤下三十丸。（《圣济总录》）

汗多便秘：肉苁蓉（酒浸，焙过）二两、沉香末一两。共研为末，加麻子仁汁打糊，丸梧子大。每服七十丸。白汤下。老人虚人皆可用。（《济生方》）

消中易饥：肉苁蓉、山茱萸、五味子为末。蜜丸梧子大。每盐酒下二十丸。（《医学指南》）

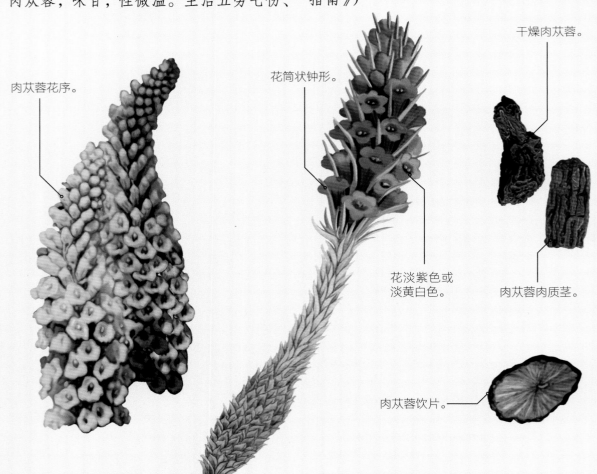

肉苁蓉花序。

花筒状钟形。

干燥肉苁蓉。

花淡紫色或淡黄白色。

肉苁蓉肉质茎。

肉苁蓉饮片。

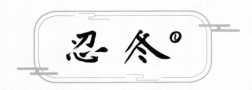

忍冬①

味甘，温。

主寒热身肿。久服轻身，长年益寿。十二月采，阴干。

注释

①忍冬：各种辑本均不取忍冬为《神农本草经》药物。王家葵等考《太平御览》卷993引《神农本草经》："忍冬，味甘，久服轻身。"与《证类本草》黑字完全重合，故认为此条应为《神农本草经》原有药物。

译文

忍冬，味甘，性温。主治恶寒发热、身体肿胀。长期服用，能使身体轻健、寿命长久。宜于十二月采、阴干。

来源及用法

为忍冬科植物忍冬的干燥茎枝。秋、冬两季采收，煎服。

百草医方

热毒血痢：忍冬藤浓煎饮。(《太平圣惠方》)

敷肿拔毒：忍冬(大者，烧存性)、叶(焙干为末)各三钱，大黄(焙为末)四钱。凡肿毒初发，以水酒调搽四围，留心泄气。(《经验方》)

诸般肿痛，金刃伤疮、恶疮：忍冬四两，吸铁石三钱，香油一斤。熬枯去滓，入黄丹八两，待熬至滴水不散，如常摊用。(《乾坤秘韫》)

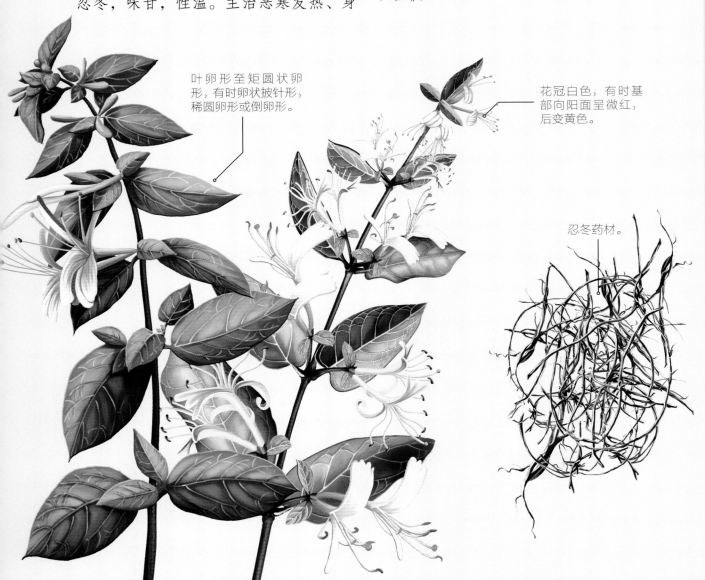

叶卵形至矩圆状卵形，有时卵状披针形，稀圆卵形或倒卵形。

花冠白色，有时基部向阳面呈微红，后变黄色。

忍冬药材。

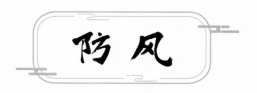

防风

味甘，温。

主治大风①头眩痛②，恶风③风邪④，目盲无所见，风行周身，骨节疼痹，烦满。久服轻身。一名铜芸。生沙苑⑤川泽。

注释

①大风：指强烈的风邪。《素问·生气通天论》："清静则肉腠闭拒，虽有大风苛毒，弗之能害。"

②头眩痛：眩晕头痛。

③恶风：指病邪。《素问·脉要精微论》："来徐去疾，上虚下实，为恶风也。故中恶风者，阳气受也。"

④风邪：中医病名。《诸病源候论·风邪候》："风邪者，发则不自觉知，狂惑妄言，悲喜无度是也。"

⑤沙苑：陕西大荔南洛水与渭水间一大片沙草地。西周秦汉时期灌草植被丰富，动物种类繁多，为历朝的牧马场所。

译文

防风，味甘，性温。主治严重伤风所致眩晕头痛、恶风所致神志错乱、视力受损、风邪走窜全身、骨节痹痛、烦闷。长期服用能使身体轻健。又名铜芸，产于沙苑的川泽中。

来源及用法

为伞形科植物防风的干燥根。春、秋两季采挖未抽花茎植株的根，除去根须及泥沙，晒干。切厚片。煎服。

百草医方

偏正头风：防风、白芷等分。为末。炼蜜丸弹子大，每嚼一丸，茶调下。(《普济方》)

治崩中：防风，去芦头，炙赤色，为末，每服二钱，以面糊酒调下，更以面糊、酒投之。(《经验后方》)

自汗不止：防风，去芦头，为末，每服二钱，浮麦煎汤服。(《朱氏集验方》)

睡中盗汗：防风二两，芎一两，人参半两。为末。每服三钱，临卧饮下。(《易简方》)

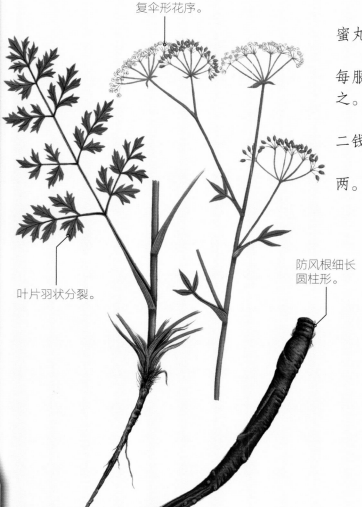

复伞形花序。

叶片羽状分裂。

防风根细长圆柱形。

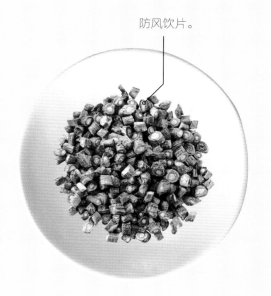

防风饮片。

王不留行

味苦。

主治金创，止血，逐痛①，出刺②，除风痹内寒。久服轻身，耐老增寿。生太山山谷。

注释

①逐痛：尚志钧《神农本草经校注》曰"由异物如瘀血所致痛，驱逐异物，则痛止，故曰逐痛"。

②出刺：将停留在肌表的异物顶出。

译文

王不留行，味苦。主治外伤疮疡，能止血、止痛、顶出停留在肌表的异物、驱除体内风寒痹痛。长期服用，能使身体轻健、青春常驻、寿命长久。产于泰山的山谷中。

来源及用法

为石竹科植物麦蓝菜的干燥成熟种子。夏季果实成熟、果皮未裂时采割植株，晒干，打下种子，除去杂质，再晒干。煎服。

百草医方

头风白屑：王不留行、香白芷等分，为末。干掺，一夜篦去。(《太平圣惠方》)

疗肿初起：王不留行子研为末，蟾酥丸黍米大。每服一丸，酒送下。汗出即愈。(《濒湖集简方》)

痈疽诸疮：王不留行、东南桃枝、东引茱萸根皮各五两，蛇床子、牡荆子、苦竹叶、蒺藜子各三升，大麻子一升。以水二斗半，煮取一斗，多次洗患处。《千金要方》)

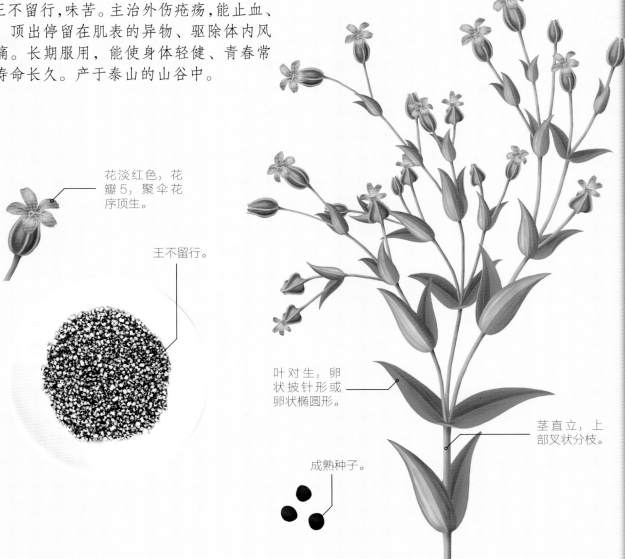

花淡红色，花瓣5，聚伞花序顶生。

王不留行。

叶对生，卵状披针形或卵状椭圆形。

茎直立，上部叉状分枝。

成熟种子。

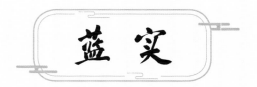

蓝实

味苦，寒。

主解诸毒，杀蛊①蚑②、
痊鬼③、螫④毒。久服头不白，
轻身。生河内平泽。

注释

①蛊（gǔ）：指古代用毒虫所制的一种
毒药。《诸病源候论·蛊毒候》："多取虫蛇
之类，以器皿盛贮，任其自相啖食，唯有一
物独在者，即谓之为蛊，便能变惑，随逐酒
食，为人患祸。"

②蚑：据森立之《本草经考注》，蚑为
魅的假借。《说文解字》："一曰小儿鬼。"

③痊鬼：据马继兴《神农本草经辑注》
二字疑倒，当为鬼痊。痊、注通假。鬼注，
中医病名。突发心腹刺痛，甚或闷绝倒地，
并能传染他人的病证。《诸病源候论·鬼注
候》："注之言住也，言其连滞停住也。人有
先无他病，忽被鬼排击，当时或心腹刺痛，
或闷绝倒地，如中恶之类，其得瘥之后，余
气不歇，停住积久，有时发动，连滞停住，
乃至于死。死后注易旁人，故谓之鬼注。"
又森立之《本草经考注》："蛊蚑注鬼，盖是
蛊注，蚑鬼自一种文法。"

④螫（shi）毒：毒虫螫咬，注射毒液。《说
文解字》："蟲行毒也。"

译文

蓝实，味苦，性寒。主要能解各种毒，
如蛊蚑、痊鬼、螫毒。长期服用，能使头发
不白、身体轻健。产于河内的平泽中。

来源及用法

为蓼科植物蓼蓝的果实。9~10月果实
成熟时采收，晒干。煎服。

百草医方

唇上生疮，连年不瘥：八月蓝叶一斤，
捣取汁洗，不过三日瘥。（《千金要方》）

小儿赤痢：捣青蓝汁二升，分四服。（《子
母秘录》）

惊痫发热：干蓝、凝水石等分，为末。
用水调和敷于头上。（《太平圣惠方》）

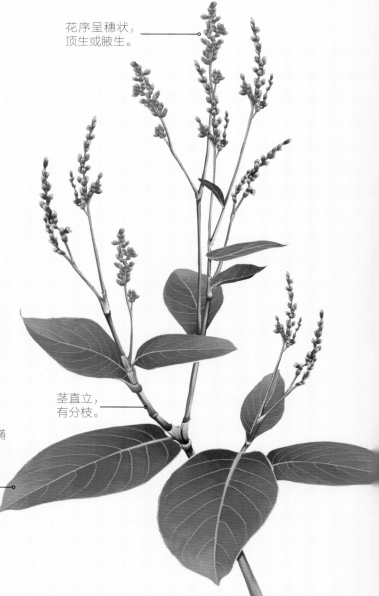

花序呈穗状，
顶生或腋生。

茎直立，
有分枝。

叶多呈卵形或宽椭
圆形，顶端圆钝。

果实宽卵形，褐
色，具光泽。

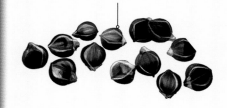

天名精

味甘，寒。

主治瘀血、血瘕[1]欲死、下血，止血，利小便，除小虫[2]，去痹，除胸中结热，止烦渴。久服轻身，耐老。一名麦句姜，一名虾蟆蓝，一名豕首。生平原[3]川泽。

注释

①血瘕：中医古病名。因瘀血聚积所生的有形肿块。为八瘕之一。《素问·阴阳类论》："阴阳并绝，浮为血瘕。"

②小虫：森立之《本草经考注》曰"小虫盖是蛲虫。《病源》云：蛲虫至细微形，如菜虫，居胴肠，多则为痔，极则为癞"。

③平原：古代郡国名。西汉置郡。其地在今山东省德州市中南部及齐河县、惠民县、阳信县一带。

译文

天名精，味甘，性寒。主治瘀血、血瘕痛不欲生、便血，能止血、利小便、驱除寄生虫、除痹痛、清除胸中热邪结聚、止渴除烦。长期服用，能使身体轻健、青春常驻。又名麦句姜、虾蟆蓝、豕首，产于平原的川泽中。

来源及用法

为菊科植物天名精的全草。7~8月采收，洗净，鲜用或晒干。煎服，或捣敷。

百草医方

咽喉肿塞：天名精、鼓捶草，同捣汁灌之。不得下者，灌鼻得吐为妙。(《圣济总录》)

小儿急慢惊风，牙关紧急，不省人事：天名精取根洗净捣烂，入好酒绞汁灌之，良久即苏。仍以渣敷项下，或醋调，搽亦妙。(孙氏《集效方》)

牙疼：天名精一捻，汤泡少时，以手蘸汤把痛处即可。(《集验方》)

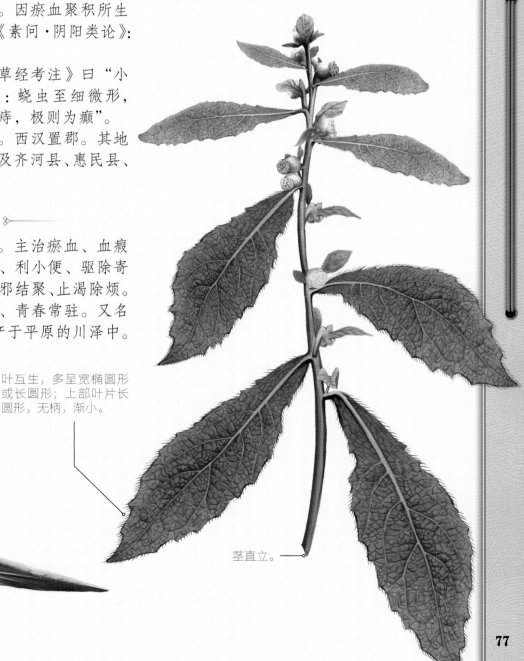

叶互生，多呈宽椭圆形或长圆形；上部叶片长圆形，无柄，渐小。

花黄色，有丝状花冠。

茎直立。

蒲黄

味甘，平。

主治心腹膀胱寒热，利小便，止血，消瘀血。久服轻身，益气力，延年神仙。生河东池泽。

译文

蒲黄，味甘，性平。主治心腹膀胱寒热，能通利小便、止血、消散瘀血。长期服用，能使身体轻健、气力充沛、寿命长久以至成仙。产于河东的池泽中。

来源及用法

为香蒲科植物火烛香蒲或东方香蒲或同属植物的干燥花粉。夏季采收蒲棒上部的黄色雄花序，晒干后碾轧，筛取花粉。剪取雄花后晒干，成为带有雄花的花粉，即为草蒲黄。生用或炒用，煎服。

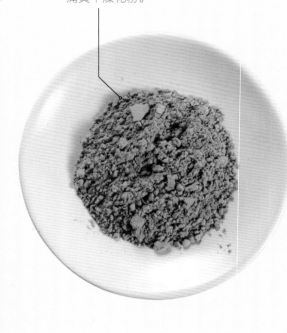

蒲黄干燥花粉。

百草医方

舌上生疮，涎出：以蒲黄敷之，不过三度瘥。(《千金要方》)

肠痔，每大便常血水：服蒲黄方寸匕，日三服良。(《肘后备急方》)

产后血不下：蒲黄三两，水三升，煎取一升，顿服。(《梅师方》)

口耳大衄：蒲黄、阿胶(炙)各半两。每用二钱，水一盏，生地黄汁一合，煎至六分，温服。(《太平圣惠方》)

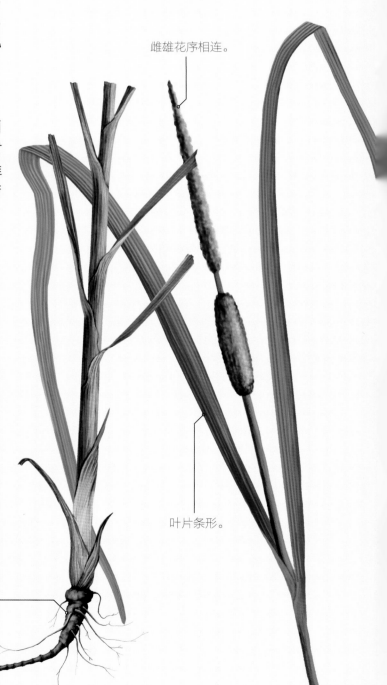

雌雄花序相连。

叶片条形。

根状茎。

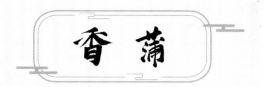

香蒲

味甘，平。

主治五脏心下邪气、口中烂臭①，坚齿，明目，聪耳。久服轻身，耐老。一名睢。生南海池泽。

◇ 注释 ◇

①口中烂臭：指口疮糜烂发臭。

◇ 译文 ◇

香蒲，味甘，性平，主治五脏胃脘之邪气、口疮糜烂发臭，能使牙齿坚固、视力听力增强。长期服用，能使身体轻健、青春常驻。又名睢，产于南海郡的池泽中。

◇ 来源及用法 ◇

为香蒲科植物长苞香蒲、狭叶香蒲、宽叶香蒲等同属多种植物的全草。春、夏植株生长旺盛时割取全草，切段晒干。煎服，或捣敷。

◇ 百草医方 ◇

热毒下痢：蒲根二两，粟米二合，水煎服，日二次。(《圣济总录》)

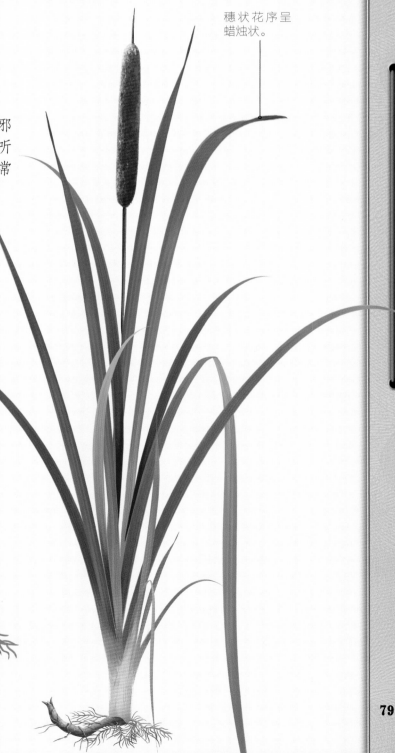

穗状花序呈蜡烛状。

叶片条形。

根状茎。

兰草

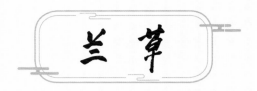

味辛，平。

主利水道，杀蛊毒，辟不祥。久服益气，轻身不老、通神明。一名水香。生大吴①池泽。

注释

①大吴：《本草经集注》，大吴应是吴国太伯所居，故呼大吴。指今江苏南部。

译文

兰草，味辛，性平。主要能通利水道、驱除蛊毒等不祥之邪气。长期服用，能使气力充沛、身体轻健、长生不老、与神明相通。又名水香，产于大吴的池泽中。

来源及用法

为菊科植物佩兰的干燥地上部分。夏、秋两季分两次采割，除去杂质，晒干。煎服。

百草医方

内热口甘，中满：兰草一两，以水三盏，煎取一盏半，去滓，分温三服。(《圣济总录》)

食牛马毒：兰草连根叶煎水，服之即消。(唐瑶《经验方》)

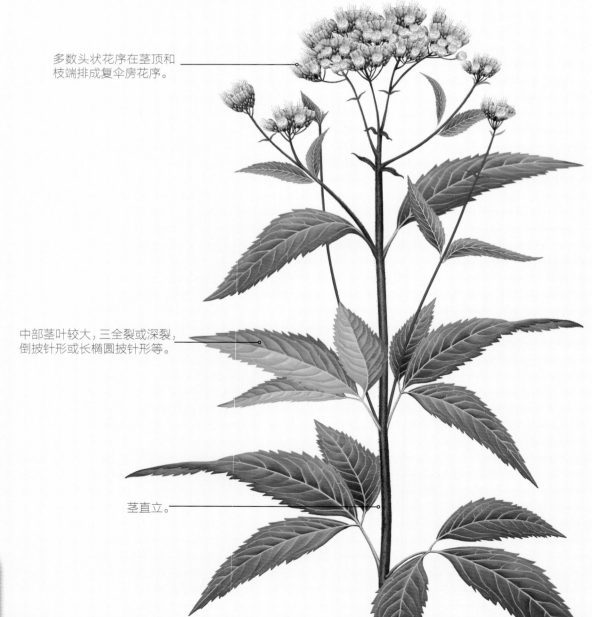

多数头状花序在茎顶和枝端排成复伞房花序。

中部茎叶较大，三全裂或深裂，倒披针形或长椭圆披针形等。

茎直立。

决明子

味咸，平。

主治青盲、目淫肤①赤白膜②、眼赤痛、泪出。久服益精光③，轻身。生龙门④川泽。

注释

①目淫肤：即目息肉淫肤。中医眼科病证名。《诸病源候论·目息肉淫肤候》："息肉淫肤者，此由邪热在脏，气冲于目，热气切于血脉，蕴积不散，结而生息肉，在于白睛肤睑之间，即谓之息肉淫肤也。"

②赤白膜：即赤膜、白膜。中医眼科病证名。眼生膜障，因其血丝浅淡而稀疏者，称白膜；其血丝红赤稠密，故称赤膜。

③精光：眼睛的光芒，即视力。

④龙门：古代地名代称。《书·禹贡》有"龙门，禹贡雍州之域"的记录。相传夏禹"导河积石，至于龙门"，因而史以"龙门"。为今陕西韩城与山西河津地域的代称。

译文

决明子，味咸，性平。主治青盲、目息肉淫肤、赤白膜、眼红而痛、多泪。长期服用，能使眼睛炯炯有神、身体轻健。产于龙门的川泽中。

来源及用法

为豆科植物决明的干燥成熟种子。秋季采收成熟果实，晒干，打下种子，除去杂质。生用或炒用，煎服。

百草医方

肝毒热：取决明做菜食之。（《千金要方》）

补肝明目：决明子一升，蔓荆子二升，以酒五升煮，曝干为末。每饮服二钱，温水下，日二服。（《太平圣惠方》）

青盲雀目：决明子一升，地肤子五两，为末，加米汤制丸梧子大，每同米汤服下二三十丸。（《普济方》）

头风热痛：决明子炒研，茶调敷两太阳穴，干则易之，一夜即愈。（《医方摘玄》）

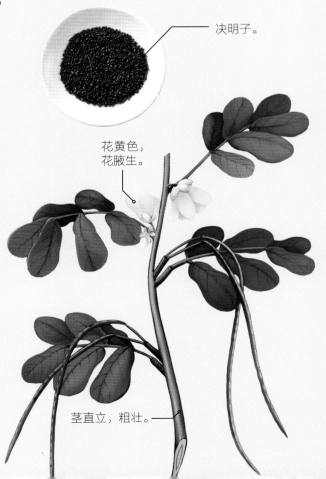

决明子。

花黄色，花腋生。

茎直立，粗壮。

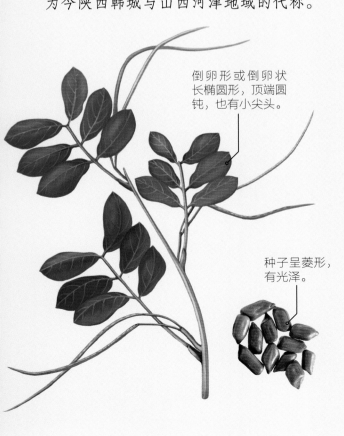

倒卵形或倒卵状长椭圆形，顶端圆钝，也有小尖头。

种子呈菱形，有光泽。

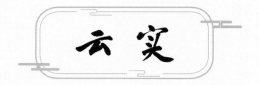

云实

味辛，温。

主治泄痢、肠澼，杀虫蛊毒，去邪毒^①结气，止痛，除寒热。

花：主治见鬼精物，多食令人狂走。

久服轻身，通神明。生河间^②川谷。

注释

①邪毒：含义较广，包括外来之毒及内生之毒。外来之毒指从外感而得之。内生之邪毒，则为脏腑功能失调的病理产物。

②河间：古代郡国名。在今河北河间市一带。

译文

云实，味辛，性温。主治泄泻、痢疾及便有脓血、恶寒发热，能驱除寄生虫及蛊毒，清除体内的邪毒结气、止痛。云实的花，主治幻视而见到所谓的鬼怪，但多食此花能使人发狂而奔跑。长期服用云实，会使身体轻健、与神明相通。产于河北河间的川谷中。

来源及用法

为豆科植物云实的种子。8~10月果实成熟时采收，剥取种子，晒干。煎服，或外用。

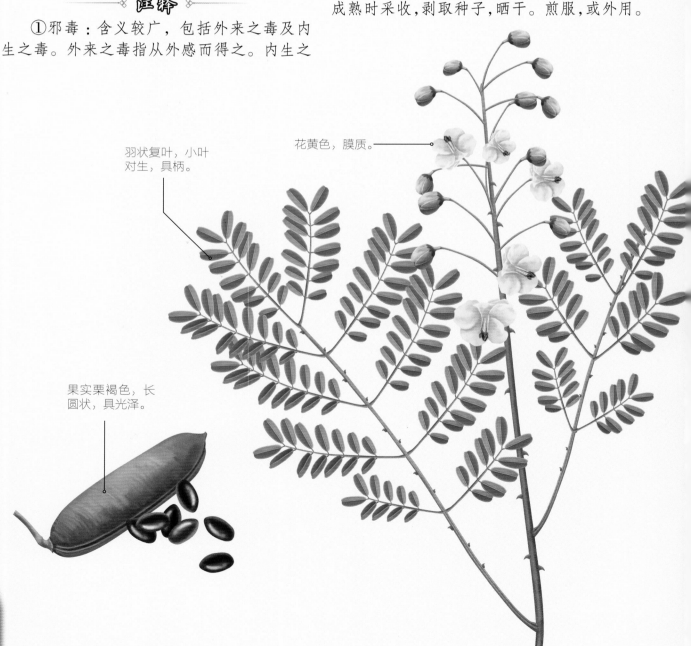

羽状复叶，小叶对生，具柄。

花黄色，膜质。

果实栗褐色，长圆状，具光泽。

徐长卿

味辛，温。

主治鬼物百精①，蛊毒，疫疾②，邪恶气③，温疟。久服强悍④，轻身。一名鬼督邮。生太山山谷。

注释

①鬼物百精：尚志钧《神农本草经校注》曰"古人对某些原因不明的神经疾患，或精神疾患，以及慢性传染病如鬼疰、尸注等，都视为鬼物百精"。

②疫疾：疫病，发生在人或动物身上，并具有传染性的疾病的统称。

③邪恶气：即邪气、恶气，泛指外来致病因素。邪气即病邪，是各种致病因素的统称。《素问·通评虚实论》："邪气盛则实，精气夺则虚。"恶气指存在于自然界，有损于人体的毒害之气。《素问·四气调神大论》："恶气不发，风雨不节，白露不下，则菀槁不荣。"

④强悍：身体强壮。《说文解字》："悍，勇也。"强劲，坚实。

译文

徐长卿，味辛，性温。主治鬼物百精之病、蛊毒、疫病、各类邪气恶气所致疾病、温疟。长期服用，能使身体强悍而轻健。又名鬼督邮，产于泰山的山谷中。

来源及用法

为萝摩科植物徐长卿的干燥根和根茎。秋季采挖，除去杂质，阴干，切断。煎服。

百草医方

气壅关格不通，小便淋结，脐下妨闷：徐长卿（炙）半两，茅根三分，木通、冬葵子一两，滑石二两，槟榔一分，瞿麦穗半两。每服五钱，水煎，入朴硝一钱，温服，日二服。（《太平圣惠方》）

登车船烦闷，头痛欲吐者：徐长卿、石长生、车前子、车下李根皮等分，捣碎，以方囊系半合于衣带及头上，则免此患。（《肘后备急方》）

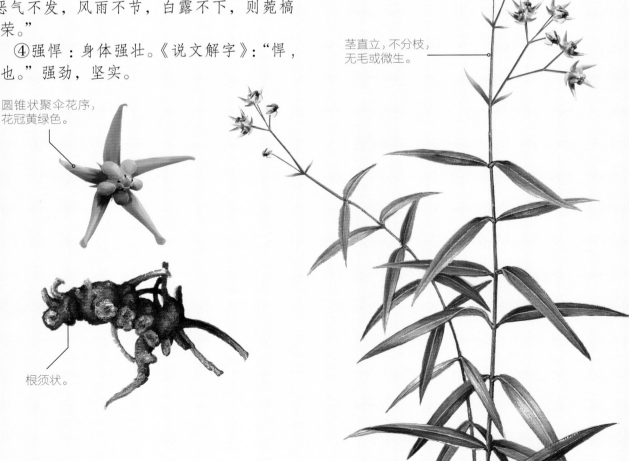

圆锥状聚伞花序，花冠黄绿色。

根须状。

茎直立，不分枝，无毛或微生。

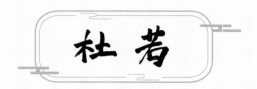

杜若

味辛，微温。

主治胸胁下逆气，温中，风入脑户①、头肿痛、多涕泪出。久服益精，明目，轻身。一名杜衡。生武陵②川泽。

注释

①脑户：经穴名。属督脉。脑户是督脉、足太阳膀胱经的交会穴。脑即脑髓，户即门户，督脉循脊上行入脑，此穴在枕部，相当于脉气入脑的门户，故名脑户。

②武陵：古代地名，在今湖南常德地区。

译文

杜若，味辛，性微温。主治胸肺气逆、风邪侵入督脉之脑户穴、头肿胀而痛、多涕多泪，能温煦中焦脾胃。长期服用，能使阴精充盈、视力增强、身体轻健。又名杜衡，产于湖南常德的川泽中。

来源及用法

为鸭跖草科植物竹叶花的根茎和全草。夏、秋采集，洗净，鲜用或晒干。煎服，或捣敷。

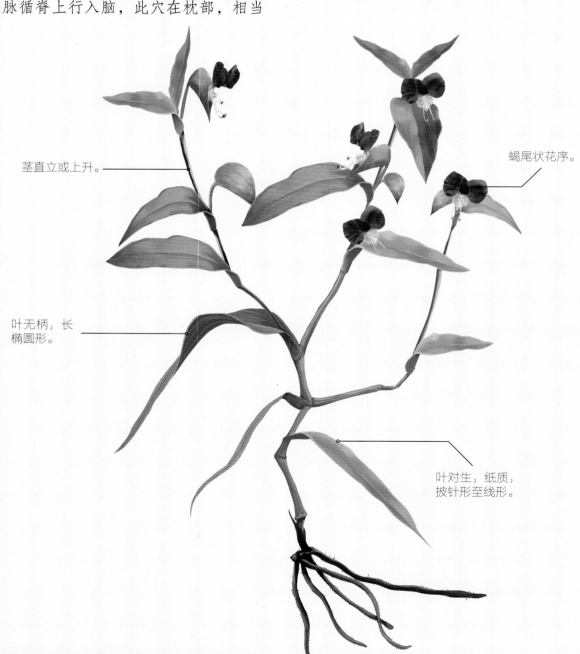

茎直立或上升。

蝎尾状花序。

叶无柄，长椭圆形。

叶对生，纸质，披针形至线形。

茵陈蒿

味苦，平。

主治风湿寒热邪气，热结黄疸。久服轻身，益气耐老。生太山。

❖ 译文 ❖

茵陈蒿，味苦，性平。主治风湿寒热邪气、热邪蕴结所致黄疸。长期服用，能使身体轻健、气力充沛、青春常驻。产于泰山。

❖ 来源及用法 ❖

为菊科植物滨蒿或茵陈蒿的干燥地上部分。春季采收幼苗，秋季采收花蕾，除去杂质和老茎，晒干。煎服，外用适量。

❖ 百草医方 ❖

遍身风痒，生疮疥：茵陈蒿不计多少，煮浓汤洗之，立瘥。(《千金要方》)

风疾挛急：茵陈蒿一斤、秫米一石、曲三斤，和匀，如常法酿酒，每日饮服。(《圣济总录》)

眼热赤肿：茵陈蒿、车前子等分。煎汤，以茶调散，服数次。(《仁斋直指方》)

头状花序近球形，也有卵球形。

基生叶密集丛生，茎下部叶羽状全裂，每侧裂片 2~4 枚。

茎直立，偶有斜生或横卧。

漏芦

味苦，寒。

主治皮肤热、恶疮、疽痔、湿痹，下乳汁。久服轻身，益气，耳目聪明，不老延年。一名野兰。生乔山①山谷。

注释

①乔山：即桥山。在陕西黄陵县。《本草经集注》："乔山应是黄帝所葬处。"

译文

漏芦，味苦，性寒。主治体表发热、恶疮、疽、痔、湿痹，能催乳。长期服用，能使身体轻健、气力充沛、听力视力增强、寿命长久以至长生不老。又名野兰，产于乔山的山谷中。

来源及用法

为菊科植物祁州漏芦的干燥根。春、秋采集，除去根须、泥沙，晒干。切片。煎服。

百草医方

小儿无辜疳，肚胀或时泄痢，冷热不调：以漏芦一两，杵为散，每服以猪肝一两，散子一钱匕，盐少许，以水煮熟，空心顿服。(《太平圣惠方》)

历节风痛，筋脉拘挛：漏芦半两（麸炒），地龙（去土炒）半两，为末。生姜二两取汁，蜜三两，同煎三五沸，入好酒五合，盛之。每以三杯调药末一钱，温服。(《圣济总录》)

白秃头疮：五月收漏芦草，烧作灰，和猪膏涂之。(《圣济总录》)

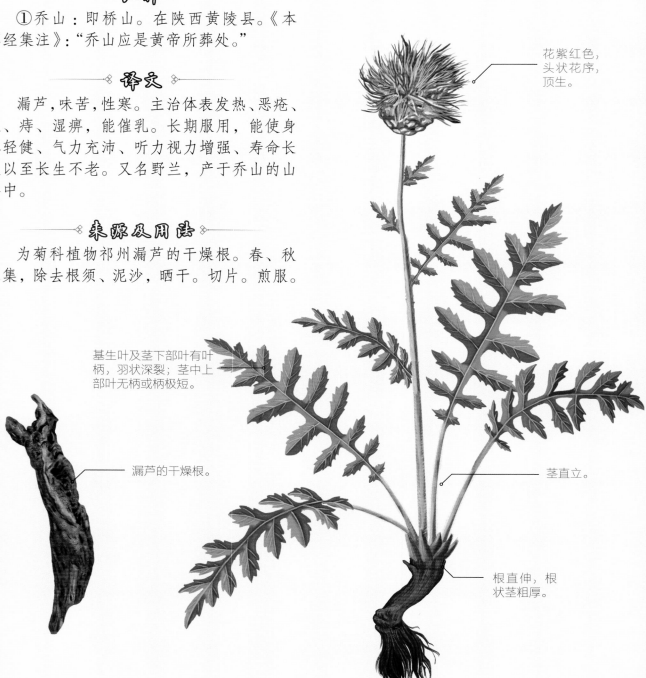

花紫红色，头状花序，顶生。

基生叶及茎下部叶有叶柄，羽状深裂；茎中上部叶无柄或柄极短。

漏芦的干燥根。

茎直立。

根直伸，根状茎粗厚。

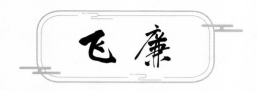

飞廉

味苦，平。

主治骨节热，胫重酸疼①。久服令人身轻。一名飞轻。生河内川泽

注释

①胫重酸疼：足胫沉重酸痛。

译文

飞廉，味苦，性平。主治骨节发热、足胫沉重酸痛。长期服用，能使身体轻健。又名飞轻，产于河内的川泽中。

来源及用法

为菊科植物丝毛飞廉与节毛飞廉的全草。5~7月采收全草及花，9~10月挖根，鲜用或除花阴干，其余切段晒干。煎服，或外用。

百草医方

疳蟨，食口齿及下部：飞廉烧作灰，捣筛，以两钱匕着痛处，甚痛忍之，若不痛，则非疳也。（《千金翼方》）

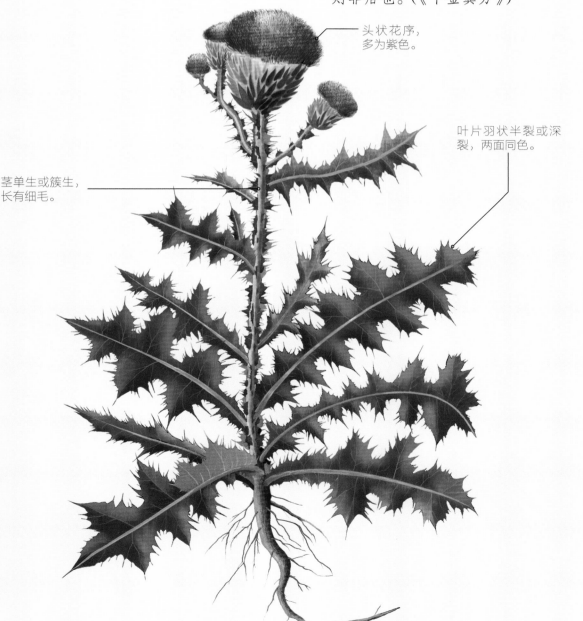

头状花序，多为紫色。

叶片羽状半裂或深裂，两面同色。

茎单生或簇生，长有细毛。

旋花

今河南东部和安徽北部一带，东汉辖区在今河南东南部、今淮河以北伏牛山以东的河南东部、安徽北部、江苏西北角及山东西南角。

味甘，温。

主益气，去面皯黑，色媚好。

其根：味辛。主治腹中寒热邪气，利小便。

久服不饥，轻身。一名筋根花，一名金沸。生豫州^①平泽。

注释

①豫州：古地名，汉武帝时置。西汉辖

译文

旋花，味甘，性温。主要能补益气力、使面部白净姣好。旋花的根，味辛，主治腹部寒热邪气，能通利小便。长期服用旋花，能使人耐饥、身体轻健。又名筋根花、金沸。产于豫州的平泽中。

来源及用法

为旋花科植物旋花的花。6~7月开花时采收，晾干。煎服。

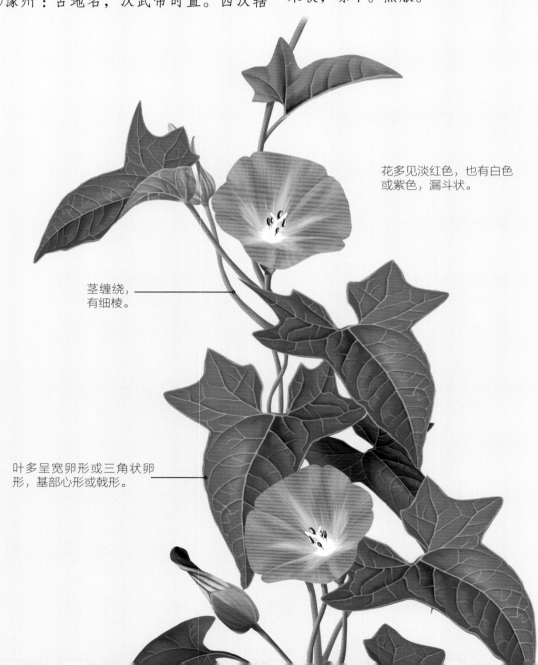

花多见淡红色，也有白色或紫色，漏斗状。

茎缠绕，有细棱。

叶多呈宽卵形或三角状卵形，基部心形或戟形。

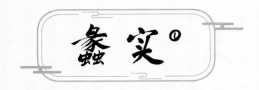
蠡 实①

味甘，平。

主治皮肤寒热、胃中热气、风寒湿痹，坚筋骨，令人嗜食。久服轻身。

花、叶：去白虫②。

一名剧草，一名三坚，一名豕首。生河东川谷。

注释

①蠡（lǐ）实：现通用名为马蔺子。

②白虫：寸白虫，即绦虫。《诸病源候论·寸白虫候》："寸白者，九虫内之一虫也。长一寸，而色白，形小褊，因脏腑虚弱而能发动……其发动则损人精气，腰脚疼弱。"

译文

蠡实，味甘，性平。主治体表恶寒发热、胃有热气、风寒湿痹，能坚实筋骨、增强食欲。长期服用能使身体轻健。蠡实的花、叶能驱除绦虫。又名剧草、三坚、豕首。产于河东的川谷中。

来源及用法

为鸢尾科植物马蔺的种子。9~10月果实成熟时打下种子，除去杂质，再晒干。煎服，或捣敷。

百草医方

喉痹肿痛：马蔺子二升，升麻一两。为末，蜜丸。水服一钱。（《太平圣惠方》）

肠风下血，有疙瘩疮，破者不治：马蔺子一斤（研破酒浸，夏三、冬七日，晒干），何首乌半斤，雄黄、雌黄各四两，为末，以浸药酒打糊丸梧子大。每服三十丸，温酒下，日三服，见效。（《普济方》）

面及鼻病、酒皶：马蔺子、花杵敷之佳。（《肘后备急方》）

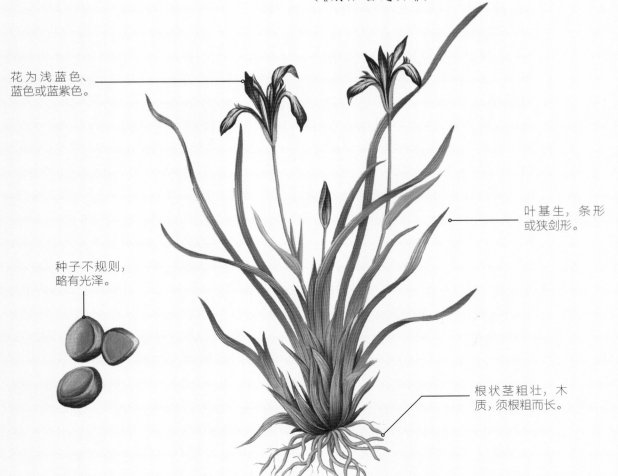

花为浅蓝色、蓝色或蓝紫色。

叶基生，条形或狭剑形。

种子不规则，略有光泽。

根状茎粗壮，木质，须根粗而长。

水萍[1]

味辛，寒。

主治暴热身痒，下水气，胜酒[2]，长须发，止消渴。久服轻身。一名水华。生雷泽[3]池泽。

注释

①水萍：现通用名为浮萍。

②胜酒：能胜酒力。胜，禁得起，能承担，能承受。

③雷泽：古县名。因雷夏泽得名，治今山东菏泽东北。

译文

水萍，味辛，性寒。主治突然发生的高热所致身痒，能利水气、增酒量、生须发、止消渴。长期服用能使身体轻健。又名水华，产于雷泽的池泽中。

来源及用法

为浮萍科植物紫萍的干燥全草。6～9月采收，洗净，除去杂质，晒干。煎服。

百草医方

小便不利，膀胱水汽流滞：浮萍日干，为末。服方寸匕，日一二服。(《千金翼方》)

霍乱心烦：水萍(焙)、人参、枇杷叶(炙)各一两，芦根(炙)一两半。每服五钱，入薤白四寸，酒煎温服。(《太平圣惠方》)

身上虚痒：浮萍末一钱，以黄芩一钱同四物汤煎汤调下。(《丹溪纂要》)

毒肿初起：水中萍子草，捣敷之。(《肘后备急方》)

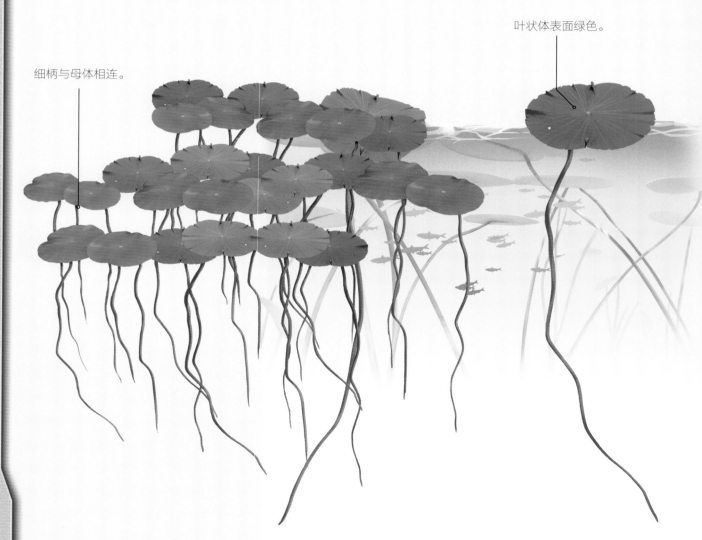

细柄与母体相连。

叶状体表面绿色。

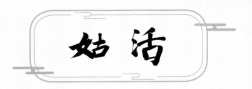

姑活

味甘，温。

主治大风邪气、湿痹寒痛。久服轻身，益寿耐老。一名冬葵子。生河东川泽。

译文

姑活，味甘，性温。主治强烈的风邪、寒湿痹痛。长期服用，能使身体轻健、寿命长久、青春常驻。又名冬葵子，产于河东的川泽中。

屈草

味苦，微寒。

主治胸胁下痛、邪气、肠间寒热、阴痹①。久服轻身，益气耐老。生汉中川泽。

注释

①阴痹：中医病名。指发于阴分的痹症。《灵枢·五邪》："阴痹者，按之而不得，腹胀，腰痛，大便难，肩背颈项痛，时眩。"

译文

屈草，味苦，性微寒。主治胸胁下疼痛、邪气、肠道寒热、阴痹。长期服用，能使身体轻健、气力充沛、青春常驻。产于陕西汉中的川泽中。

来源及用法

为蓼科植物掌叶蓼的全草。夏季采收全草，切段晒干或鲜用。煎服。

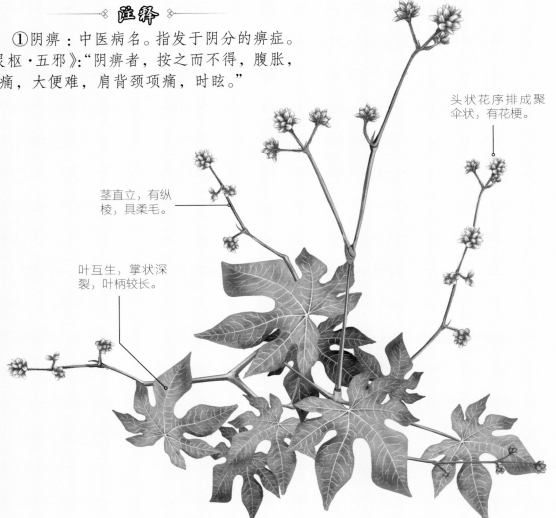

头状花序排成聚伞状，有花梗。

茎直立，有纵棱，具柔毛。

叶互生，掌状深裂，叶柄较长。

蔓荆实

味苦，微寒。

主筋骨间寒热湿痹、拘挛，明目，坚齿，利九窍，去白虫。久服轻身耐老。小荆实①亦等。生河间山谷。

注释

①小荆实：《本草经集注》曰"小荆即应是牡荆，牡荆子大于蔓荆子而反呼为小荆，恐或以树形为言。复不知蔓荆树若高硕尔"。

译文

蔓荆实，味苦，性微寒。主治筋骨间寒热湿痹、肢体拘挛，能增强视力、坚固牙齿、通利九窍、驱除绦虫。长期服用，能使身体轻健、青春常驻。小荆实功效与蔓荆实同。产于河北河间的山谷中。

来源及用法

为马鞭草科植物单叶蔓荆的干燥成熟果实。秋季果实成熟时采收，除去杂质，晒干。煎服。

百草医方

头风作痛：蔓荆实一升，为末。绢袋盛，浸一斗酒中泡七日，温服三合，每天三次。（《千金要方》）

令发长黑：蔓荆实、熊脂等分，用醋调匀，涂之。（《太平圣惠方》）

乳痈初起：蔓荆实，炒，为末。酒服方寸匕，渣敷之。（《世医得效方》）

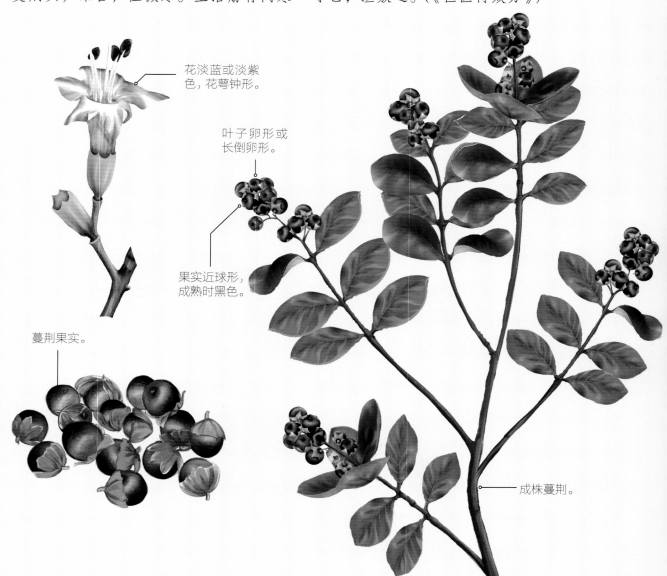

花淡蓝或淡紫色，花萼钟形。

叶子卵形或长倒卵形。

果实近球形，成熟时黑色。

蔓荆果实。

成株蔓荆。

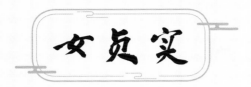

女贞实

味苦，平。

主补中，安五脏，养精神，除百疾①。久服肥健，轻身不老。生武陵山谷。

注释

①百疾：泛指各种疾病，与百病同。《灵枢·五变》："黄帝问于少俞曰：'余闻百疾之始期也，必生于风雨寒暑……'"

译文

女贞实，味苦，性平。主要能调养中焦

脾胃、安养五脏、蓄养精神、祛除各种疾病。长期服用，能使肌肉壮硕、身体轻健、长生不老。产于湖南常德的山谷中。

来源及用法

为木樨科植物女贞的干燥成熟果实。冬季果实成熟时采收，除去枝叶，稍蒸或放在沸水中略烫后，干燥，或直接干燥。煎服。

百草医方

痔疮：冬至日取女贞实，盐酒浸一夜，九蒸九晒，瓶收。每日空心酒吞七十粒，卧时再服。(《濒湖集简方》)

风热赤眼：女贞实不以多少，捣汁熬膏，净瓶收固，埋地中七日，每用点眼。(《济急仙方》)

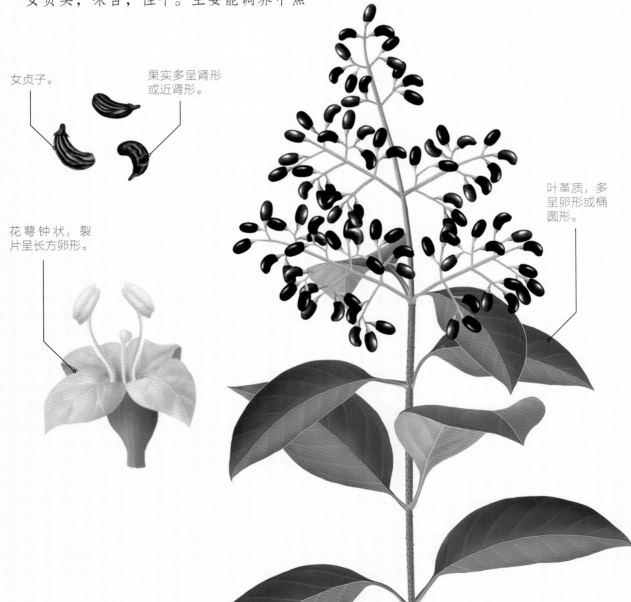

女贞子。

果实多呈肾形或近肾形。

花萼钟状，裂片呈长方卵形。

叶革质，多呈卵形或椭圆形。

蕤核^①

味甘，温。

主治心腹邪结气，明目，目痛赤伤^②泪出。久服轻身，益气，不饥。生函谷川谷。

注释

①蕤（ruí）核：现通用名为蕤仁。

②目痛赤伤：《新修本草》作"目痛赤伤"，义胜。

译文

蕤核，味甘，性温。主治心腹邪气结聚、眼睛红痛多泪，能增强视力。长期服用，能使身体轻健、气力充沛、耐饥。产于函谷的川谷中。

来源及用法

为蔷薇科植物蕤核或齿叶扁核木的干燥成熟果核。夏、秋间采收成熟果实，除去果肉，洗净，晒干。煎服。

百草医方

一切眼疾：蕤仁（去油）三钱，甘草、防风各六钱，黄连五钱，以三味熬取浓汁，次下蕤仁膏，日点。（《集效方》）

肝虚，风热上攻，眼目昏暗，痒痛隐涩，赤肿羞明，迎风有泪，多见黑花：蕤核（去皮，压去油）二两，脑子二钱半，研匀，生蜜六钱和收，点眼。（《太平惠民和剂局方》）

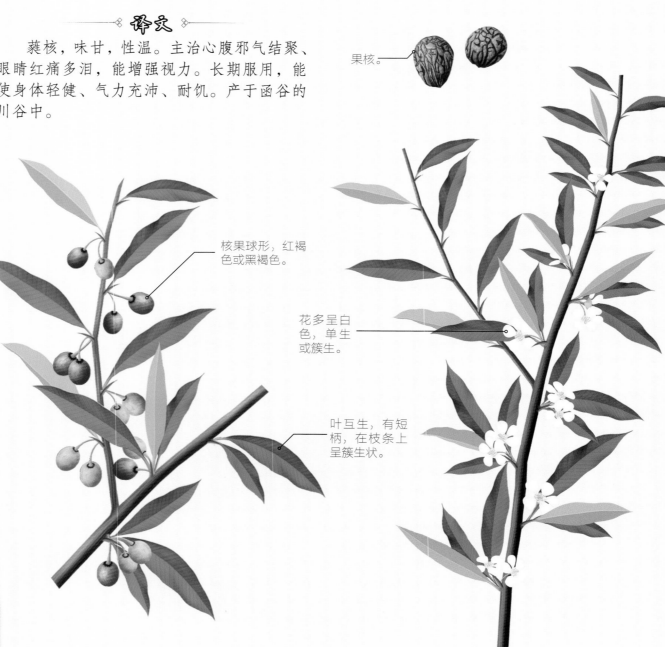

果核。

核果球形，红褐色或黑褐色。

花多呈白色，单生或簇生。

叶互生，有短柄，在枝条上呈簇生状。

上品药

辛夷

味辛，温。

主治五脏、身体寒热，风头脑痛①，面皯。久服下气，轻身，明目，增年耐老。一名辛矧②，一名侯桃，一名房木③。生汉中川谷。

注释

①风头脑痛：应即风头痛，病证名。指风邪侵犯头部所致的各种偏、正头痛。

②矧（shěn）：音审。

③房木：森立之《本草经考注》曰"此物秋后，每枝头皆成房结实，故名房木也"。

译文

辛夷，味辛，性温。主治五脏疾病、身体恶寒发热、风头痛、面部皮肤黧黑枯槁。长期服用，能使气下行、身体轻健、视力增强、寿命长久、青春常驻。又名辛矧、侯桃、房木，产于陕西汉中的川谷中。

来源及用法

为木兰科植物望春花、玉兰或武当玉兰的干燥花蕾。冬末春初花未开放时采收，除去枝梗，阴干。煎服。

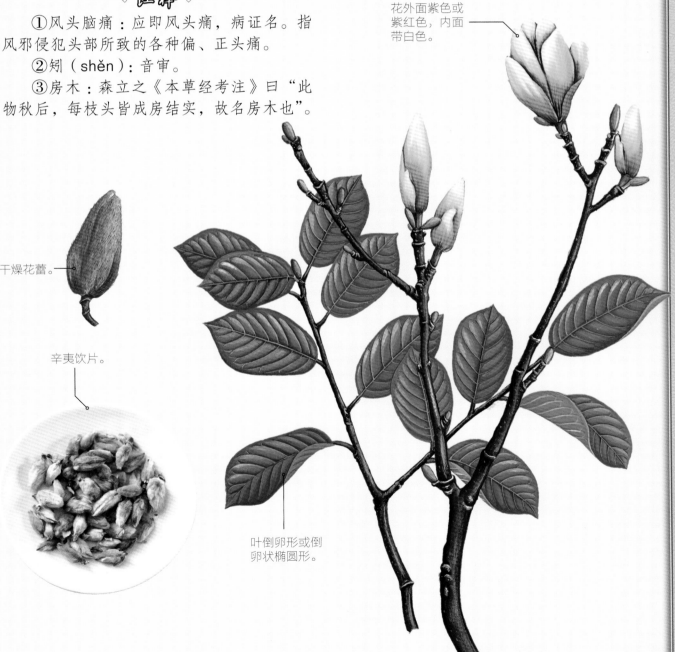

花外面紫色或紫红色，内面带白色。

干燥花蕾。

辛夷饮片。

叶倒卵形或倒卵状椭圆形。

榆皮

味甘，平。

主治大小便不通，利水道，除邪气，久服轻身不饥。其实①尤良。

一名零榆。生颍川②山谷。

注释

①其实：它的果实。即榆荚，俗称榆钱。

②颍川：古代郡名。秦始皇置。以颍水得名，治所在阳翟（今河南省许昌市禹州市）。辖境相当今河南登封市、宝丰以东，尉氏、鄢城以西，新密市以南，叶县、舞阳以北地。其后治所屡有迁移，辖境渐小，最大时管辖至今驻马店地区。

译文

榆皮，味甘，性平。主治大小便不通，能通利水道、驱除邪气。长期服用，能使身体轻健、耐饥。榆皮的果实效果更好。又名零榆，产于颍川的山谷中。

来源及用法

为榆科植物榆树的根皮、树皮。春、秋采收根皮；春季或8~9月间割下老枝条，立即剥取内皮晒干。煎服。

百草医方

虚劳白浊：榆白皮二升，水二斗，煮取五升，分五次服用。（《千金要方》）

小儿虫疮：榆皮末和猪脂涂绵上，覆之。虫出立瘥。（《千金要方》）

小便利，非淋方：榆皮二片，去黑皮，以水一斗，煮取五升。一服三合，日三服。（《外台秘要》）

五淋涩痛：榆白皮，阴干，焙研。每以二钱，水五合，煎如胶，日二服。（《普济方》）

久嗽欲死：浓榆皮削如指大，去黑，刻令如锯，长尺余，纳喉中频出入，当吐脓血而愈。（《古今录验》）

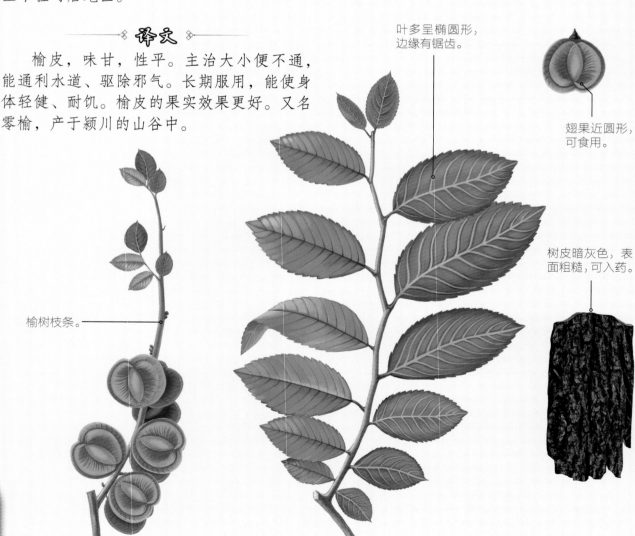

叶多呈椭圆形，边缘有锯齿。

翅果近圆形，可食用。

树皮暗灰色，表面粗糙，可入药。

榆树枝条。

山茱萸

味酸，平。

主治心下邪气、寒热，温中，逐寒湿痹，去三虫。久服轻身。一名蜀枣①。生汉中山谷。

注释

①蜀枣：森立之《本草经考注》曰"蜀中所出实似枣，故名蜀枣"。

译文

山茱萸，味酸，性平。主治胃脘邪气、恶寒发热，能温煦中焦脾胃、清除寒湿痹痛、驱除多种寄生虫。长期服用能使身体轻健。又名蜀枣，产于陕西汉中的山谷中。

来源及用法

为山茱萸科植物山茱萸的干燥成熟果肉。秋末冬初果皮变红时采收果实，用文火烘或放在沸水中略烫后，及时除去果核，干燥。煎服。

百草医方

益元阳，补元气，固元精，壮元神：山茱萸（酒浸，取肉）一斤，破故纸（酒浸，焙干）半斤，当归四两，麝香一钱。为末，炼蜜丸梧桐子大。每服八十一丸，临卧盐酒下。(《扶寿方》)

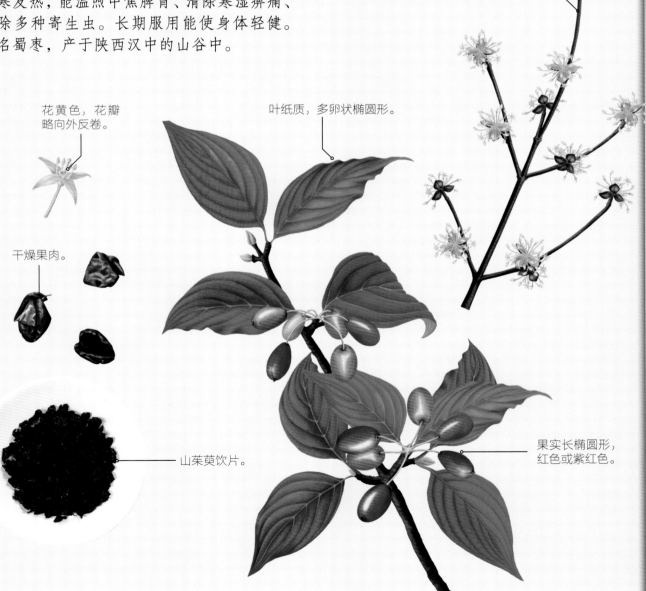

小枝细圆柱形。

花黄色，花瓣略向外反卷。

叶纸质，多卵状椭圆形。

干燥果肉。

果实长椭圆形，红色或紫红色。

山茱萸饮片。

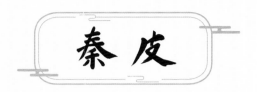

秦皮

味苦，微寒。

主治风寒湿痹、洗洗[1]寒气，除热、目中青翳[2]白膜[3]。久服头不白，轻身。生庐江[4]川谷。

注释

①洗洗：指寒栗貌。《脉经》："肝中寒者，其人洗洗恶寒，翕翕发热，面翕然赤，漐漐有汗，胸中烦热。"

②青翳：中医眼科病名，即青盲有翳。《诸病源候论·目青盲有翳候》："白、黑二睛，无有损伤，瞳子分明，但不见物，名为青盲，更加以风热乘之，气不外泄，蕴积于睛间而生翳，似蝇翅者覆瞳子上，故谓青盲翳也。"

③白膜：中医眼科病名。与赤膜相对。眼生膜障，因其血丝浅淡而稀疏者，故称白膜。

④庐江：古代郡名。置于西汉初，在今安徽庐江县，隶属和地域多有变化。

译文

秦皮，味苦，性微寒。主治风寒湿痹、恶寒颤栗，能清除热邪、眼中青翳白膜。长期服用，能使头发不白、身体轻健。产于安徽庐江的川谷中。

来源及用法

为木樨科植物白蜡树、苦枥白蜡树、尖叶白蜡树或宿柱白蜡树的干燥枝皮或干皮。春、秋两季剥取，晒干。煎服，或外用适量，煎洗患处。

百草医方

眼暴肿痛：秦皮、黄连各一两，苦竹叶半升，水二升半，煮成八合，饭后温服。(《外台秘要》)

眼弦挑针：秦皮锉细，夹砂糖，水煎，调大黄末一钱，微利佳。(《仁斋直指方》)

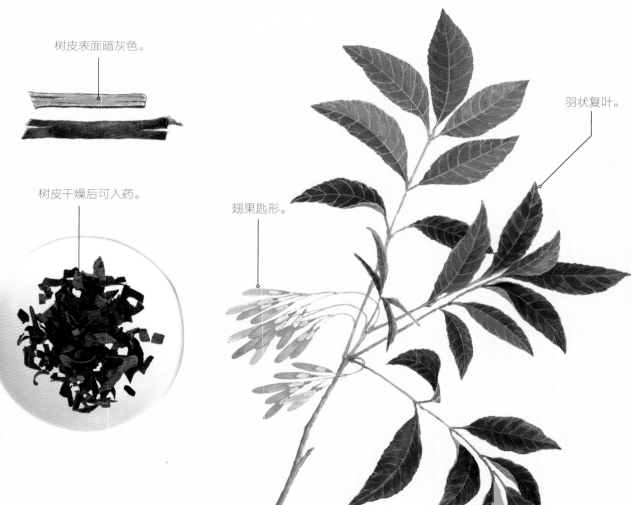

树皮表面暗灰色。

树皮干燥后可入药。

翅果匙形。

羽状复叶。

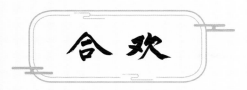

合 欢

味甘，平。

主安五脏，和心志①，令人欢乐无忧。久服轻身，明目，得所欲②。生益州川谷。

注释

①和心志：使心志和谐。

②得所欲：满足愿望，得，满足。

译文

合欢，味甘，性平。主要能安养五脏、和悦心志、使人欢乐无忧。长期服用，能使身体轻健、视力增强、有所求皆得满足。产于益州的川谷中。

来源及用法

为豆科植物合欢的干燥树皮。夏、秋两季剥取，晒干。煎服，或外用适量，研末调敷。合欢今日药用分皮与花，最初使用的是合欢皮。

百草医方

扑损折骨：合欢皮（去粗皮，炒黑色）四两，芥菜子（炒）一两，为末。每服二钱，温酒卧时服，以滓敷之，接骨甚妙。（《百一选方》）

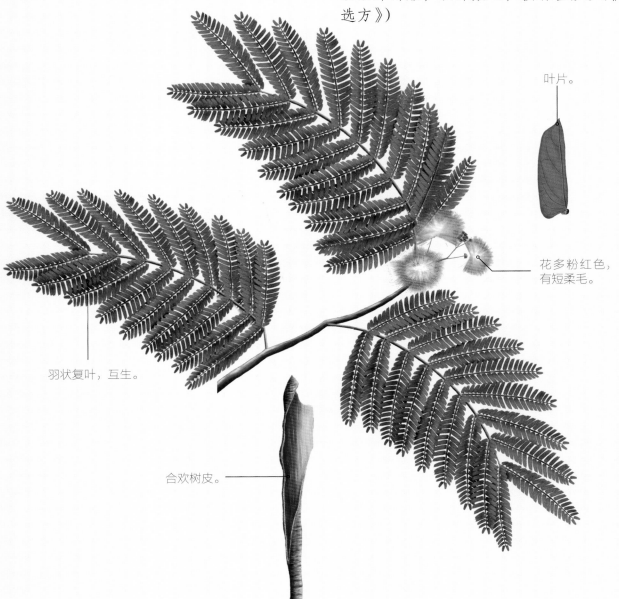

叶片。

花多粉红色，有短柔毛。

羽状复叶，互生。

合欢树皮。

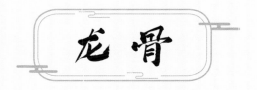

龙骨

味甘，平。

主治心腹鬼疰，精物①老魅②，咳逆，泄痢脓血，女子漏下，癥瘕坚结，小儿热气惊痫。

龙齿：主治小儿、大人惊痫，癫疾狂走，心下结气，不能喘息，诸痉，杀精物。久服轻身，通神明，延年。生晋地③山谷。

注释

①精物：魑魅魍魉等鬼怪，古人指某些不能认知的致病因素。

②老魅：意义同上。

③晋地：亦泛指山西省境。

译文

龙骨，味甘，性平。主治心腹鬼疰、精物老魅之病、咳逆、泄泻、痢疾及便有脓血、女子月经停止后又见下血淋漓不断、腹部积块、小儿热气惊痫。龙齿，主治小儿大人惊痫、精神失常而发狂奔跑、胃脘气结、不能喘息、各种痉挛，能驱除鬼怪等邪气。长期服用，能使身体轻健、与神明相通、使寿命长久。产于山西的山谷中。

来源及用法

为古代哺乳动物象类、犀类、三趾马、牛类、鹿类等的骨骼化石。全年均可采挖，将龙骨挖出后除去泥土及杂质，生用或煅用。煎服，或外用适量。

百草医方

妇人无故尿血：龙骨一两，以酒调方寸匕，空腹服，日三服。（《千金要方》）

治热病不解而下痢欲死：龙骨半斤，捣研，水一斗，煮取五升，候极冷，稍稍饮，得汗即愈。（《肘后备急方》）

暖精气，益元阳：白龙骨、远志等分为末，炼蜜为丸如梧桐子大。空心卧时冷水下三十丸。（《经验方》）

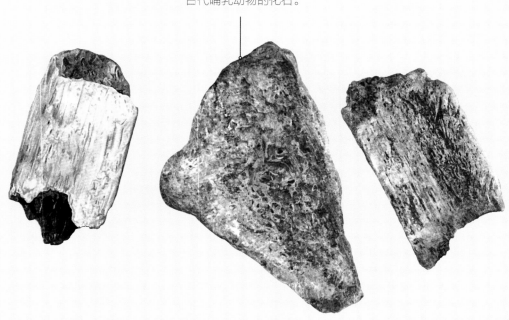

古代哺乳动物的化石。

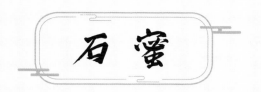

石蜜

味甘，平。

主治心腹邪气、诸惊痫痓，安五脏诸不足，益气补中，止痛解毒，除众病，和百药。久服强志，轻身，不饥，不老。一名石饴。生武都[1]山谷。

注释

[1]武都：古郡名。西汉时置，治今甘肃成县以西。东汉前期，郡治移至下辨道（治西今甘肃省成县西北）。

译文

石蜜，味甘，性平。主治心腹邪气、各种惊痫及癫痫发作所致筋脉抽搐拘挛，能安养五脏、补虚损不足、补益中焦脾胃之气、止痛、解毒、祛除百病、调和诸药。长期服用，能使记忆力增强、身体轻健、耐饥、长生不老。又名石饴，产于武都的山谷中。

来源及用法

为野外蜜蜂自行构筑蜂巢，里面留有野外蜜蜂酿成的蜂蜜。春至秋季采收，过滤。入煎剂，冲调，或外用。

百草医方

汤火灼已成疮：白蜜涂之，以竹中白膜贴上，日三度。（《葛氏方》）

痘疹作痒，难忍，抓成疮及，欲落不落：上等石蜜不拘多少，汤和，时时以翎刷之，其疮易落，自无瘢痕。（《全幼心鉴》）

丹者，恶毒之疮，五色无常：蜜和干姜末敷之。（《肘后备急方》）

口中生疮：蜜浸大青叶含之。（《药性论》）

噎不下食：取崖蜜含，微微咽下。（《食医心镜》）

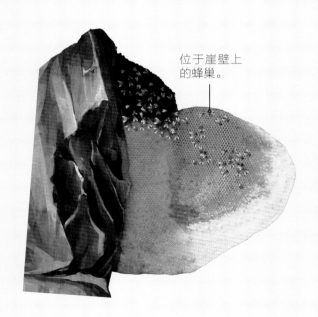

位于崖壁上的蜂巢。

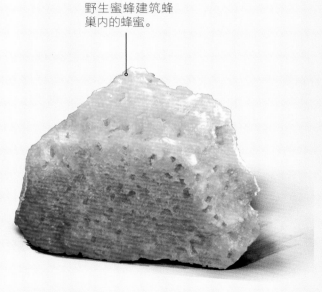

野生蜜蜂建筑蜂巢内的蜂蜜。

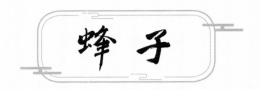

蜂子

味甘，平。

主治风头[①]，除蛊毒，补虚赢，伤中。久服令人光泽，好颜色，不老。

大黄蜂子：主治心腹胀满痛。轻身益气。

土蜂子：主痈肿。

一名蜚零。生武都山谷。

注释

①风头：即风头痛，中医病证名。指风邪侵犯头部所致的各种偏、正头痛。

译文

蜂子，味甘，性平。主治风头痛、中焦脾胃损伤，能驱除蛊毒、补虚强体。长期服用，能使人容光焕发、面容姣好、长生不老。大黄蜂子，主治心腹胀闷疼痛，能使身体轻健、气力充沛。土蜂子，主治痈肿。又名蜚零，产于武都的山谷中。

来源及用法

为蜜蜂科动物中华蜜蜂的未成熟幼虫。繁殖季节，掘出蜂巢，取幼虫，晒干。炒炙研末。

百草医方

大风疠疾，须眉堕落，皮肉已烂成疮：蜜蜂子、胡蜂子、黄蜂子（并炒）各一分，白花蛇、乌蛇（并酒浸，去皮、骨，炙干）、全蝎（去土，炒）、白僵蚕（炒）各一两，地龙（去土，炒）半两，蝎虎（全者，炒）、赤足蜈蚣（全者，炒）各十五枚，丹砂一两，雄黄（醋熬）一分，龙脑半钱，上为末。每服一钱匕，温蜜汤调下，每天三五次。(《圣济总录》)

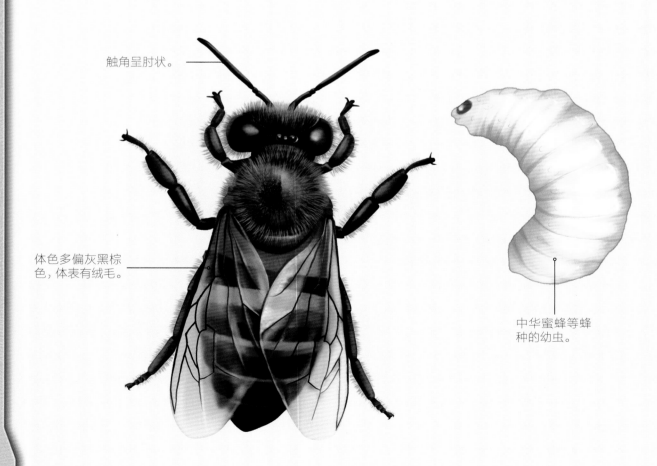

触角呈肘状。

体色多偏灰黑棕色，体表有绒毛。

中华蜜蜂等蜂种的幼虫。

熊 脂

味甘，微寒。

主治风痹不仁[1]，筋急，五脏腹中积聚，寒热，羸瘦，头疡、白秃，面皯疱[2]。久服强志，不饥，轻身。生雍州山谷。

注释

①不仁：中医症状名，即麻木不仁，指皮肤的感觉功能迟钝或丧失。《素问·逆调论》："荣气虚则不仁。"

②皯疱（gǎnpào）：面部色黑有疙瘩。皯，皮肤黧黑枯槁；疱，皮肤上长小疙瘩。

译文

熊脂，味甘，性微寒。主治风痹皮肤丧失感觉、筋脉挛急、五脏腹中结块、恶寒发热、身体瘦弱、头疮、白秃疮、面部色黑且有疙瘩。长期服用，能使记忆力增强、耐饥、身体轻健。产于雍州的山谷中。

来源及用法

为熊科动物黑熊和棕熊的脂肪油。以秋末冬初被猎取者脂肪最为肥满。取出脂肪，熬炼去滓即得。熬冲服，或涂搽。

百草医方

白秃疮，发中生癣：熊脂敷之。（《杨氏产乳》）

令发长黑：熊脂、蔓荆子（末）等分和匀，醋调涂之。（《太平圣惠方》）

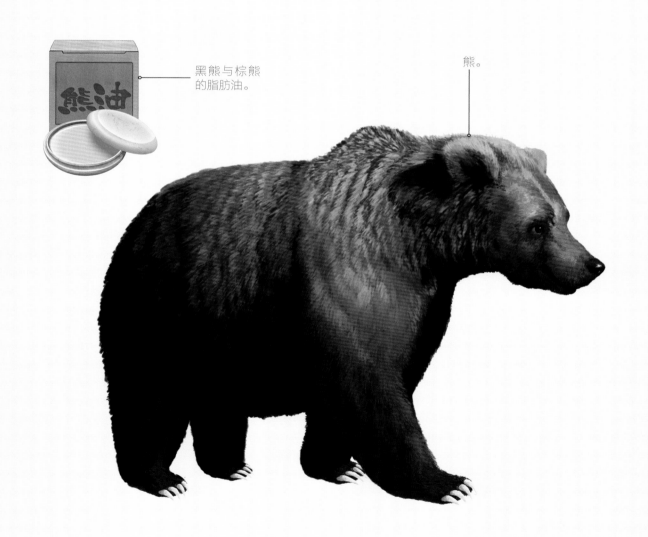

黑熊与棕熊的脂肪油。

熊。

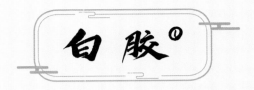

白胶^①

味甘，平。

主治伤中劳绝^②，腰痛羸瘦，补中益气，妇人血闭无子，止痛安胎。久服轻身，延年。一名鹿角胶。生云中^③。

注释

①白胶：现通用名为鹿角胶。

②劳绝：尚志钧《神农本草经校注》曰"劳绝，指劳伤过度，导致精气耗损欲绝"。

③云中：古郡名。原为战国赵地，秦时置郡，治所在云中县（今内蒙古托克托东北）。辖境相当今内蒙古土默特右旗以东，大青山以南，卓资以西，黄河南岸及长城以北。

译文

白胶，味甘，性平。主治中焦脾胃损伤、劳伤过度所致精气耗损欲绝、腰痛、身体瘦弱、女子闭经而不孕不育，能补益中焦脾胃之气、止痛安胎。长期服用，能使身体轻健、寿命长久。又名鹿角胶，产于云中郡。

来源及用法

为鹿科动物马鹿或梅花鹿的鹿角经水煎煮、浓缩制成的固体胶。多于春季拾取鹿角，煎煮制成。烊化服。

百草医方

妊娠，卒下血：以酒煮胶二两，消尽顿服。（《肘后备急方》）

补虚劳，益髓长肌，悦颜色，令人肥健：鹿角胶，炙捣为末。以酒服方寸匕，日三服。（《外台秘要》）

凡肿已溃未溃者：白胶一片，水渍令软，纳纳然肿之大小贴当头上开孔，若已溃还合者，脓当被胶急撮之，脓皆出尽。未有脓者，肿当自消矣。（《外台秘要》）

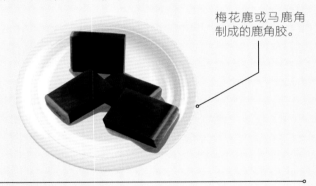

梅花鹿或马鹿角制成的鹿角胶。

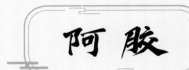

阿胶

味甘，平。

主治心腹内崩^①，劳极^②洒洒^③如疟状，腰腹痛，四肢酸疼，女子下血，安胎。久服轻身，益气。一名傅致胶。出东阿^④。

注释

①心腹内崩：内崩指下血。《素问·阴阳别论》："阴虚阳搏谓之崩。"王冰注："阳脉不足，阳盛搏则内崩，而血流下。"马继兴《神农本草经辑注》中记载，所谓"心腹内崩"，应与《内经》中的"心下崩"病候相类。即《素问·痿论》："悲哀太甚，则胞络绝，胞络绝，则阳气内动，发则心下崩数溲血也。"王冰注："心下崩，谓心包内崩而下血也。"

②劳极：中医古病名。指肾虚劳损。《脉经》："男子平人脉大为劳极，虚亦为劳。"《济生方》："肾虚劳损，卧多盗汗，小便余沥，阴湿痿弱，名劳极。"

③洒洒：寒冷貌。《素问·脉解篇》："阳盛而阴气加之，故洒洒振寒也。"

④东阿：秦置东阿县，治今山东阳谷县

上品药

东阿镇南。

阿胶，味甘，性平。主治心腹内崩、肾虚劳损、恶寒颤栗有如疟疾、腰腹痛、四肢酸疼、女子带下有血，能安胎。长期服用，能使身体轻健、气力充沛。又名傅致胶，产于东阿。

来源及用法

为马科动物驴的干燥皮或鲜皮经煎煮浓缩制成的固体胶。将驴的皮去毛后煎煮浓缩制成。捣成碎块用，或取阿胶烘软，切成

1cm 左右的丁，照烫法用蛤粉或蒲黄炒成阿胶珠用。煎服，烊化冲服。

百草医方

老人虚秘：阿胶（炒）二钱，葱白三根。水煎化，加蜜两匙，温服。(《千金要方》)

妊娠无故卒下血不止：阿胶二两，捣末，生地黄半斤捣成汁，以清酒三升绞汁分三服。(《梅师方》)

赤白痢疾（肠胃气虚，冷热不调，下痢赤白，里急后重，腹痛，小便不利）：阿胶（炒过，水化成膏）一两，黄连三两，茯苓二两。为末，捣匀成丸，如梧子大。每服五十丸，粟米汤送下，一天服三次。(《太平惠民和剂局方》)

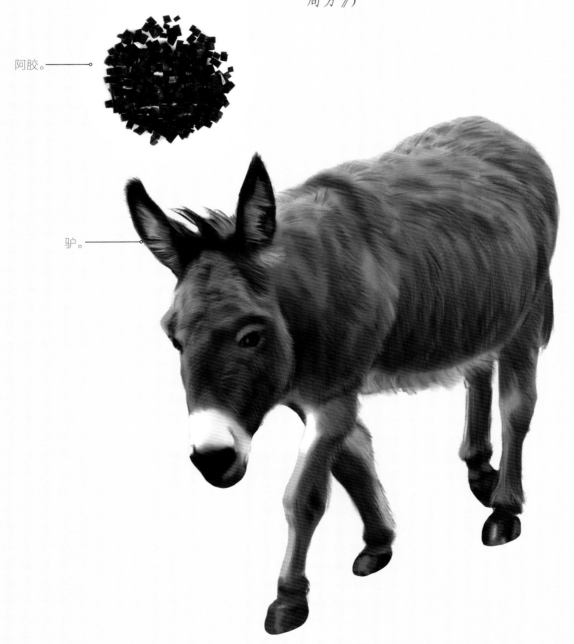

阿胶。

驴。

雁肪

味甘，平。

主治风痹①、拘急②、偏枯③，气不通利。久服益气，不饥，轻身耐老。一名鹜④肪。生江南⑤池泽。

注释

①风痹：中医古病名。指由风湿引起的手足挛屈病症。

②拘急：中医症状名。指四肢拘挛难以屈伸的症状。多由于风邪所致。《素问·六元正纪大论》："民病寒湿，腹满，身（月真）愤胕肿，痞逆，寒厥拘急。"

③偏枯：中医病证名。又名偏风，亦称半身不遂。《灵枢·刺书真邪》："虚邪偏客于身半，其入深，内居营卫，荣卫稍衰，则真气去，邪气独留，发为偏枯。"

④鹜（wù）：本义为野鸭。

⑤江南：特指长江中下游以南。古代文献中江南是变化多样的。汉代指的是现今湖南省和湖北南部、江西部分地区。

译文

雁肪，味甘，性平。主治风湿引起的手足挛屈、四肢拘挛难以屈伸、半身不遂、全身气机运行不畅。长期服用，能使气力充沛、耐饥、身体轻健、青春常驻。又名鹜肪，产于江南的池泽中。

来源及用法

为鸭科动物白额雁、鸿雁的脂肪。冬季捕捉，除去羽毛和内脏后，剥取脂肪。熬油或煎汤服，或涂敷。

百草医方

风痹拘急偏枯，血气不通利：雁肪四两，炼，滤过，每日空心，暖酒一杯，肪一匙头饮之。（《食医心镜》）

生发：雁肪日日涂之。（《千金要方》）

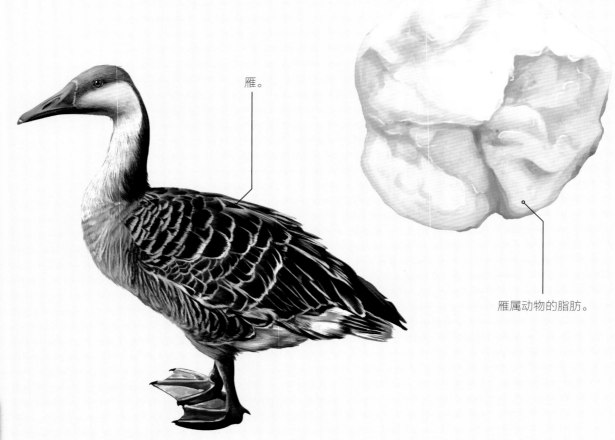

雁。

雁属动物的脂肪。

羖^①羊角

味咸，温。

主治青盲，明目，杀疥虫^②，止寒泄^③，辟恶鬼虎狼^④，止惊悸。久服安心，益气力，轻身。生河西川谷。

注释

①羖（gǔ）：公羊。

②疥虫：《诸病源候论·疥候》曰"疥者有数种……并皆有虫"。

③寒泄：中医病名。因寒邪客肠胃所致，症见肠鸣腹痛，便泻稀水等。《灵枢·邪气脏腑病形》："冬日重感于寒即泄。"

④辟恶鬼虎狼：《名医别录》记载，烧之杀鬼魅虎狼。辟，古同"避"，躲，设法躲开。

译文

羖羊角，味咸，性温。主治青盲、胃寒泄泻，能增强视力、驱除疥虫及恶鬼虎狼等邪物、消除惊悸。长期服用，能使心神安定、气力充沛、身体轻健。产于黄河以西地区的川谷中。

来源及用法

为牛科动物雄性山羊或雄性绵羊的角。四季均可锯角，干燥。煎服。

百草医方

小儿痫疾：羖羊角烧存性，以酒服少许。（《普济方》）

打扑伤痛：羖羊角灰以砂糖水拌，瓦焙焦为末。每热酒下二钱，仍揉痛处。（《简便方》）

水泻多时：羖羊角一枚。用白矾填满，烧存性研细为散。每以新汲水调下二钱。（《太平圣惠方》）

赤秃发落：羖羊角、牛角烧灰等分，猪脂调敷。（《普济方》）

羖羊角。

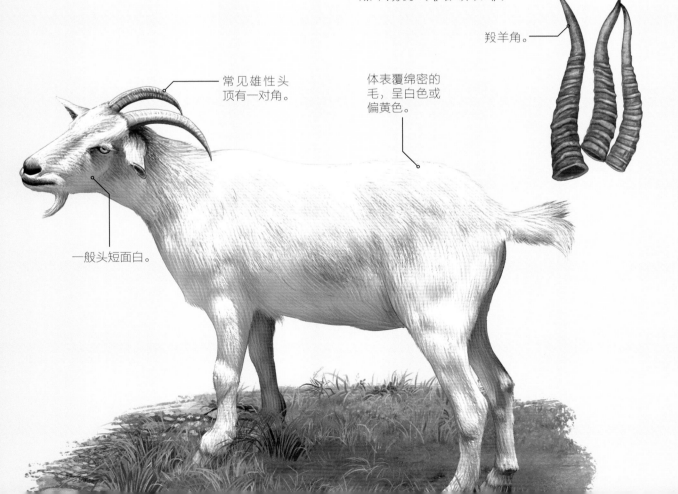

常见雄性头顶有一对角。

体表覆绵密的毛，呈白色或偏黄色。

一般头短面白。

犀角

味苦，寒。

主治百毒①蛊疰、邪鬼②、瘴气③，杀钩吻④鸩羽⑤蛇毒，除邪，不迷惑⑥、魇寐⑦。久服轻身。生永昌⑧山谷。

注释

①百毒：泛指各种毒。

②邪鬼：古人认为为致病因素之一。《诸病源候论·鬼邪候》："凡邪气鬼物所为病也，其状不同，或言语错谬，或啼苦惊走，或癫狂昏乱，或喜怒悲笑，或大怖惧如人来逐，或歌谣咏啸，或不肯语。"

③瘴气：中医病因名。指南方山林中湿热蒸郁能致人疾病的有毒气体。

④钩吻：为马钱科钩吻属常绿木质藤本植物，别名野葛、胡蔓藤、断肠草、朝阳草等。古代著名毒物。

⑤鸩（zhèn）羽：鸩鸟的羽毛。古代认为有剧毒，用之浸酒，饮之立死。

⑥迷惑：指使人迷乱。

⑦魇寐（yǎnmèi）：同"魇魅"，假借鬼神，作法害人的一种妖术。

⑧永昌：古代郡名。辖境相当今云南大理白族自治州及哀牢山以西地区。

译文

犀角，味苦，性寒。主治各种毒邪如蛊疰、邪鬼、瘴气、钩吻、鸩羽、蛇毒，能驱除邪气、破除魇寐妖术、使人神志清醒。长期服用能使身体轻健。产于永昌的山谷中。

来源及用法

为犀科动物白犀牛、黑犀牛、印度犀牛、爪哇犀牛、苏门答腊犀牛等的角。冲服，或入丸散，或外用。

百草医方

下痢鲜血：犀角、地榆、生地黄各一两，为末，炼蜜丸弹子大。每服一丸，水一升，煎五合，去滓温服。（《太平圣惠方》）

服药过剂及中毒烦闷欲死：犀角烧末，水服方寸匕。（《外台秘要》）

痘疮稠密，不拘大人小儿：生犀角，于涩器中，新汲水磨浓汁，冷冻饮料服之。（《钱氏小儿方》）

消毒解热：生犀角尖，磨浓汁，频饮之。（《钱氏小儿方》）

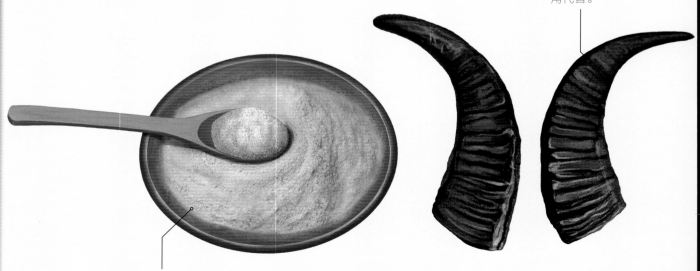

原指犀牛角，现多以水牛角代替。

水牛角浓缩粉。

上品药

牡蛎

味咸，平。

主治伤寒寒热，温疟洒洒，惊恚怒气[1]，除拘缓[2]、鼠瘘[3]、女子带下赤白。久服强骨节，杀邪鬼，延年。一名蛎蛤。生东海池泽。

注释

①惊恚（huì）怒气：指惊恐、怨恨、愤怒等一些情志变化。恚，恨、怒。

②拘缓：森立之《本草经考注》曰"拘缓者，拘急纵缓之略言。亦惊恚、怒气、痫证之见征耳"。

③鼠瘘：指生于颈、腋部之窦道破溃难敛者。《灵枢·寒热》："鼠瘘之本，皆在于脏，其末上出于颈腋之间。"症见颈、腋部生核，日久破溃流脓血，或伴有恶寒发热的漏症。

译文

牡蛎，味咸，性平。主治感冒寒邪所致恶寒发热、温疟而有恶寒颤栗、惊恐愤恨而有筋脉拘急纵缓、鼠瘘、女子带下赤白。长期服用，能使骨节强壮、邪鬼等不祥之物退散、寿命长久。又名蛎蛤，产于东海的池泽中。

来源及用法

为牡蛎科动物长牡蛎、大连湾牡蛎或近江牡蛎的贝壳。全年均可捕捞，去肉，取壳，洗净，晒干。生用或煅用，用时打碎。煎服。

百草医方

大病瘥后，小劳便鼻衄：牡蛎十分，石膏五分，捣末，酒服方寸匕，日三四，亦可蜜丸如梧子大，服之。（《肘后备急方》）

心脾气痛，气实有痰者：牡蛎煅成粉，酒服二钱。（《丹溪心法》）

气虚盗汗：牡蛎粉、杜仲等分为末，每酒服方寸匕。（《千金要方》）

月水不止：牡蛎研，米醋揉成团，再研末，加米醋调艾叶末熬膏，丸梧子大。每醋艾汤下四五十丸。（《普济方》）

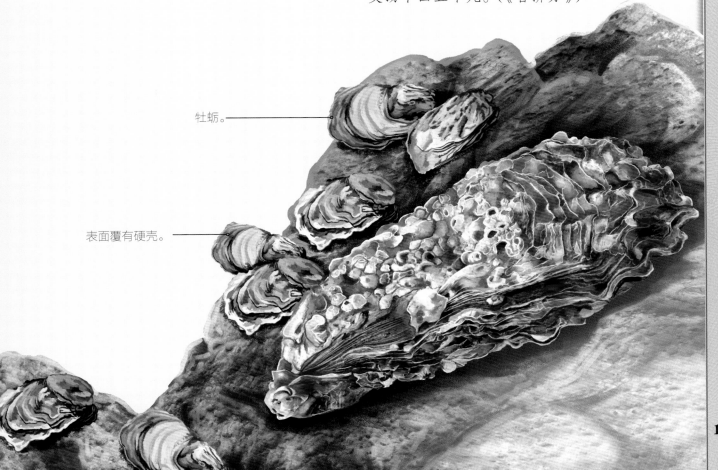

牡蛎。

表面覆有硬壳。

蒲陶[1]

味甘，平。

主治筋骨湿痹，益气，倍力，强志，令人肥健，耐饥，忍风寒。久食轻身，不老延年。可作酒。生陇西[2]山谷。

注释

①蒲陶：原作"葡萄"，据《新修本草》改。据考，宋以前当作"蒲陶"为正。

②陇西：古代郡名。治狄道（今甘肃省临洮县）。西汉时辖地范围较大，一度包括今甘肃省天水、兰州等地区。

译文

蒲陶，味甘，性平。主治筋骨湿痹，能补益气力、增强记忆力、充实肌肉，使人耐饥、不惧风寒。长期服用，能使身体轻健、寿命长久以至长生不老。可酿为酒。产于陇西的山谷中。

来源及用法

为葡萄科植物葡萄的果实。7~9月果实成熟时采收，鲜用或风干。

百草医方

热淋涩痛：葡萄（捣取自然汁）、生藕（捣取自然汁）、生地黄（捣取自然汁）、白沙蜜各五合，和匀温服。（《太平圣惠方》）

除烦止渴：生葡萄捣滤取汁，以瓦器熬稠，入熟蜜少许同收。点汤饮甚良。（《居家必用事类全集》）

水肿：葡萄嫩心十四个、蝼蛄七个（去头尾），同研，露七日，晒干研为末。每服半钱，淡酒调下。暑月尤佳。（《保命集》）

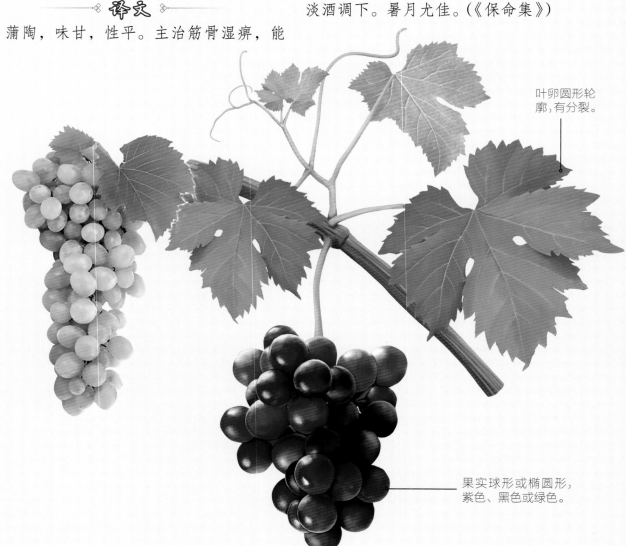

叶卵圆形轮廓，有分裂。

果实球形或椭圆形，紫色、黑色或绿色。

上品药

蓬蘽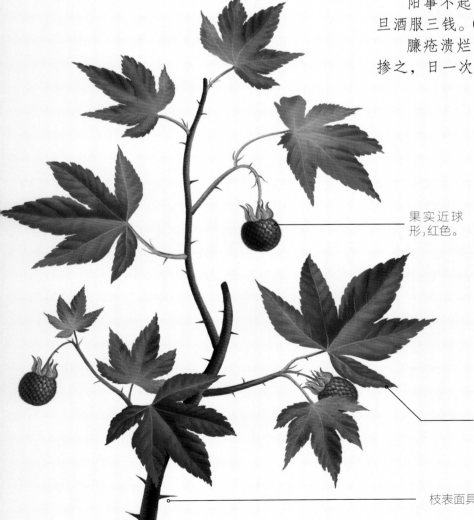

味酸，平。

主安五脏，益精气，长阴令坚②，强志，倍力，有子。久服轻身不老。一名覆盆。生荆山③平泽。

注释

①蓬蘽（léi）：现通用名为覆盆子。

②长阴令坚：壮阳起萎。

③荆山：山名。在今河南省灵宝市阌乡南。《元和郡县志·河南道》："湖城县……本汉湖县，属京兆尹。即黄帝铸鼎之处。后汉改属弘农郡，至宋加'城'字为湖城县。荆山，在县南。即黄帝铸鼎之处。"

译文

蓬蘽，味酸，性平。主要能安养五脏、补益精气、壮阳、增强记忆力、增长气力、令人易于生育。长期服用，能使身体轻健、长生不老。又名覆盆，产于河南荆山的平泽中。

来源及用法

为蔷薇科植物华东覆盆子的干燥果实。夏初果实由绿变绿黄时采收，除去梗、叶，置沸水中略烫或略蒸，取出，干燥。煎服。

百草医方

长发不落：覆盆子榨油，日涂之。（《太平圣惠方》）

阳事不起：覆盆子，酒浸焙研为末，每旦酒服三钱。（《濒湖集简方》）

臁疮溃烂：覆盆叶为末。用酸浆水洗后掺之，日一次，以愈为度。（《仁斋直指方》）

果实近球形,红色。

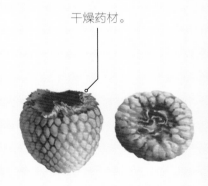

干燥药材。

叶掌状分裂，基部心形，裂片椭圆形或菱状卵形。

枝表面具刺。

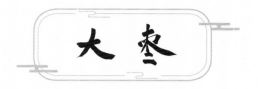

大枣

味甘，平。

主治心腹邪气，安中，养脾，助十二经①，平胃气，通九窍，补少气少津②，身中不足，大惊，四肢重，和百药③。久服轻身，长年。

叶：覆麻黄，能令出汗。

生河东平泽。

◇ 注释 ◇

①十二经：中医学的十二经脉。即手足三阴、三阳经，包括手太阴肺经、手阳明大肠经、足阳明胃经、足太阴脾经、手少阴心经、手太阳小肠经、足太阳膀胱经、足少阴肾经、手厥阴心包经、手少阳三焦经、足少阳胆经、足厥阴肝经。

②津：津液，中医术语。是机体一切正常水液的总称。

③和百药：和解众药毒性。

◇ 译文 ◇

大枣，味甘，性平。主治心腹邪气，能调养中焦脾胃、滋养十二经脉、畅达胃气、通利九窍、补津气之不足、补虚强体、消除惊惧与四肢沉重不举、调和各种药物。长期服用，能使身体轻健、寿命长久。大枣的叶，覆麻黄，能发汗。产于河东的平泽中。

◇ 来源及用法 ◇

为鼠李科植物枣的干燥成熟果实。秋季果实成熟时采收，晒干。煎服。

◇ 百草医方 ◇

反胃吐食：大枣一枚（去核），斑蝥一枚（去头翅），入在内，煨熟去蝥，空心食之，白汤下。（《仁斋直指方》）

烦闷不眠：大枣十四枚，葱白七茎。以水三升，煮一升，去滓顿服。（《千金要方》）

妇人脏躁，悲伤欲哭：大枣十枚，甘草三两，小麦一升，以水六升，煮取三升，温分三服。亦补脾气。（《金匮要略》）

诸疮久坏，不愈：枣膏三升，煎水频洗。（《千金要方》）

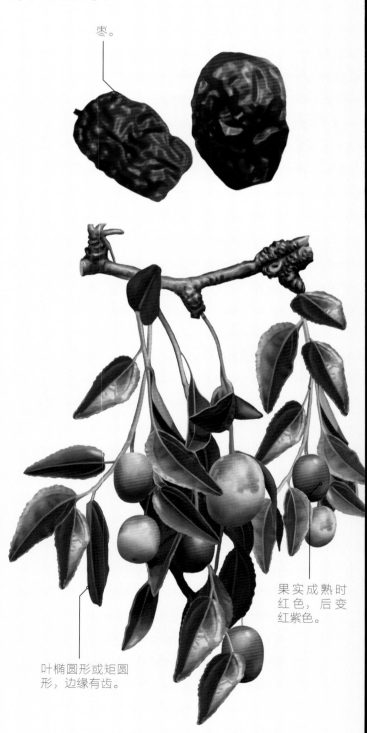

枣。

果实成熟时红色，后变红紫色。

叶椭圆形或矩圆形，边缘有齿。

上品药

藕实茎

味甘，平。

主补中养神，益气力，除百疾。久服轻身，耐老，不饥，延年。一名水芝丹。生汝南池泽。

译文

藕实茎，味甘，性平。主要能调养中焦脾胃、安养精神、补益气力、祛除各种疾病。长期服用，能使身体轻健、青春常驻、耐饥、寿命长久。又名水芝丹，产于汝南的池泽中。

来源及用法

为睡莲科植物莲的干燥根茎节部。秋、冬两季采挖根茎，切取节部，洗净，晒干，除去须根。煎服。

百草医方

鼻衄不止：藕节捣汁饮，并滴鼻中。（《太平圣惠方》）

卒暴吐血：藕节、荷蒂各七个，以蜜少许擂烂，用水二盏，煎八分，去滓，温服。或为末丸服亦可。（《太平圣惠方》）

大便下血：藕节晒干研末，人参、白蜜煎汤，调服二钱，日二服。（《全幼心鉴》）

霍乱烦渴：藕汁一盏，姜汁半盏。和匀饮。（《圣济总录》）

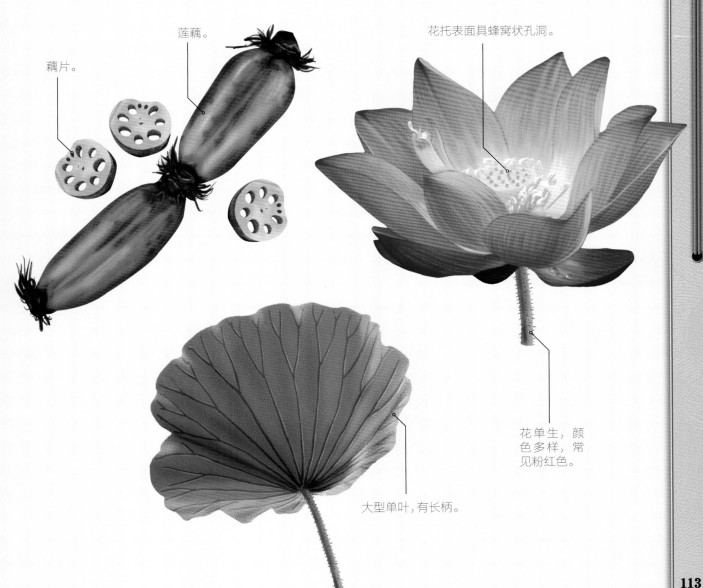

藕片。

莲藕。

花托表面具蜂窝状孔洞。

花单生，颜色多样，常见粉红色。

大型单叶，有长柄。

鸡头实[1]

味甘，平。

主治湿痹、腰脊膝痛，补中，除暴疾[2]，益精气，强志，令耳目聪明。久服轻身，不饥，耐老神仙。一名雁喙实。生雷泽池泽。

注释

①鸡头实：现通用名为芡实。
②暴疾：突然发病。

译文

鸡头实，味甘，性平。主治湿痹、腰脊膝痛，能调养中焦脾胃、祛除突发的疾病、补益精气、增强记忆力听力视力。长期服用，能使身体轻健、耐饥、青春常驻以至成仙。

又名雁喙实，产于雷泽的池泽中。

来源及用法

为睡莲科植物芡的干燥成熟种仁。秋末冬初采收成熟果实，除去果皮，取出种子，洗净，再除去硬壳（种外皮），晒干。煎服。

百草医方

治益精气，强志意，聪利耳目：鸡头实三合，煮令熟，去壳，研如膏，入粳米一合煮粥，空心食之。(《经验后方》)

浊病：芡实粉、白茯苓粉，黄蜡化蜜和丸，梧桐子大。每服百丸，盐汤下。(《摘玄方》)

小便数，遗精：芡实、秋石、白茯苓、莲肉各二两，为末。蒸枣和丸梧桐子大。每服三十丸，空心盐汤送下。(《永类钤方》)

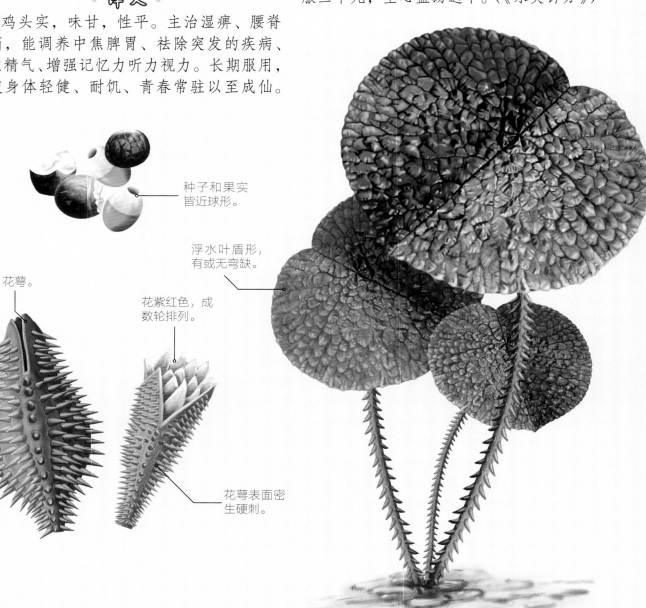

种子和果实皆近球形。

浮水叶盾形，有或无弯缺。

花萼。

花紫红色，成数轮排列。

花萼表面密生硬刺。

114

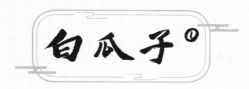

白瓜子①

味甘，平。

主令人悦泽②，好颜色，益气，不饥。久服轻身，耐老。一名水芝。生嵩高平泽。

注释

①白瓜子：现通用名为白瓜仁。

②悦泽：指面容光润悦目。

译文

白瓜子，味甘，性平。主要能使面色光润悦目、容貌姣好、气力充沛、耐饥。长期服用，能使身体轻健、青春常驻。又名水芝，产于嵩山的平泽中。

来源及用法

为葫芦科植物冬瓜的种子。食用冬瓜时，收集种子，洗净，选成熟者晒干。煎服。

百草医方

悦泽面容：白瓜仁五两，桃花四两，白杨皮二两，为末。食后饮服方寸匕，日三服。欲白加瓜仁，欲红加桃花。三十日面白，五十日手足俱白。一方有橘皮，无杨皮。(《肘后备急方》)

消渴不止，小便多：干冬瓜子、麦门冬、黄连各二两，水煎饮之。冬瓜苗叶俱治消渴，不拘新干。(《摘玄方》)

男子白浊：陈冬瓜仁炒为末，每空心米饮服五钱。(《救急易方》)

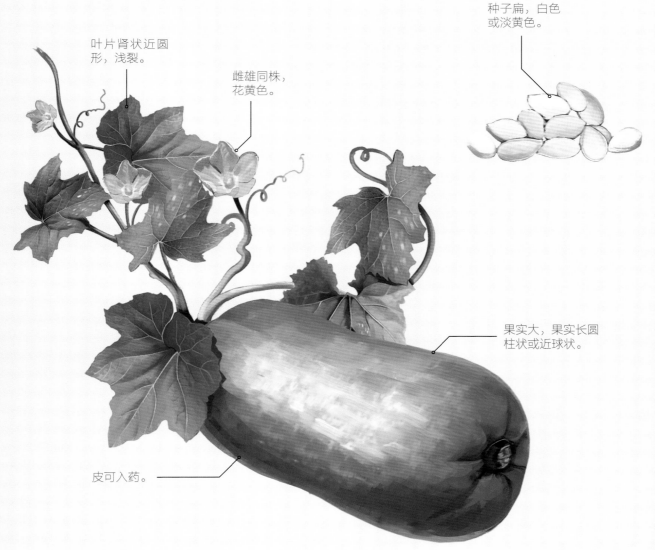

种子扁，白色或淡黄色。

叶片肾状近圆形，浅裂。

雌雄同株，花黄色。

果实大，果实长圆柱状或近球状。

皮可入药。

冬葵子

味甘，寒。

主治五脏六腑寒热、羸瘦，五癃[1]，利小便。久服坚骨，长肌肉，轻身延年。生少室山。

注释

①五癃：中医病名。《灵枢》有"五癃津液别篇"。五，指五液。即津液在人体代谢过程中所化生的汗、溺、唾、泪、髓五种体液。癃，即癃闭。指五液代谢发生障碍后出现闭阻不通的病证。

译文

冬葵子，味甘，性寒。主治脏腑寒热邪气、身体瘦弱、五癃，能通利小便。长期服用，能使骨骼坚实、肌肉丰满、身体轻健、寿命长久。产于少室山。

来源及用法

为锦葵科植物冬葵的干燥成熟种子。夏、秋两季种子成熟时采收，除去杂质，阴干。煎服。

百草医方

解蜀椒毒：冬葵子煮汁饮之。(《千金要方》)

妊娠水肿，身重，小便不利，洒淅恶寒，起即头晕：冬葵子、茯苓各三两，杵为散，饮服方寸匕，日三服，小便利则愈。若转胞者，加发灰，神效。(《金匮要略》)

血痢产痢：冬葵子为末，每服二钱，入腊茶一钱，沸汤调服，日三服。(《太平圣惠方》)

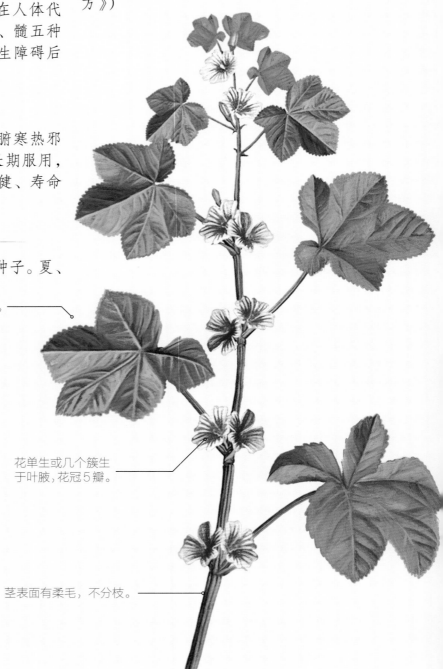

叶片常5~7裂或角裂，基部心形，裂片呈三角状圆形，边缘有齿。

花单生或几个簇生于叶腋，花冠5瓣。

茎表面有柔毛，不分枝。

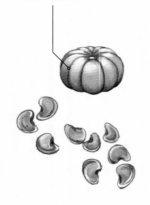

果扁球形，种子肾形。

上品药

116

苋 实

味甘，寒。

主治青盲，明目，除邪，利大小便，去寒热。久服益气力，不饥轻身。一名马苋。生淮阳①川泽。

注释

①淮阳：古代郡名，始于秦朝，曾改为淮阳国、陈国、陈郡、陈州，其辖区大小不一，中心地区在今河南省淮阳县一带。

译文

苋实，味甘，性寒。主治青盲，能增强视力、驱除邪气、通利大小便、消除恶寒发热的症状。长期服用，能使气力充沛、耐饥、身体轻健。又名马苋，产于河南淮阳的川泽中。

来源及用法

为苋科植物苋的种子。9~10月采收地上部分，晒后搓揉脱下种子，扬净，晒干。煎服。

百草医方

利大小便：苋实为末半两，分二服，以新汲水调下。（《太平圣惠方》）

牙痛：苋根晒干，烧存性为末，揩之，再以红灯笼草根煎汤漱之。（《集效方》）

产后下痢，赤白者：紫苋一握切煮汁，入粳米三合，煮粥食之。（《寿亲养老书》）

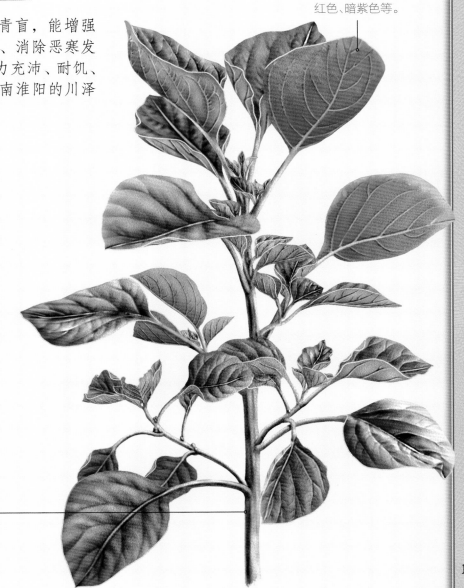

叶互生，绿色、红色、暗紫色等。

种子黑褐色，平滑有光泽。

茎粗壮且直立。

苦菜

味苦，寒。

主治五脏邪气、厌谷[1]、胃痹[2]。久服安心益气，聪察少卧[3]，轻身耐老。一名茶草，一名选。生益州川谷。

注释

①厌谷：厌食，指没有食欲，不思饮食。

②胃痹：尚志钧《神农本草经校注》认为是胃的气机受邪闭阻，导致食欲不振、厌食等症。是《素问·痹论》中脏腑痹之一。

③少卧：少眠。

译文

苦菜，味苦，性寒。主治五脏邪气结聚、厌食、胃痹。长期服用，能使心神安定、气力充沛、听力视力增强、睡意减少、身体轻健、青春常驻。又名茶草、选，产于益州的川谷中。

来源及用法

为菊科植物苦苣菜的全草。夏季开花前采收，鲜用或晒干。煎服，或外用。

百草医方

喉痹肿痛：野苦菜捣汁半盏，灯心以汤浸，捻汁半盏，和匀服。(《普济方》)

对口恶疮：野苦菜擂汁一盅，入姜汁一匙，和酒服，以渣敷，一二次即愈。(唐瑶《经验方》)

血脉不调：苦菜晒干，为末。每服二钱，温酒下。(《卫生易简方》)

中沙虱毒，沙虱在水中，人澡浴则着人身，钻入皮里。初得皮上正赤，如小豆、黍、粟，摩之痛如刺，三日后寒热发疮毒，若入骨杀人，岭南多此：以茅叶刮去，以苦菜汁涂之，佳。(《肘后备急方》)

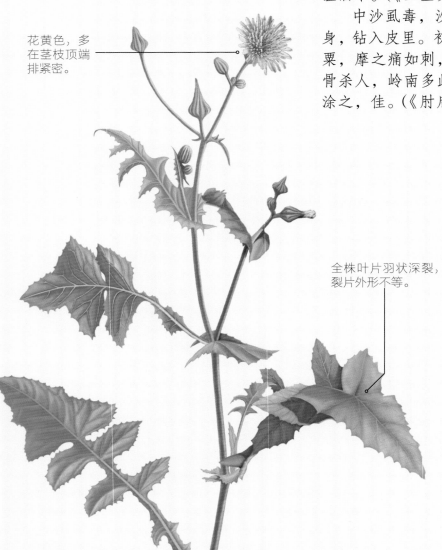

花黄色，多在茎枝顶端排紧密。

全株叶片羽状深裂，裂片外形不等。

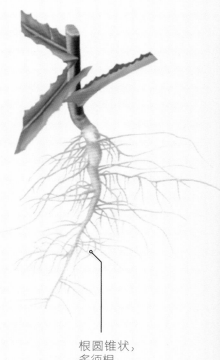

根圆锥状，多须根。

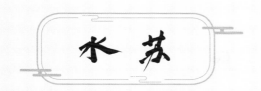

水苏

味辛，微温。

主下气，杀谷①，除饮食②，辟口臭，去毒，辟恶气。久服通神明，轻身耐老。生九真③池泽。

注释

①杀谷：消化食物。

②除饮食：同"杀谷"，消化饮食。除，清除、去掉。

③九真：古代郡名。在今天的越南北部。公元前111年，汉武帝灭南越国，设立九真郡，实施直接的行政管理。

译文

水苏，味辛，性微温。主要能导气下行、消化饮食、去除口臭、驱除毒邪与秽恶之气。久服能与神明相通，使身体轻健、青春常驻。多产于九真的池泽中。

来源及用法

为唇形科植物水苏、华水苏或毛水苏全草。7~8月采收，鲜用或晒干。煎服，或外用。

百草医方

风热头痛，热结上焦，致生风气，痰厥头痛：水苏叶五两，皂荚（炙去皮子）三两，芜花（醋炒焦）一两，为末，炼蜜丸梧子大。每服二十丸，食后荆芥汤下。(《太平圣惠方》)

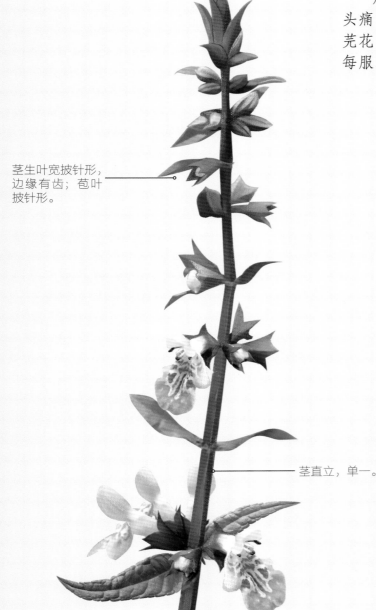

茎生叶宽披针形，边缘有齿；苞叶披针形。

茎直立，单一。

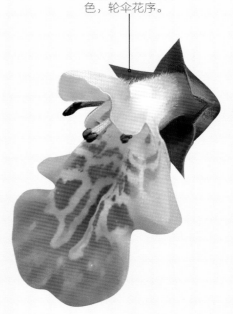

花粉红或淡紫红色，轮伞花序。

119

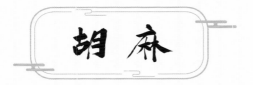

胡 麻

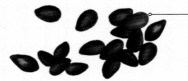

味甘，平。

主治伤中，虚赢，补五内，益气力，长肌肉，填髓脑。久服轻身，不老。一名巨胜。叶：名青蘘①。生上党川泽。

注释

①蘘（ráng）：音瓤。

译文

胡麻，味甘，性平。主治中焦脾胃损伤、身体瘦弱，能安养五脏、补益气力、充实肌肉、填补髓脑。长期服用，能使身体轻健、长生不老。又名巨胜。胡麻的叶称为青蘘。产于山西上党的川泽中。

来源及用法

为胡麻科植物芝麻的干燥成熟种子。秋季果实成熟时采割植株，晒干，打下种子，除去杂质，再晒干。煎服。

百草医方

偶感风寒：胡麻炒焦，趁热揾酒饮之。暖卧取微汗出良。（《太平圣惠方》）

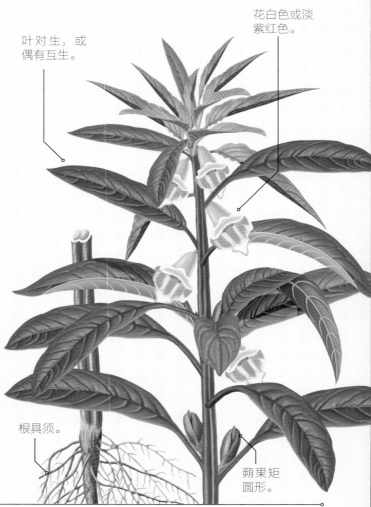

种子有黑、白色。

花白色或淡紫红色。

叶对生，或偶有互生。

根具须。

蒴果矩圆形。

青 蘘

味甘，寒。

主治五脏邪气、风寒湿痹，益气，补脑髓，坚筋骨。久服耳目聪明，不饥，不老增寿。巨胜苗也。生中原川谷。

译文

青蘘，味甘，性寒。主治五脏邪气结聚、风寒湿痹，能补益气力、充填脑髓、坚实筋骨。长期服用，能使听力视力增强、耐饥、寿命长久以至长生不老。青蘘是巨胜的苗。产于中原的川谷。

来源及用法

为胡麻科植物芝麻的叶。煎服。

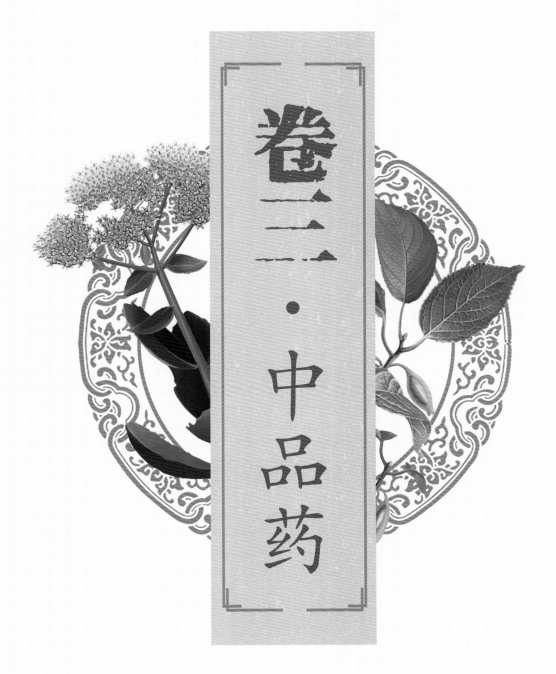

卷三·中品药

石胆

味酸，寒。

主明目、目痛、金创、诸痫痓[1]、女子阴蚀痛、石淋[2]寒热、崩中下血、诸邪毒气，令人有子。炼饵服之，不老。久服增寿神仙。能化铁为铜、成金银[3]。一名毕石。生羌道[4]山谷。

注释

①痫痓：因癫痫发作而筋脉拘挛强直之类病症。

②石淋：中医病名。小便涩痛，尿出砂石。又称砂淋、沙石淋。多因下焦积热，煎熬水液所致。《诸病源候论·石淋候》："石淋者，淋而出石也。"

③化铁为铜、成金银：方士用语。谓能使铁变为铜，合成金、银。

④羌道：古县名。西汉置，因县境为羌族所居故名。治所在今甘肃舟曲县北。

译文

石胆，味酸，性寒。主治目痛、外伤、各种痫痓、女子阴中生疮疼痛、石淋伴恶寒发热、女子阴道忽然大量出血、各种邪毒之气，能增强视力、使人易于生育。制成药饵或食物服用，使人长生不老。长期服用，能使寿命长久以至成仙。能将铁化为铜、合成金银。又名毕石，产于羌道的山谷中。

来源及用法

石胆即胆矾，主要成分为 $CuSO_4 \cdot 5H_2O$。全年可采收，以块大、色深蓝、半透明者为佳。研末或煅后研末用。温水化服，或外用适量。

百草医方

口舌生疮：胆矾半两，入银锅内，火煅通赤，出火毒一夜，细研。每以少许敷到疮口上，吐出酸涎水，二三次瘥。（《胜金方》）

齿痛及落：石胆研细，以人乳汁和膏擦之，一日三四次。止痛，复生齿，百日后复故齿，每日以新汲水漱净。（《外台秘要》）

腋下狐臭：胆矾半生半熟，入腻粉少许，为末。每用半钱，以自然姜汁调涂，十分热痛乃止。数日一用，以愈为度。（《简易方》）

喉痹喉风：鸭嘴胆矾二钱半，白僵蚕（炒）五钱，研。每以少许吹之，吐涎。（《济生方》）

肿毒不破：胆矾、雀屎各少许，点之。（《仁斋直指方》）

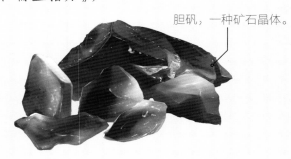
胆矾，一种矿石晶体。

石钟乳

味甘，温。

主治咳逆上气，明目，益精，安五脏，通百节，利九窍，下乳汁。生少室山谷。

译文

石钟乳，味甘，性温。主治咳逆气喘，能增强视力、补益阴精、安养五脏、疏畅全身关节、通利九窍、催生乳汁。产于少室山的山谷。

来源及用法

为碳酸盐类矿物方解石，主含 $CaCO_3$。采挖后除去杂石，洗净晒干。煎服，或入丸、散。

肺虚喘急，连绵不息：生钟乳粉（光明者）五钱，蜡三两（化和）。饭甑内蒸熟，研丸梧子大，每温水下一丸。（《圣济总录》）

安五脏，通百节，利九窍，补下焦，益精明目：钟乳炼成粉五两，以夹练袋盛之，清酒六升，瓶封，汤内煮减三之二，取出添满，封七日，日饮三合。忌房事及葱、豉、生食、硬食。（《外台秘要》）

大肠冷滑：钟乳粉一两，肉豆蔻（煨）半两。为末，煮枣肉丸梧子大。每服七十丸，空心米饮下。（《济生方》）

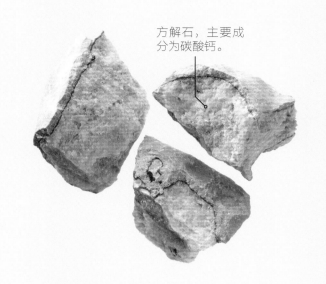

方解石，主要成分为碳酸钙。

水 银

味辛，寒。

主治疥瘙、痂疡[1]，白秃，杀皮肤中虫虱[2]，堕胎，除热。杀[3]金银铜锡毒。镕化还复为丹[4]。久服神仙不死。生符陵平土[5]。

①痂疡：尚志钧《神农本草经校注》曰"犹结痒痂头疮，实即头癣"。

②虫虱（shī）：寄生在人、畜身上的一种小虫。

③杀：抑制，压抑。水银可以溶解多种金属元素如金银等，并形成合金，被称为"汞齐"。古人因此认为水银有"杀"其他金属的效用。

④还复为丹：方士用语。曹元宇《神农本草经辑注》中记载，窃疑古时水银因含少量锡等金属，在常温为固体，热之则熔化而为液体。'还复为丹'者，水银本由丹砂制出，加热又变成丹也。由于水银制丹砂必先加硫黄，窃疑此丹或是红色氧化汞，可由水银加热（与空气接触）直接制成，色红似丹

砂，古不能辨，故云。

⑤平土：平原之地。

水银，味辛，性寒。主治疥瘙、头癣、白秃疮，能驱除体表寄生的小虫、堕胎、清除热邪、抑制金银铜锡的毒性。加热熔化后变回红色。长期服用，能长生不老以至成仙。产于涪陵的平土中。

为自然元素类液态矿物自然汞，主要由辰砂矿经加工提炼制成。不宜内服，外用适量，涂擦，外用亦不可以长期或过量使用。

腋下狐臭：水银、胡粉等分。上二味以面脂研和，涂之。（《千金要方》）

一切恶疮：水银、黄连、胡粉（熬黄），各一两，研匀敷之，干则以唾调。（《肘后备急方》）

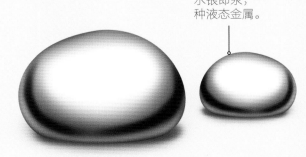

水银即汞，一种液态金属。

雄黄

味苦，平。

主治寒热、鼠瘘、恶疮、疽痔、死肌，杀精物、恶鬼、邪气、百虫、毒肿，胜五兵[1]。炼食之，轻身神仙。一名黄食石。生武都山谷。

注释

①五兵：古代指五种兵器，各书说法不一。此处泛指各种兵器和战乱。

译文

雄黄，味苦，性平。主治恶寒发热、鼠瘘、恶疮、疽、痔、身体肌肉坏死或失去感觉，能驱除精物、恶鬼、百虫、毒肿等邪物。其驱邪治病之功，较之精兵杀敌，更胜一筹。制成药饵或食物服用，能使身体轻健以至成仙。又名黄食石，产于武都的山谷中。

来源及用法

为硫化物类矿物雄黄，主含 As_2S_2。采挖后，除去杂质。照水飞法水飞，晾干。入丸、散用，或外用适量。

百草医方

小腹痛满，不得小便：雄黄末，蜜丸如枣核，塞溺孔中。(《伤寒类要》)

小儿诸痫：雄黄、朱砂等分，为末。每服一钱，猪心血入齑水调下。(《仁斋直指方》)

饮酒成癖，饮酒过度，头旋恶心呕吐，及酒积停于胃间，遇饮即吐，久而成癖：雄黄（皂角子大）六个，巴豆（连皮油）十五个，蝎梢十五个。同研，入白面五两半，滴水丸豌豆大，将干，入麸内炒香。将一粒放水试之，浮则取起收之。每服二丸，温酒下。(《太平惠民和剂局方》)

小儿痘疗：雄黄一钱，紫草三钱。为末。胭脂汁调，先以银簪挑破，搽之，极妙。(《痘疹证治》)

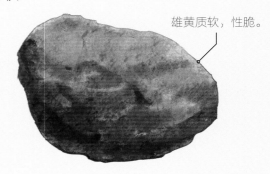

雄黄质软，性脆。

雌黄

味辛，平。

主治恶疮头秃[1]、痂疥[2]，杀毒虫虱、身痒、邪气、诸毒。炼之，久服轻身，增年不老。生武都山谷。

注释

①头秃：即白秃。
②痂疥：尚志钧考证即干疥。《诸病源候论·疥候》："干疥者，但痒，搔之皮起作干痂。"

译文

雌黄，味辛，性平。主治恶疮、白秃疮、干疥、身痒，能驱除虫虱、邪气、诸毒。制成药饵或食物长期服用，能使身体轻健、寿命长久以至长生不老。产于武都的山谷中。

来源及用法

为硫化物类雌黄矿石。采挖后去掉杂石。入丸、散。

百草医方

牛皮顽癣：雌黄末，入轻粉，和猪膏敷之。（《仁斋直指方》）

反胃吐食：雌黄一分，甘草（生）半分。
为末，饭丸梧子大。以五叶草、糯米煎汤，每服四丸。（《圣济总录》）

停痰在胃，喘息不通：雌黄一两，雄黄一钱。为末，化蜡丸弹子大。每服一丸，半夜时投热糯米粥中食之。（《济生方》）

殷蘖

味辛，温。

主治烂伤[1]、瘀血、泄痢、寒热、鼠瘘、癥瘕、结气。一名姜石[2]。生赵国[3]山谷。

注释

①烂伤：尚志钧《神农本草经校注》认为是汤火灼烂伤。《诸病源候论·汤火疮候》："其热气得冷即却，深搏至骨，烂人筋也。"

②姜石：《新修本草》曰"此即石堂下

孔公蘖根也。盘结如姜，故名姜石"。

③赵国：战国时国名，国都在今河北省邯郸。

译文

殷蘖，味辛，性温。主治烧伤烫伤、瘀血、泄泻、痢疾、恶寒发热、鼠瘘、腹部积块、结气。又名姜石。产于赵国的山谷中。

来源及用法

为钟乳石的根部。多于石灰岩山洞中采集，采挖后除去杂石。煎服，或入散、丸。

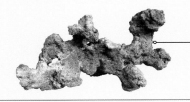

钟乳石根部。

孔公蘖

味辛，温。

主治伤食不化、邪结气、恶疮、疽、瘘、痔，利九窍，下乳汁。生梁山[1]山谷。

注释

①梁山：《本草经集注》曰"梁山属冯翊郡"。冯翊是古时地名，东汉时，治所移至高陵县。三国魏改为冯翊郡，并移治临晋，即今陕西大荔县。

译文

孔公蘖，味辛，性温。主治脾胃受损饮

食难以消化、邪气结滞、恶疮、疽、瘘、痔，能通利九窍、催生乳汁。产于陕西梁山的山谷中。

来源及用法

为钟乳石的中间部分。多于石灰岩山洞中采集，采挖后除去杂石。煎服，或入散、丸。

百草医方

风气脚弱：二斤孔公蘖、五两石斛，用二斗酒浸服。（《肘后备急方》）

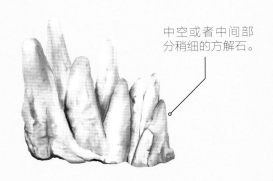

中空或者中间部分稍细的方解石。

慈石①

味辛，寒。

主治周痹、风湿肢节中痛、不可持物②、洗洗酸痟③，除大热烦满及耳聋。一名玄石④。生太山川谷。

注释

①慈石：现通用名为磁石。
②持物：拿、握东西。
③酸痟（xiāo）：酸痛。痟，酸痛。
④玄石：森立之《本草经考注》曰"慈石，其色黑，故一名玄石"。

译文

慈石，味辛，性寒。主治周痹、风湿所致肢体关节疼痛而不能拿取物品、恶寒颤栗而酸痛，能清除高热、烦闷与耳聋。又名玄石，产于泰山的川谷中。

来源及用法

为氧化物类矿物磁铁石，主含 Fe_3O_4。

采挖后，除去杂石和杂质，砸碎。煎服。

百草医方

阳事不起：磁石五斤研，清酒渍二七日。每服三合，日三夜一。(《千金要方》)

金疮血出：磁石末敷之，止痛断血。(《千金要方》)

小儿惊痫：磁石炼水饮之。(《圣济总录》)

大肠脱肛：磁石半两，火醋淬七次，为末。每空心米饮服一钱。(《仁斋直指方》)

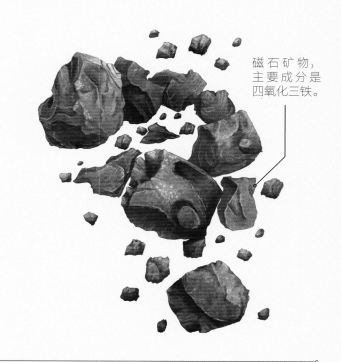

磁石矿物，主要成分是四氧化三铁。

凝水石①

味辛，寒。

主治身热、腹中积聚邪气、皮中如火烧烂、烦满，水饮之②。久服不饥。一名白水石。生常山山谷。

注释

①凝水石：现通用名为寒水石。
②水饮之：用水冲饮服用凝水石。又，

森立之认为是止渴。

译文

凝水石，味辛，性寒。主治身体发热、腹中邪气积聚、肌肤蕴热如同火烧、烦闷，当以水冲服凝水石。长期服用能使人耐饥。又名白水石，产于恒山的山谷中。

来源及用法

为硫酸盐类矿物石膏或碳酸盐类矿物方解石。全年可采，采挖后除去泥沙及杂石，打碎。生用或煅用。煎服。打碎先煎。外用适量，研细粉调敷患处。

牙龈出血，有窍：寒水石粉三两，朱砂二钱，甘草脑子一字，为末干掺。（《普济方》）

汤火伤灼：寒水石，烧研敷之。（《卫生易简方》）

男女转胞，不得小便：寒水石二两，滑石一两，葵子一合。为末。水一斗，煮五升，时服一升，即利。（《永类方》）

也叫寒水石，即方解石或石膏。

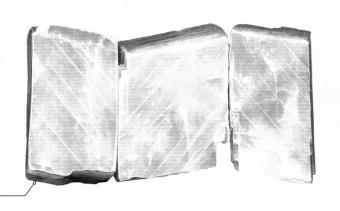

石膏

味辛，微寒。

主治中风寒热、心下逆气[1]、惊喘[2]、口干舌焦、不能息[3]、腹中坚痛，除邪鬼、产乳[4]、金创。生齐山[5]山谷。

注释

[1] 心下逆气：指胃气上逆，症见恶心欲吐等。

[2] 惊喘：指因高热引起的惊风、呼吸急促等。

[3] 不能息：不能安宁休息。

[4] 产乳：分娩。此指分娩前后诸症。

[5] 齐山：在今山东历城西北。

译文

石膏，味辛，性微寒。主治感染风邪而恶寒发热、胃气上逆、高热引起的惊风喘急、口干舌燥、无法休息、腹部坚硬疼痛、邪鬼侵扰、分娩前后诸症、外伤。产于山东齐山的山谷中。

来源及用法

为硫酸盐类矿物石膏，主含 $CaSO_4 \cdot 2H_2O$。全年可采，采挖后除去杂石及泥沙。生石膏煎服，宜打碎先煎；煅石膏外用适量，研末撒敷患处。

百草医方

小儿身热：石膏一两，青黛一钱。为末，糕糊丸龙眼大。每服一丸，灯心汤化下。（《普济方》）

食积痰火，泻肺火、胃火：白石膏（火，出火毒）半斤。为末，醋糊丸梧子大。每服四五十丸，白汤下。（《丹溪心法》）

小便卒大数，非淋，令人瘦：石膏半斤，捣碎，水一斗煮五升，稍饮五合。（《肘后备急方》）

石膏，一种酥脆的矿物。

石膏。

阳起石

味咸，微温。

主治崩中漏下，破子脏中血[1]、癥瘕结气、寒热腹痛，无子，阴阳痿不合[2]，补不足。一名白石[3]。生齐山山谷。

注释

①破子脏中血：祛除子宫中瘀血。子脏，子宫。

②阴阳痿不合：《证类本草》本作"阴痿不起"。《太平御览》作"阴阳不合"。

③白石：《新修本草》曰"一名白石……此石以白色，肌理似阴蘗，仍夹带云母，滋润者为良"。

译文

阳起石，味咸，微温。主治女子阴道忽然大量流血或月经停止后又见下血淋漓不断、子宫瘀血、腹部积块、恶寒发热、腹痛、不孕不育、阳痿不举，能补虚强体。又名白石，产于山东齐山的山谷中。

来源及用法

为硅酸盐类矿物透闪石及其异种透闪石石棉。全年均可采挖，采挖后去净泥土、杂质。黄酒淬过，碾细末用。煎服。

百草医方

元气虚寒，精滑不禁，大腑溏泻，手足厥冷：阳起石（研）、钟乳粉等分，酒煮附子末同面糊为丸，如梧桐子大。每空心米饮服五十丸。（《济生方》）

丹毒肿痒：阳起石（烧，研末），新水调涂患处。（《儒门事亲》）

阴痿阴汗：阳起石为末，每服二钱，盐酒下。（《普济方》）

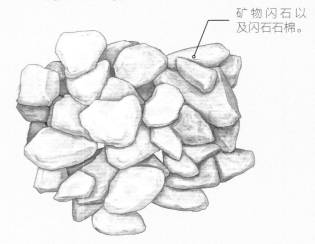

矿物闪石以及闪石石棉。

理 石

味辛，寒。

主治身热，利胃，解烦，益精，明目，破积聚，去三虫。一名立制石。生汉中山谷。

译文

理石，味辛，性寒。主治身体发热，能调畅胃气、清心除烦、补益阴精、增强视力、破除腹部积块、驱除多种寄生虫。又名立制石，产于陕西汉中的山谷中。

来源及用法

为硫酸盐类矿物石膏 $CaSO_4 \cdot 2H_2O$ 与硬石膏 $CaSO_4$ 的集合体。煎服。

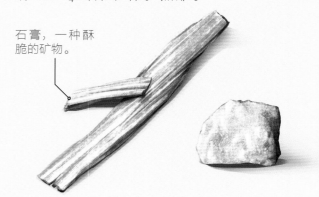

石膏，一种酥脆的矿物。

中品药

长石

味辛，寒。

主治身热、四肢寒厥①，利小便，通血脉，明目，去翳眇②，去三虫，杀蛊毒。久服不饥。一名方石。生长子③山谷。

注释

①寒厥：中医病名。指肢体厥冷，由于阳衰阴盛所致。《素问·厥论》："阳气衰于下，则为寒厥。"

②翳眇（yìmiǎo）：眼翳导致偏盲。《诸病源候论·目眇候》："其经络有偏虚者，翳障则偏覆一瞳子，故偏不见物，谓之眇目。"翳，眼角膜上所生障碍视线的白斑；眇，瞎了一只眼。

③长子：古代县名。因尧王长子丹朱受封于此而得名。在今山西长子县西。

译文

长石，味辛，性寒。主治身体发热、四肢厥冷，能通利小便、疏畅血脉、增强视力、去除翳膜使偏盲恢复视力、驱除多种寄生虫与蛊毒。长期服用能使人耐饥。又名方石，产于山西长子的山谷中。

来源及用法

为硫酸盐类矿物硬石膏 $CaSO_4$。挖取后，去尽附着泥沙、杂石，洗净晒干。煎服。

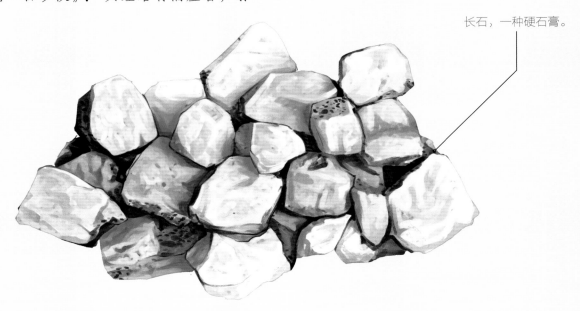

长石，一种硬石膏。

肤青

味辛，平。

主治蛊毒、毒蛇、菜肉诸毒、恶疮。生益州川谷。

译文

肤青，味辛，性平。主治蛊毒、蛇毒、各种菜类肉类之毒、恶疮。产于益州的川谷中。

铁落

味辛，平。

主治风热、恶疮、疡疽、疮痂、疥气在皮肤中。生牧羊①平泽。

注释

①牧羊：本书下品药"出东海牧羊山谷中"。东海郡，又名郯郡，古郡名。秦代始置，治郯县（今山东郯城）。西汉时其辖境在今山东省临沂市南部与江苏省东北部一带。

译文

铁落，味辛，性平。主治风热、恶疮、溃疡、疽、疮痂、疥瘙等皮肤病。产于东海郡牧羊一带的平泽中。

来源及用法

为生铁煅至红赤，外层氧化时被锤落的铁屑。煎服。

百草医方

小儿丹毒：铁落研末，猪脂和敷之。(《千金要方》)

阳厥怒狂：以生铁落为饮。(《素问》)

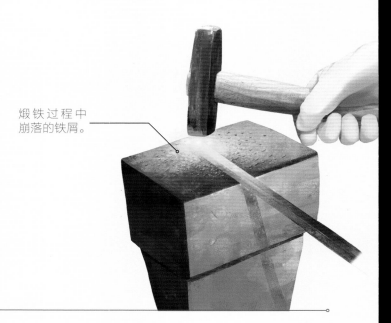

煅铁过程中崩落的铁屑。

铁

主坚肌，耐痛。

译文

铁，可以充实肌肉，让人不惧疼痛。

来源及用法

为赤铁矿、褐铁矿、磁铁矿等冶炼而成的金属。煎服。

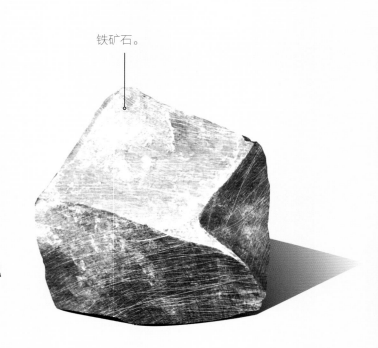

铁矿石。

铁精

平。

主明目，化铜。

译文

铁精，性平。主要能增强视力，能化为铜。

来源及用法

为炼铁炉中的灰烬，多是崩落的赤铁矿质细末。收集经久使用的炼铁炉里的灰烬，如有混杂的铁末和锻灶灰，可利用磁性区分。煎服。

百草医方

阴脱：铁精、羊脂二味，搅令稠，炙热熨，推内之瘥。(《太平圣惠方》)

小儿因痢肛门脱：以铁精粉敷之。(《姚和众》)

铅丹

味辛，微寒。

主治咳逆、胃反、惊痫、癫疾，除热，下气。练化还成九光①。久服通神明。生蜀郡②平泽。

注释

①还成九光：炼丹术语。《本草经集注》："云化成九光者，当为九光丹以为釜耳，无别变炼法。"

②蜀郡：古代郡名。秦置，成都为蜀郡治所。汉承秦制。

译文

铅丹，味辛，性微寒。主治咳逆、反胃、惊痫、癫病，能清除热邪、导气下行。炼制能使之变化出多种光彩。长期服用能与神明相通。产于蜀郡的平泽中。

来源及用法

为用纯铅加工制成的 Pb_3O_4。研细粉用，外用适量，研末撒布或熬膏敷贴。内服多入丸、散。

百草医方

消渴烦乱：铅丹，新汲水服一钱，以荞麦粥压之。(《太平圣惠方》)

反胃气逆，胃虚：铅丹二两，白矾二两，生石亭脂半两。以丹、矾研匀，入坩埚内，以炭半秤赤，更养一夜，出毒两日，入亭脂同研，粟米饭和丸绿豆大。每日米饮下十五丸。(《圣济总录》)

腋下狐臭：铅丹入轻粉，唾调，频掺之。(《普济方》)

寒热疟疾，体虚汗多者：飞炒铅丹一两，恒山末三两，蜜丸梧子大。每服五十丸，温酒下。平旦及未发、将发时，各一服，无不效。(《肘后备急方》)

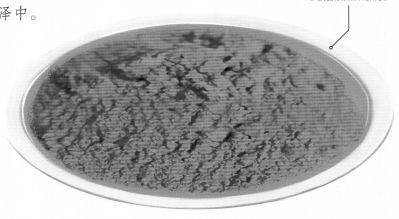

四氧化三铅，由纯铅加工而成。

当归

味甘，温。

主治咳逆上气、温疟寒热洗洗在皮肤中、妇人漏下绝子[1]、诸恶疮疡、金创。煮饮之。一名干归。生陇西川谷。

译文

当归，味甘，性温。主治咳逆气喘、温疟而有恶寒发热及肤冷颤栗、女子月经停止后又见下血淋漓不断及长期不孕、各种较为严重的疮疡、外伤。宜煎汤服用。又名干归。产于陇西的川谷中。

来源及用法

为伞形科植物当归的干燥根。秋末采挖，除去须根及泥沙，待水分稍蒸发后，捆成小把，上棚，用烟火慢慢熏干，切薄片。煎服。

百草医方

头痛欲裂：当归二两，酒一升，煮取六合，饮下。一日两次。(《外台秘要》)

衄血不止：当归(焙)研末，每服一钱，米饮调下。(《圣济总录》)

内虚目暗：补气养血。当归(生晒)六两，附子(火炮)一两，为末，炼蜜丸梧子大。每服三十丸，温酒下。(《圣济总录》)

产后自汗，壮热，气短，腰脚痛不可转：当归三钱，黄芪、白芍药(酒炒)各二钱，生姜五片。水一盏半，煎七分，温服。(《太平惠民和剂局方》)

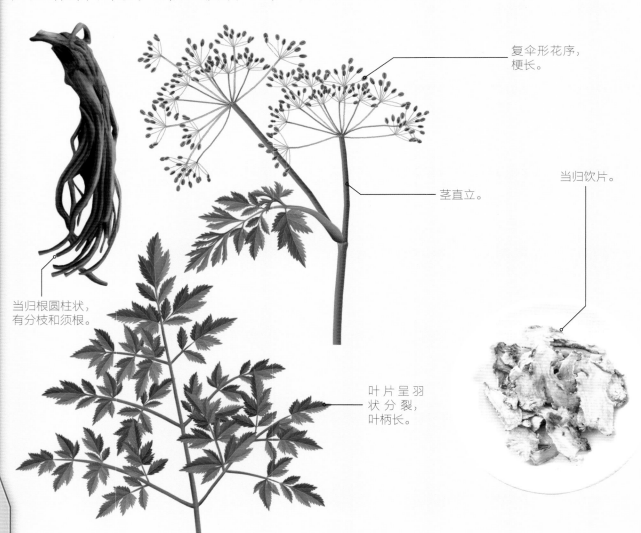

复伞形花序，梗长。

茎直立。

当归饮片。

当归根圆柱状，有分枝和须根。

叶片呈羽状分裂，叶柄长。

中品药

132

秦艽①

味苦，平。

主治寒热邪气、寒湿风痹、肢节痛、下水、利小便。生飞乌②山谷。

注释

①艽（jiāo）：音娇。

②飞乌：古地名。据尚志钧《神农本草经校注》："西汉时地名。今四川中江县西南。"

译文

秦艽，味苦，性平。主治寒热邪气、风寒湿痹、肢体关节疼痛，能利水通小便。产于飞乌的山谷中。

来源及用法

为龙胆科植物秦艽、麻花秦艽、粗茎秦艽或小秦艽的干燥根。春、秋两季采挖，除去泥沙；秦艽和麻花秦艽晒软，堆置"发汗"至表面变成红黄色或灰黄色时，摊开晒干，或不经"发汗"直接晒干；小秦艽趁鲜时搓去黑皮，晒干，切厚片。煎服。

百草医方

胎动不安：秦艽、甘草（炙）、鹿角胶（炒）各半两，共研为末。每服三钱，水一大盏、糯米五十粒，煎服。（《太平圣惠方》）

伤寒，口干烦渴，心神热躁：秦艽一两，去苗细锉，牛乳一大盏，煎至六分，去滓，不计时候，分温二服。（《太平圣惠方》）

黄疸，皮肤眼睛如金黄色，小便赤：秦艽五两，牛乳三升。煮取一升，去滓。内芒硝一两服。（《孙真人方》）

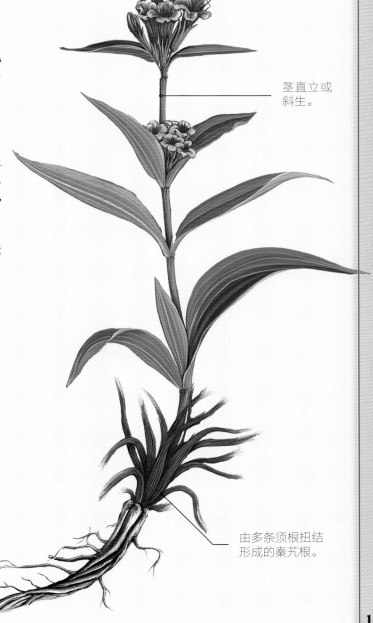

秦艽药材。

花多数，无花梗。

茎直立或斜生。

由多条须根扭结形成的秦艽根。

133

黄耆[1]

味甘，微温。

主治痈疽、久败疮[2]，排脓[3]止痛，大风癞疾[4]、五痔[5]、鼠瘘，补虚，小儿百病。一名戴糁[6]。生蜀郡山谷。

注释

①黄耆（qí）：同黄芪。现通用名为黄芪。

②久败疮：疮疡溃烂，久不收口。败，损害、损伤。

③排脓：溃疡成脓时，用中医内外科方法排除溃疡内脓液。

④癞（lài）疾：麻风病。

⑤五痔：中医病名。《备急千金要方》："夫五痔者，一曰牡痔，二曰牝痔，三曰脉痔，四曰肠痔，五曰血痔。"

⑥戴糁（sǎn）：糁，米粒，饭粒。森立之《本草经考注》："因考戴糁者，浅黄小花，簇簇成丛，似上戴饭糁之状，故名。"

译文

黄芪，味甘，性微温。主治痈疽、疮疡溃烂久不收口、强烈风邪所致疾病，如麻风病、五痔、鼠瘘、小儿百病，能排除溃疡内的脓液以止痛，补虚强体。又名戴糁，产于蜀郡的山谷中。

来源及用法

为豆科植物蒙古黄芪或膜荚黄芪的干燥根。春、秋两季采挖，除去须根和根头，晒干，切片。煎服。

百草医方

吐血不止：黄芪二钱半，紫背浮萍五钱，为末。每服一钱，姜、蜜水送下。(《圣济总录》)

气虚白浊：黄芪（盐炒）半两，茯苓一两。为末。每服一钱，白汤下。(《经验良方》)

胎动不安，腹痛，下黄汁：黄芪、川芎各一两，糯米一合。水一升，煎半升。分次服下。(《妇人良方》)

肺壅得吐：黄芪二两，杵为细末，每服三钱，水一中盏，煎至六分，温服。一天可服三四次。(《太平圣惠方》)

补肺排脓：黄芪六两，锉碎，以水三升，煎取一升，去滓服。(《梅师方》)

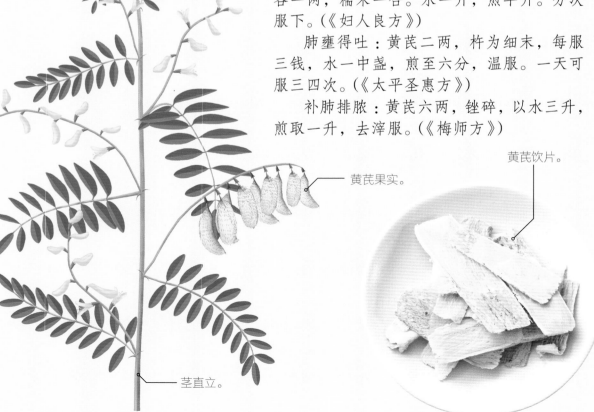

花瓣黄色或淡黄色。

黄芪果实。

茎直立。

黄芪饮片。

黄芩

味苦，平。

主治诸热、黄疸、肠澼泄痢，逐水，下血闭，恶疮疽蚀[1]、火疡[2]。一名腐肠。生秭归[3]川谷。

注释

①疽蚀：痈疽溃烂。

②火疡：尚志钧《神农本草经校注》曰"火疡，即汤火灼伤"。

③秭（zǐ）归：汉置县，位于中国湖北省宜昌市。《水经注》："屈原有贤姊，闻原放逐，亦来归，因名曰姊归。""秭"由"姊"演变而来。

译文

黄芩，味苦，性平。主治各种热证、黄疸、泄泻、痢疾及便有脓血、闭经、恶疮、痈疽溃烂、烧伤烫伤，能驱除水湿。又名腐肠，产于湖北宜昌的川谷中。

来源及用法

为唇形科植物黄芩的干燥根。春、秋两季采挖，除去泥沙和须根，晒后撞去粗皮，晒干。煎服。

饮片。

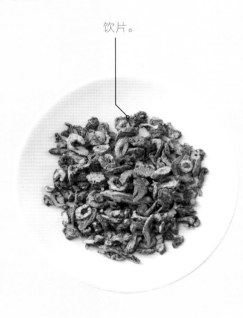

百草医方

上焦积热，泻五脏火：黄芩、黄连、黄柏等分，为末，蒸饼丸梧子大。每白汤下二三十丸。（《丹溪纂要》）

肺中有火：用片芩（炒）为末，水丸梧子大。每服二三十丸，白汤下。（《丹溪纂要》）

小儿惊啼：黄芩、人参等分，为末。每服一字，水饮下。（《普济方》）

吐血衄血，或发或止，积热所致：黄芩一两（去中心黑朽者），为末。每服三钱，水一盏，煎六分，和滓温服。（《太平圣惠方》）

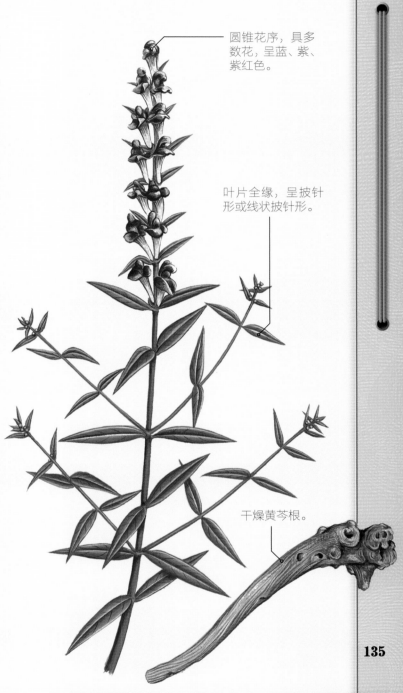

圆锥花序，具多数花，呈蓝、紫、紫红色。

叶片全缘，呈披针形或线状披针形。

干燥黄芩根。

135

黄连

味苦，寒。

主治热气、目痛、眦伤[1]、泣出，明目，肠澼、腹痛、下痢、妇人阴中肿痛[2]。久服令人不忘。一名王连[3]。生巫阳[4]川谷。

注释

①眦（zì）伤：眦，眼角、眼眶；伤，马继兴《神农本草经辑注》认为伤通疡，溃烂之意。眦伤即眦疡，谓眼角溃烂。《素问·气交变大论》："目赤痛，眦疡。"

②阴中肿痛：《诸病源候论·阴痛候》曰"食阴则痛者，其状成疮……无疮，但疼痛而已"。

③王连：森立之《本草经考注》曰"王、黄古多通用，王连即黄连"。

④巫阳：尚志钧《神农本草经校注》曰"西汉时地名。今四川巫山县"。

释义

黄连，味苦，性寒。主治热邪之气、目痛、眼角溃烂、多泪、泄泻、痢疾及便有脓血、腹痛、女子阴部肿痛，能增强视力。长期服用能增强记忆力。又名王连，产于四川巫山的川谷中。

来源及用法

为毛茛科植物黄连、三角叶黄连或云连的干燥根茎。秋季采挖，除去须根和泥沙，干燥，撞去残留须根。煎服。

百草医方

肝火为痛：黄连六两，吴茱萸一两，同炒为末，神曲糊丸梧子大。每服三四十丸，白汤下。（《丹溪心法》）

心经实热：黄连七钱。水一盏半，煎一盏，食远温服。小儿减之。（《太平惠民和剂局方》）

口舌生疮：黄连煎酒，时含呷之。（《肘后备急方》）

小儿赤眼：水调黄连末，贴足心，甚妙。（《全幼心鉴》）

花瓣线状披针形或线形。

叶片呈卵状三角形，三全裂。

黄连饮片。

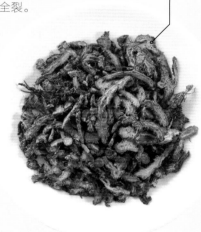

黄连须根。

黄连根常分枝，密生须根。

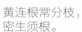

升 麻

味甘,平。

解百毒,杀百精老物^①殃鬼^②,辟温疫、瘴气、邪气、蛊毒。久服不夭。一名周麻^③。生益州山谷。

注释

①百精老物:与徐长卿条中的"鬼物百精"义同,是古人对某些原因不明的精神疾患,以及慢性传染病的认识。

②殃鬼:古人认为无辜被灾祸波及而死的灵魂即为殃鬼。

③周麻:《吴普本草》作周升麻。李时珍曰:周升麻,用或谓周地所产,如今人呼川升麻之类。

译文

升麻,味甘,性平。能解各种毒,驱除百精老物殃鬼、瘟疫、瘴气、邪气、蛊毒等不祥之气。长期服用能使寿命长久。又名周麻,产于益州的山谷中。

来源及用法

为毛茛科植物大三叶升麻、兴安升麻或升麻的干燥根茎。秋季采挖,除去泥沙,晒至须根干时,燎去或除去须根,晒干。煎服。

百草医方

产后恶血不尽:升麻三两,清酒五升,煮取二升半,分温再服,当吐下恶物极良。(《千金翼方》)

胃热牙痛:升麻煎汤,热漱并咽下,解毒。或加生地黄。(《仁斋直指方》)

热痱瘙痒:升麻,煎汤服并洗痱子。(《千金要方》)

口舌生疮:升麻一两,黄连三分,为末。棉裹药末含咽。(《本事方》)

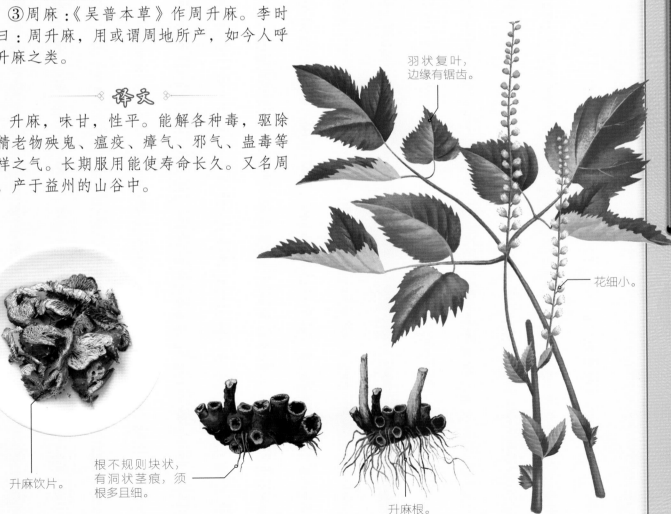

羽状复叶,边缘有锯齿。

花细小。

升麻饮片。

根不规则块状,有洞状茎痕,须根多且细。

升麻根。

木香

味辛，温。

主治邪气，辟毒疫温鬼[1]，强志，治淋露[2]。久服不梦寤魇寐[3]。生永昌山谷。

注释

①毒疫温鬼：泛指流行性传染病的病源。《诸病源候论·疫疠病候》："其病与时气、温、热等病相类，皆由一岁之内，节气不和，寒暑乖候，或有暴风疾雨，雾露不散，则民多疾疫。病无长少，率皆相似，如有鬼厉之气，故云疫疠病。"

②淋露：中医病名。《灵枢·九宫八风》："两实一虚，病则为淋露寒热。"淋：原指小便急迫、短、数、涩、痛的病证。欲尿而不能出，胀急痛甚；不欲尿而点滴淋漓。

③梦寤魇寐：即魇寐梦寤，意为昼夜受到"鬼压床"的惊扰。寤寐，意思是醒和睡，指日夜；梦魇俗称鬼压床，指在睡眠时，因梦中受惊吓而喊叫，或觉得有什么东西压在身上，不能动弹。

译文

木香，味辛，性温。主治邪气、小便不畅而胀痛或尿有余沥不净，能驱除毒疫温鬼等邪毒之气、增强记忆力。长期服用能使睡眠安稳祥和。产于永昌的山谷中。

来源及用法

为菊科植物木香的干燥根。秋、冬采挖，除去泥沙和根须，切段剖瓣，干燥后撞去粗皮。煎服。

百草医方

霍乱转筋：腹痛。木香末一钱，木瓜汁一盏。入热酒调服。（《圣济总录》）

一切痈疽：疮疖、疳恶疮、下注疮溃后，外伤风寒，恶汁臭败不敛，并主之。木香、黄连、槟榔等分，为末，油调涂之，取效。（《太平惠民和剂局方》）

气滞腰痛：青木香、乳香各二钱。酒浸，饭上蒸，均以酒调服。（《太平圣惠方》）

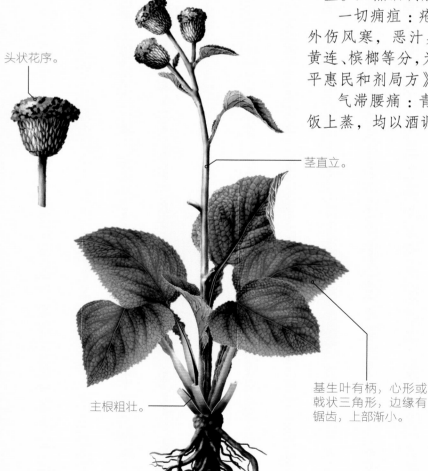

头状花序。

茎直立。

主根粗壮。

基生叶有柄，心形或戟状三角形，边缘有锯齿，上部渐小。

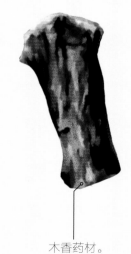

木香药材。

巴戟天

味辛，微温。

主治大风、邪气、阴痿不起，强筋骨，安五脏，补中，增志，益气。生巴郡①山谷。

译文

巴戟天，味辛，性微温。主治强烈的风邪等邪气、阳痿不举，能坚实筋骨、安养五脏、调养中焦脾胃、增强记忆力、补益气力。产于巴郡的山谷中。

来源及用法

为茜草科植物巴戟天的干燥根，据考证《神农本草经》所用的巴戟天为铁箍散的根。全年均可采挖，洗净，去须根，晒六七成干后捶扁，晒干。煎服。

百草医方

虚羸阳道不举：巴戟天与牛膝浸酒服用。（《千金要方》）

脚气：有人嗜酒，日须五七杯，后患脚气甚危，或教以巴戟半两，糯米同炒。米微转色，不用米，大黄一两锉炒同为末，熟蜜为丸，温水服五七十丸，仍禁酒遂愈。（《本草衍义》）

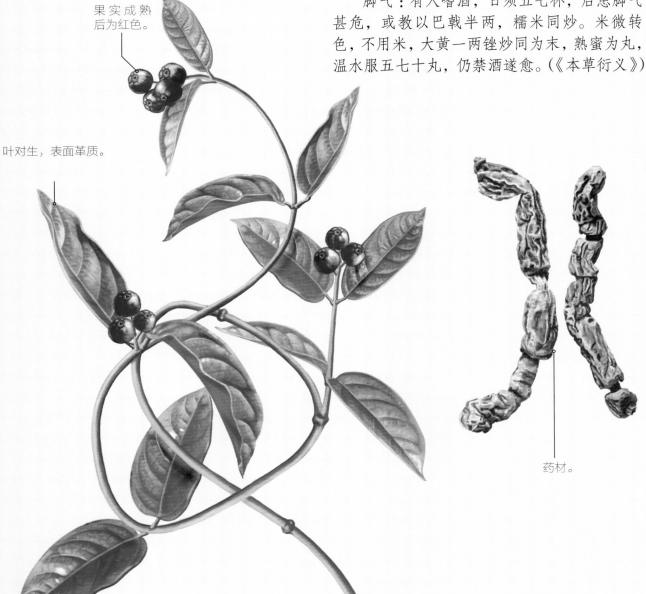

果实成熟后为红色。

叶对生，表面革质。

药材。

茜根

味苦，寒。

主治寒湿风痹、黄疸，补中。久服益精气，轻身。生乔山川谷。

译文

茜根，味苦，性寒。主治风寒湿痹、黄疸，能调养中焦脾胃。长期服用，能补益精气，使身体轻健。产于乔山的川谷中。

来源及用法

为茜草科植物茜草的干燥根和根茎。春、秋两季采挖，除去泥沙，干燥，切厚片或段。煎服。

百草医方

时行疮疹，正发：茜根煎汁，入少酒饮之。(《太平圣惠方》)

吐血燥渴，解毒：茜根、雄黑豆（去皮）、甘草（炙）等分。为末，井水丸弹子大。每温水化服一丸。(《圣济总录》)

鼻血不止：茜根、艾叶各一两，乌梅肉二钱半。为末，炼蜜丸梧子大。每乌梅汤下五十丸。(《本事方》)

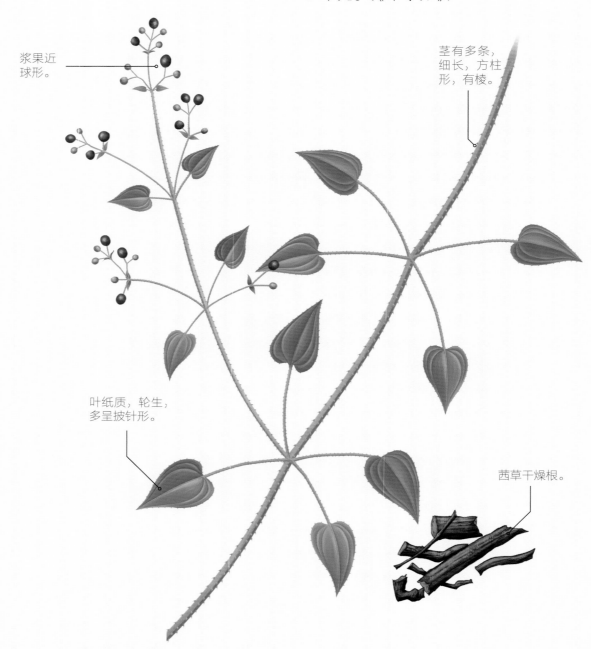

浆果近球形。

茎有多条，细长，方柱形，有棱。

叶纸质，轮生，多呈披针形。

茜草干燥根。

营 实

味酸，温。

主治痈疽、恶疮、结肉、跌筋、
败疮、热气、阴蚀不瘳，利关节。
一名蔷薇，一名蔷麻，一名牛棘。
生零陵①川谷。

注释

①零陵：古代郡名。秦始皇始设零陵县，
汉武帝析长沙国置零陵郡，郡治首先设在零
陵县，治所在今湖南永州市零陵区。

译文

营实，味酸，性温。主治痈疽、恶疮、
肌肉气血结滞、筋脉伤损、疮疡溃烂、热邪、
女子阴中生疮迁延不愈，能通利关节。又名
蔷薇、蔷麻、牛棘。产于零陵的川谷中。

来源及用法

为蔷薇科植物野蔷薇的果实。8~9月采
收，以半青半红未成熟时为佳，鲜用或晒干。
煎服。

百草医方

眼热昏暗：营实、枸杞子、地肤子各二
两，为末。每服三钱，温酒下。(《太平圣惠方》)

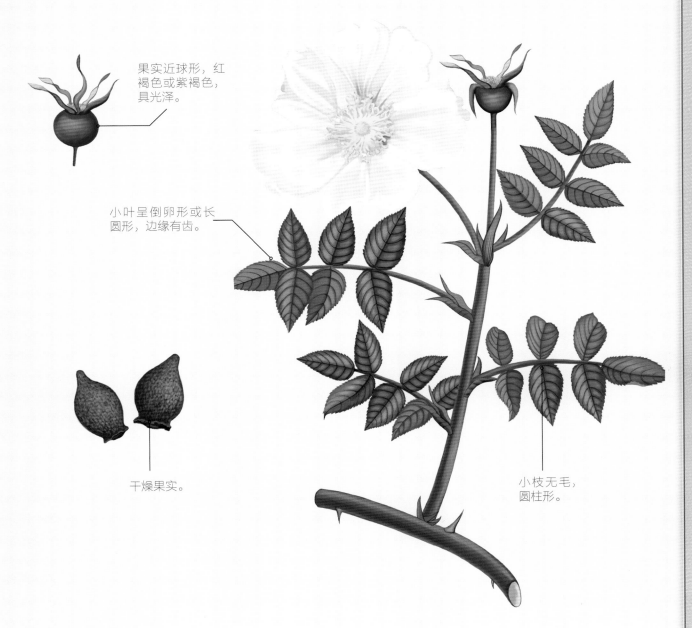

果实近球形，红
褐色或紫褐色，
具光泽。

小叶呈倒卵形或长
圆形，边缘有齿。

干燥果实。

小枝无毛，
圆柱形。

141

五味子

味酸，温。

主益气，咳逆上气、劳伤①羸瘦，补不足，强阴，益男子精。

生齐山山谷。

注释

①劳伤：中医指因过度劳累而引起的内伤。包括劳力过度、劳神过度和房劳过度三个方面。

译文

五味子，味酸，性温。主治咳逆气喘、过度劳累而引起的内伤及身体瘦弱，能补益气力、补虚强体、滋补阴精、充实男子肾精。产于山东齐山的山谷中。

来源及用法

为木兰科植物五味子或华中五味子的干燥成熟果实。秋季果实成熟时采收，晒干或蒸后晒干，除去果梗和杂质。煎服。

百草医方

久咳不止：五味子五钱，甘草一钱半，五倍子、风化硝各二钱，研末，干噙。(《丹溪心法》)

痰嗽并喘：五味子、白矾等分，为末。每服三钱，以生猪肺炙熟，蘸末细嚼，白汤下。(《普济方》)

阳事不起：新五味子一斤，为末。酒服方寸匕，日三服。忌猪、鱼、蒜、醋。尽一剂，即可。(《千金要方》)

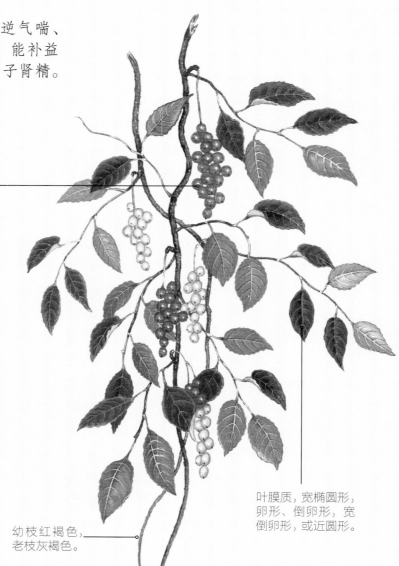

浆果成熟时红色，近球形或倒卵圆形。

叶膜质，宽椭圆形，卵形、倒卵形，宽倒卵形，或近圆形。

幼枝红褐色，老枝灰褐色。

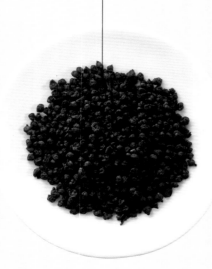

饮片表面棕红色或暗棕色，微皱。

白兔藿

味苦，平。

主治蛇虺^①、蜂虿^②、猘狗^③、菜肉、蛊毒、鬼注。一名白葛。生交州山谷。

注释

①蛇虺（huǐ）：泛指毒蛇。虺，古书中说的一种毒蛇。

②蜂虿（chài）：泛指毒虫。虿，古书中说的蝎子一类的毒虫。

③猘（zhì）狗：狂犬、疯狗。

译文

白兔藿，味苦，性平。主治各种毒蛇、毒虫、疯狗、菜类肉类、蛊毒、鬼疰之毒邪。又名白葛，产于交州的山谷中。

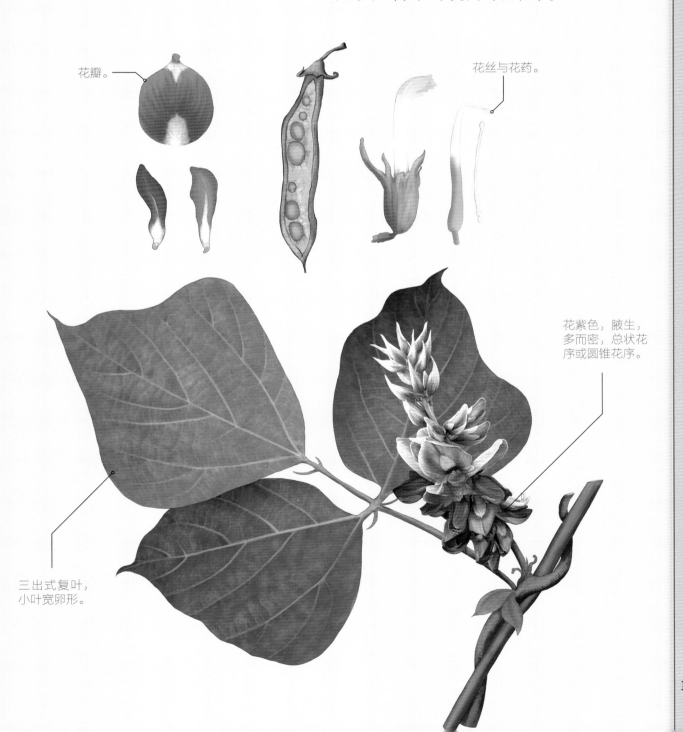

花瓣。

花丝与花药。

花紫色，腋生，多而密，总状花序或圆锥花序。

三出式复叶，小叶宽卵形。

芍 药

味苦，平。

主治邪气腹痛，除血痹，破坚积、寒热、疝瘕，止痛，利小便，益气。生中岳①川谷。

注释

①中岳：即嵩山，在今河南登封。

译文

芍药，味苦，性平。主治邪气结滞所致腹痛、血痹、腹内积块、恶寒发热、疝瘕，能止痛、利小便、补益气力。产于嵩山的川谷中。

来源及用法

分白芍与赤芍，白芍为毛茛科植物芍药的干燥根。夏、秋两季采挖，洗净，除去头尾和细根，置沸水中煮后除去外皮或去皮后再煮，晒干，切薄片。煎服。

赤芍为毛茛科植物芍药或川赤芍的干燥根。春、秋两季采挖，除去根茎、须根及泥沙，晒干。煎服。

百草医方

崩中下血，小腹痛甚：芍药一两，炒黄，栢叶六两，微炒。每服二两，水一升，煎六合。入酒五合，再煎七合，空心分为两服。亦可为末，酒服二钱。(《太平圣惠方》)

风毒，骨髓疼痛：芍药二分，虎骨一两，炙为末，夹绢袋盛，酒三升渍五日，每服三合，日三服。(《经验后方》)

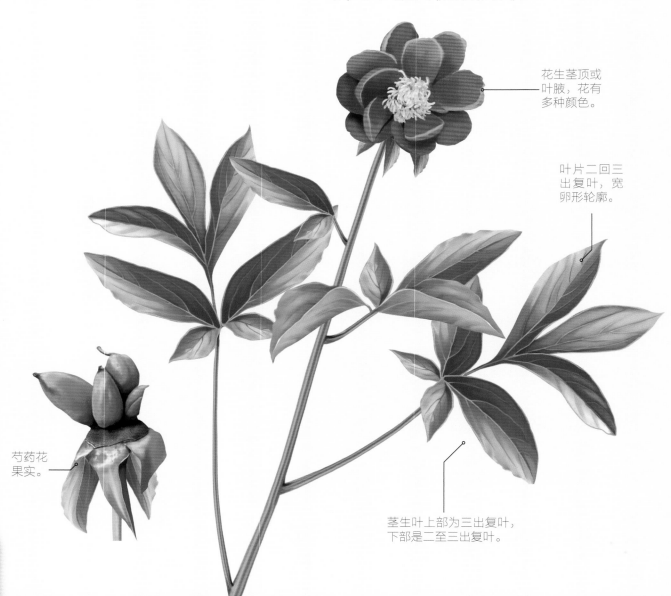

花生茎顶或叶腋，花有多种颜色。

叶片二回三出复叶，宽卵形轮廓。

芍药花果实。

茎生叶上部为三出复叶，下部是二至三出复叶。

中品药

144

景天

味苦、酸，平。

主治大热、火疮[1]、身热烦、邪恶气。

花：主治女人漏下赤白。轻身，明目。

一名戒火，一名慎火。生太山川谷。

注释

①火疮：即烧伤。

释文

景天，味苦、酸，性平。主治壮热、烧伤、身体发热而烦躁、各类邪毒之气。景天的花，主治女子月经停止后又见下血淋漓不断及带下赤白。能使身体轻健、视力增强。又名戒火、慎火，产于泰山的川谷中。

来源及用法

为景天科植物景天的全草。7~8月采收。煎服，或外用适量。

百草医方

惊风烦热：景天煎水浴之。(《普济方》)

小儿汗出中风，一日头颈腰背热。二日即腹热，手足不屈：景天（干者）半两，丹参、麻黄、白术各两钱半，为末。每服半钱，浆水调服。三四岁服一钱，日三服。(《圣济总录》)

眼生花翳，涩痛难开：景天捣汁，日点三五次。(《太平圣惠方》)

小儿丹发：景天（生）一握，捣绞汁，以拭热肿之上，日十遍，夜三四遍。(《千金要方》)

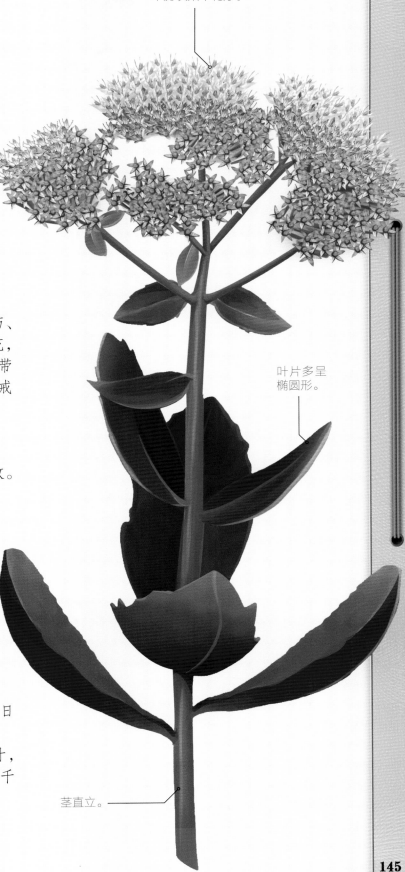

花粉红色或白色，伞房状聚伞花序。

叶片多呈椭圆形。

茎直立。

芎䓖^①

味辛，温。
主治中风入脑头痛、寒痹、筋挛缓急^②、金创、妇人血闭、无子。生武功^③川谷。

注释

①芎䓖（xiōngqióng）：现通用名为川芎。
②筋挛缓急：筋脉痉挛拘急。
③武功：秦孝公置县，治所在渭河南今陕西周至、眉县之间。东汉永平八年（公元65年），复武功旧名，县治所由渭河南迁至渭河北原邰县治所——邰城（今杨陵西南）。

译文

芎䓖，味辛，性温。主治风邪侵入脑部所致头痛、寒痹、筋脉痉挛拘急、外伤、女子闭经、不孕不育。产于武功的川谷中。

来源及用法

为伞形科植物川芎的干燥根茎。夏季，茎上节盘突出且带紫色时挖出，去除泥沙，晾晒后烘干，再去掉须根。煎服。

百草医方

崩中，昼夜不止：芎䓖八两，清酒五升，煎取二升半，分三服。不耐者，徐徐进之。（《千金要方》）

酒癖胁胀，时复呕吐，腹有水声：川芎、三棱（炮）各一两，为末。每服二钱，葱白汤下。（《圣济总录》）

风热头痛：川芎一钱，茶叶二钱，水一盏，煎五分，食前热服。（《简便方》）

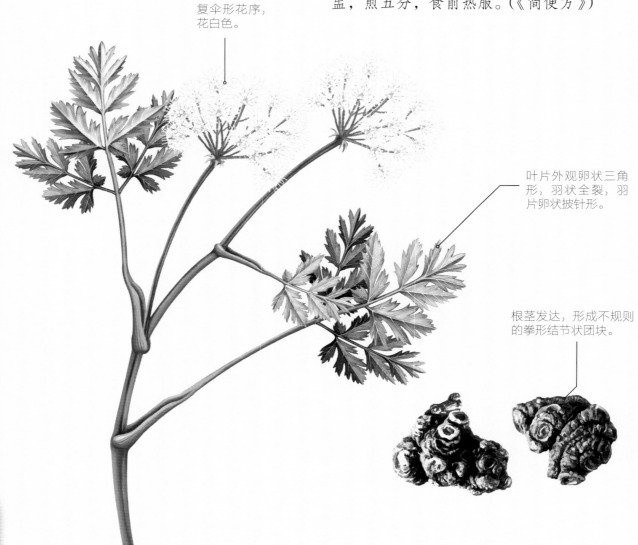

复伞形花序，花白色。

叶片外观卵状三角形，羽状全裂，羽片卵状披针形。

根茎发达，形成不规则的拳形结节状团块。

蘼芜 [1]

味辛，温。

主治咳逆，定惊气，辟邪恶，除蛊毒鬼疰，去三虫，久服通神。一名薇芜。生雍州川泽。

注释

① 蘼芜（míwú）：音迷无。

译文

蘼芜，味辛，性温。主治咳逆，能安定情绪、消除惊恐，能驱除蛊毒、鬼疰、寄生虫等多种秽恶邪毒。长期服用能与神明相通。又名薇芜。产于雍州的川泽中。

来源及用法

为伞形科植物川芎的幼嫩茎叶。春、夏季采收幼嫩茎叶，鲜用或晒干。煎服。

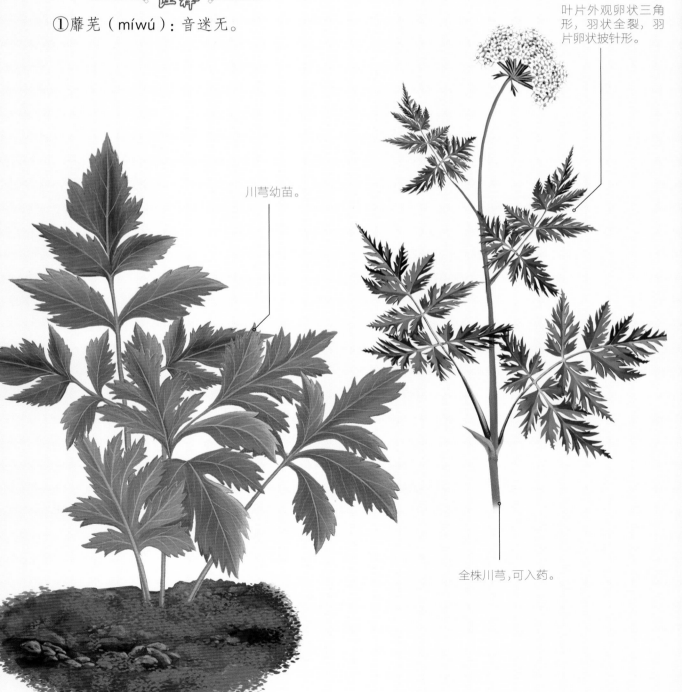

叶片外观卵状三角形，羽状全裂，羽片卵状披针形。

川芎幼苗。

全株川芎,可入药。

藁本

味辛，温。

主治妇人疝瘕、阴中寒肿痛、腹中急，除风头痛，长肌肤，悦颜色①。一名鬼卿，一名地新。生崇山②山谷。

注释

①悦颜色：使面色美好润泽。悦，悦泽、美好润泽的样子。

②崇山：山名，即嵩山。

译文

藁本，味辛，性温。主治女子疝瘕、阴部寒凝肿痛、腹部挛急、伤风头痛，能使肌肤坚实、面色润泽悦目。又名鬼卿、地新，产于嵩山的山谷中。

来源及用法

为伞形科植物藁本或辽藁本的干燥根茎和根。秋季茎叶枯萎或次春出苗时采挖，除去泥沙，晒干或烘干，切厚片。煎服。

百草医方

大实心痛：藁本半两，苍术一两。作二服。水二盏，煎至一盏，温服。（《活法机要》）

干洗头屑：藁本、白芷等分。为末，夜擦旦梳，垢自去。（《便民图纂》）

小儿疥癣：藁本煎汤浴之，并以浣衣。（《保幼大全》）

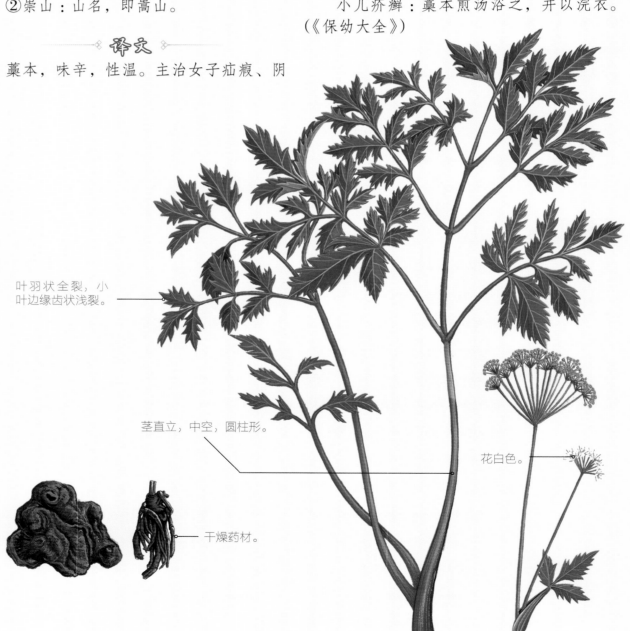

叶羽状全裂，小叶边缘齿状浅裂。

茎直立，中空，圆柱形。

花白色。

干燥药材。

麻黄

味苦，温。

主治中风、伤寒头痛、温疟，发表出汗，去邪热气，止咳逆上气，除寒热，破癥坚积聚。一名龙沙[1]。生晋地。

注释

[1]龙沙：森立之《本草经考注》曰"沙即须之假借，龙沙者，龙须之义"。

雌球花成熟时肉质红色，圆球形或矩圆状卵圆形。

木质茎呈匍匐状，小枝直伸或微曲。

麻黄根结。

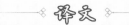

译文

麻黄，味苦，性温。主治感染风寒之头痛、温疟，能发汗以使体表之邪气随汗液排出体外、止咳逆气喘、消除恶寒发热之症、破除腹部积块。又名龙沙，产于山西境内。

来源及用法

为麻黄科植物草麻黄、中麻黄或木贼麻黄的干燥草质茎。秋季采割绿色的草质茎，晒干，除去木质茎、残根及杂质，切段。煎服。

百草医方

心下悸病：麻黄、半夏等分，末之，炼蜜丸小豆大。每饮服三丸，日三服。(《金匮要略》)

风痹冷痛：麻黄(去根)五两，桂心二两，共研为末，酒二升，慢火熬成饧。每服一匙，热酒调下，至汗出为度。注意避风。(《太平圣惠方》)

面目黄肿、脉沉、小便不利：麻黄四两，加水五升煮，去沫，加甘草二两，煮取三升。每服一升，重复汗出。不汗再服。注意避风寒。(《金匮要略》)

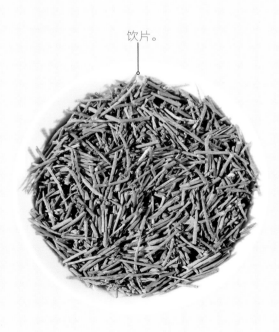

饮片。

葛根

味甘，平。

主治消渴、身大热、呕吐、诸痹，起阴气①，解诸毒。

葛谷②：治下痢十岁已③上。

一名鸡齐根。生汶山④川谷。

注释

①起阴气：尚志钧《神农本草经校注》曰"病有向上、向下趋势。向上为阳，如高血压；向下为阴，如痿弱、子宫下垂。葛根能改变向下趋势，使其向上，称之为起阴气"。

②葛谷：为豆科植物野葛、甘葛藤的种子。

③已：古同"以"。

④汶山：古代郡名。西汉武帝元鼎六年（公元前111年）置汶山郡，治所在汶江县（今四川茂县北），辖广柔等五县。

译文

葛根，味甘，性平。主治消渴、身壮热、呕吐、各种痹证，能导气上行、解各种毒。葛根的种子，主治痢疾十年以上者。又名鸡齐根，产于汶山的川谷中。

来源及用法

为豆科植物野葛的干燥根。秋、冬两季采挖，趁鲜切成厚片或小块，干燥。煎服。

百草医方

时气头痛壮热：生葛根，净洗，捣取汁一大盏，豉一合，煎至六分，去豉，不计时候，分作二服，汗出即瘥。未汗再服。若心热加栀子仁十枚同煎，去滓服。（《太平圣惠方》）

酒醉不醒：捣葛根汁饮一二升，便醒。（《千金要方》）

腰疼痛：生葛根嚼之，咽汁。（《肘后备急方》）

伤筋绝：捣葛根汁饮之，葛白屑熬令黄，敷疮止血。（《外台秘要》）

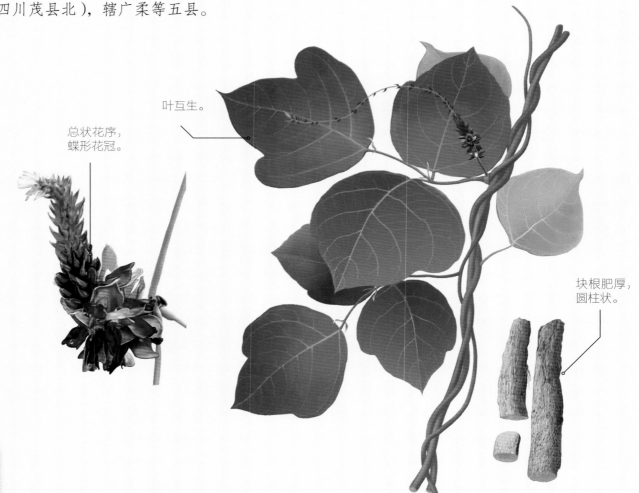

总状花序，蝶形花冠。

叶互生。

块根肥厚，圆柱状。

知 母

味苦，寒。

主治消渴、热中，除邪气、肢体浮肿、下水，补不足，益气。一名蚔母①，一名连母②，一名野蓼，一名地参，一名水参，一名水浚，一名货母，一名蝭母③。生河内川谷。

注释

①蚔（qí）：森立之《本草经考注》曰"《说文》：芪，芪母也。《广雅》：芪母儿，踵东根也。是蚔字去虫从艸者，为晚出之字。盖蚔即载假借，根多毛似载虫，故名。母音之字亦自有根义"。

②连母：森立之《本草经考注》曰"连母者，其根横行相连之义。白及一名连及草，盖与此同义"。

③蝭（dì）母：《尔雅》记载，"蝭母，药草，知母也"。

译文

知母，味苦，性寒。主治消渴、内热、肢体浮肿，能除邪气、逐水湿、补虚损、益气力。又名蚔母、连母、野蓼、地参、水参、水浚、货母、蝭母，产于河内的川谷中。

来源及用法

为百合科植物知母的干燥根茎。春、秋两季采挖，除去须根及泥沙，晒干；或除去外皮，晒干，切片。煎服。

百草医方

妊娠月未足，腹痛似欲产：知母二两为末，蜜丸梧桐子大。每粥饮下二十丸，不计时候。（《太平圣惠方》）

久嗽气急：知母（去毛，切）五钱（隔纸炒），杏仁（姜水泡，去皮尖，焙）五钱。以水一盏半，煎一盏，食远温服。次以萝卜子、杏仁等分，为末，米糊丸。服五十丸，姜汤下，以绝病根。（《杂兴方》）

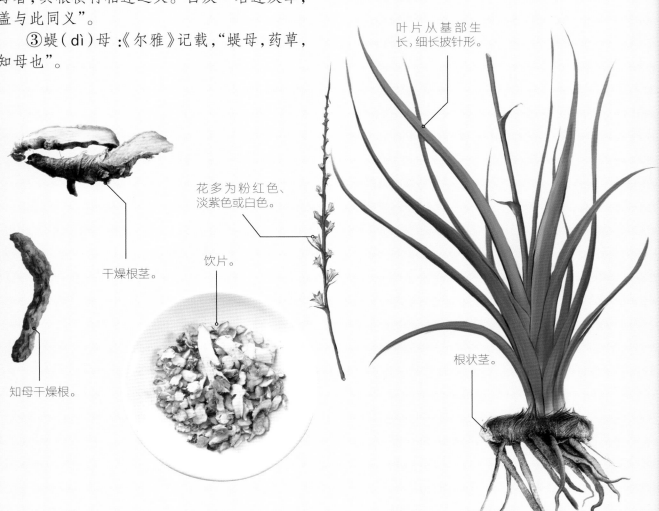

叶片从基部生长，细长披针形。

花多为粉红色、淡紫色或白色。

饮片。

干燥根茎。

知母干燥根。

根状茎。

贝母

味辛，平。

主治伤寒、烦热、淋沥[1]、邪气、疝瘕、喉痹、乳难、金创、风痉[2]。一名空草。生晋地。

注释

①淋沥：中医病名。小便滴沥涩痛之证。淋病主证之一。《诸病源候论·诸淋候》："肾虚则小便数，膀胱热则水下涩，数而且涩，则淋沥不宣，故谓之为淋。"

②风痉：风伤太阳经脉，复遇寒湿所致的痉证。《灵枢·热病》："风痉身反折，先取足太阳及腘中及血络出血。"

译文

贝母，味辛，性平。主治感染寒邪、烦热、小便滴沥涩痛、邪气、疝瘕、喉痹、难产、外伤、风痉。又名空草，产于山西境内。

来源及用法

包含川贝母、浙贝母与土贝母，川贝母

为百合科植物川贝母、暗紫贝母、甘肃贝母、梭砂贝母、太白贝母或瓦布贝母的干燥鳞茎。夏、秋两季或积雪融化后采挖，除去须根、粗皮及泥沙，晒干或低温干燥。煎服。

浙贝母为百合科植物浙贝母的干燥鳞茎。初夏植株枯萎时采挖，洗净。取鳞茎，大小分开，洗净，除去芯芽，趁鲜切成厚片，洗净，干燥。煎服。

土贝母为葫芦科植物土贝母的干燥鳞茎。秋季采挖，洗净，掰开，煮至无白心，取出晒干。煎服。

百草医方

孕妇咳嗽：贝母去心，麸炒黄为末，砂糖拌丸芡子大。每含咽一丸，神效。(《救急易方》)

妊娠尿难，饮食如故：贝母、苦参、当归各四两。为末，蜜丸如小豆大，每饮服三丸至十丸。(《金匮要略》)

忧郁不伸，膈不宽：贝母去心，姜汁炒后研细，姜汁面糊丸。每服七十丸。(《集效方》)

小儿百日咳：贝母五钱、甘草（半生半炙）二钱，为末，加砂糖调成丸子，如芡子大，每次以米汤化服一丸。(《全幼心鉴》)

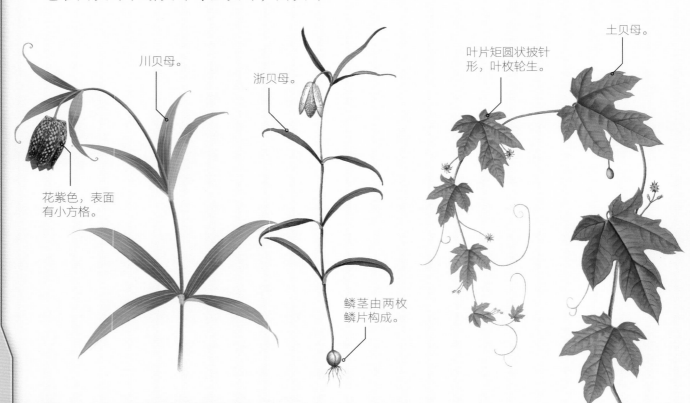

川贝母。

花紫色，表面有小方格。

浙贝母。

鳞茎由两枚鳞片构成。

土贝母。

叶片矩圆状披针形，叶枚轮生。

栝楼

味苦，寒。

主治消渴、身热烦满、大热，补虚，安中①，续绝伤。一名地楼②。生弘农川谷。

注释

①安中：使中焦脾胃安定。义同"理中"。
②地楼：森立之《本草经考注》曰"楼即栝楼之略，而蒌字假借也。地楼即地蒌，谓草实在地上也"。

译文

栝楼，味苦，性寒。主治消渴、身热烦闷、壮热，能补虚、调养中焦脾胃、续补筋骨损伤或折断。又名地楼，产于弘农的川谷中。

来源及用法

为葫芦科植物栝楼或双边栝楼的干燥根。秋季果实成熟时，连果梗剪下，置通风处阴干。煎服。

百草医方

消渴，小便多：栝楼根薄切，炙取五两，水五升，煮取四升，随意饮之良。（《肘后备急方》）

下乳汁：栝楼子淘洗，控干，炒令香熟，瓦上摊开令白色，为末，酒调下一匕合面卧少时。（《集验方》）

小便不通，腹胀：栝楼焙过，研为末。每服二钱，热酒送下。频服，以通为度。（《太平圣惠方》）

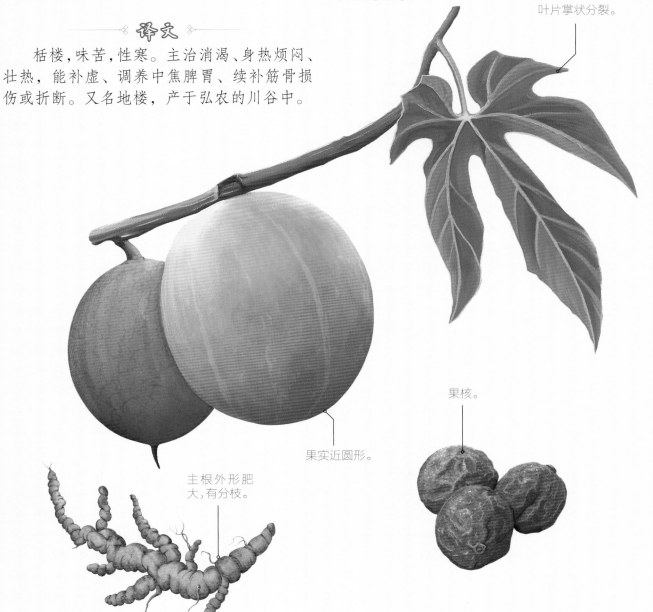

叶片掌状分裂。

果核。

果实近圆形。

主根外形肥大，有分枝。

丹 参

味苦，微寒。

主治心腹邪气、肠鸣幽幽[1]如走水、寒热积聚，破癥除瘕，止烦满，益气。一名郄[2]蝉草。生桐柏山[3]川谷。

注释

①幽幽：声音微弱的样子。

②郄（xì）：音戏。

③桐柏山：位于中国河南省、湖北省边境地区，其主脊北侧大部在河南南阳境内。

译文

丹参，味苦，性微寒。主治心腹邪气、胃肠蠕动时有轻微的流水样肠鸣音、恶寒发热、腹部积块，能破除气滞血瘀所致各类积块、清除烦闷、补益气力。又名郄蝉草，产于桐柏山的川谷中。

来源及用法

为唇形科植物丹参的干燥根和根茎。春、秋两季采挖，除去泥沙，干燥。煎服。

百草医方

落胎身下有血：丹参十二两，以酒五升，煮取三升，温服一升，一日服用三次。（《千金要方》）

惊痫发热：丹参、雷丸各半两，猪膏二两。同煎七上七下，滤去滓盛之。每以摩儿身上，日三次。（《千金要方》）

妇人乳痈：丹参、白芷、芍药各二两。咀，以醋腌一夜，猪脂半斤，用微火煎成膏，去滓，敷于患处。（孟诜《必效方》）

小儿身热：汗出拘急，因中风起。丹参半两，鼠屎（炒）三十枚。研末。每服三钱，用浆水下。（《圣济总录》）

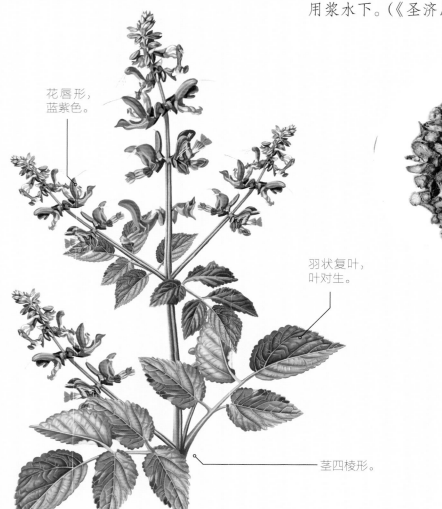

花唇形，蓝紫色。

羽状复叶，叶对生。

茎四棱形。

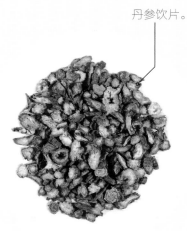

丹参饮片。

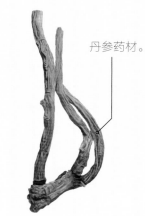

丹参药材。

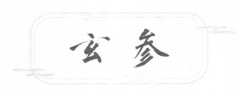

玄参

味苦，微寒。

主治腹中寒热积聚、女子产乳余疾，补肾气，令人目明。一名重台①。生河间川谷。

注释

①重台：森立之《本草经考注》曰"直茎数尺，两两叶相对，叶间出花，重重成层故名重台"。

译文

玄参，味苦，性微寒。主治腹部寒热积聚、女子产后各类疾病，能补益肾气、增强视力。又名重台，产于河北河间的川谷中。

来源及用法

为玄参科植物玄参的干燥根。冬季茎叶枯萎时采挖，除去根茎、幼芽、须根及泥沙，晒干或烘至半干，堆放3~6天，反复数次干燥。煎服。

百草医方

急喉痹风：玄参、鼠粘子（半生半炒）各一两，为末。新水服一盏，立瘥。（《太平圣惠方》）

三焦积热：玄参、黄连、大黄各一两。为末，炼蜜丸梧子大。每服三四十丸，白汤下。小儿，丸粟米大。（《集效方》）

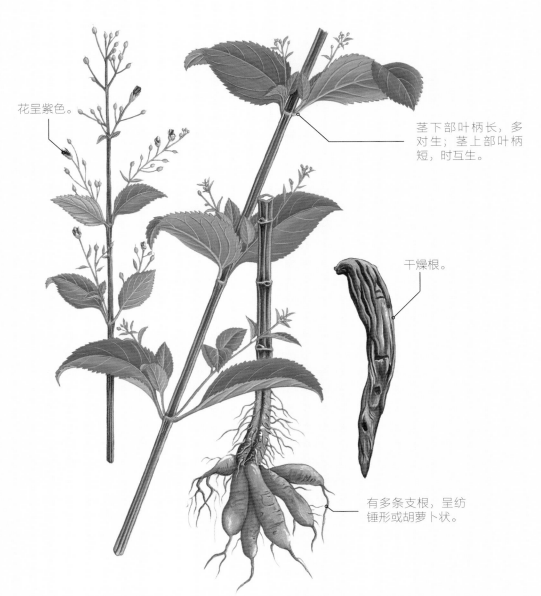

花呈紫色。

茎下部叶柄长，多对生；茎上部叶柄短，时互生。

干燥根。

有多条支根，呈纺锤形或胡萝卜状。

沙 参

味苦，微寒。

主治血积①、惊气，除寒热，补中，益肺气。久服利人。一名知母。生河内川谷。

注释

①血积：中医病证名，瘀血凝结成积。

译文

沙参，味苦，性微寒。主治血积、受惊所致气恼、发热恶寒，能调养中焦脾胃、补益肺气。长期服用有利于人。又名知母，产于河内的川谷中。

来源及用法

包含北沙参与南沙参，北沙参为伞形科植物珊瑚菜的干燥根。夏、秋两季采挖，除去须根，洗净，稍晾，用沸水烫后，除去外皮，干燥。煎服。

南沙参为桔梗科植物轮叶沙参或沙参的干燥根。春、秋两季采挖，除去须根，洗后趁鲜刮去粗皮，洗净，干燥。煎服。

百草医方

肺热咳嗽：沙参半两，水煎服。(《卫生易简方》)

妇女白带：沙参研细，为末。每服二钱，米汤调下。(《证治要诀》)

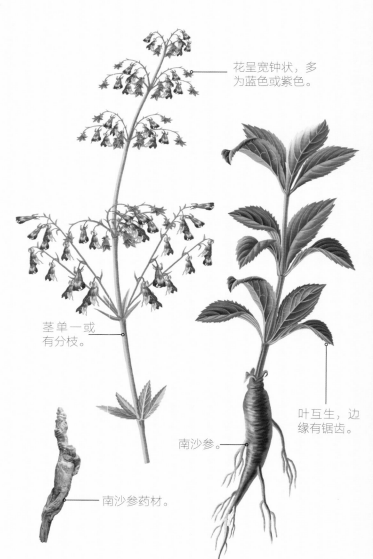

复伞形花序顶生，花白色。

北沙参。

北沙参药材。

花呈宽钟状，多为蓝色或紫色。

茎单一或有分枝。

叶互生，边缘有锯齿。

南沙参。

南沙参药材。

中品药

苦参

味苦，寒。

主治心腹结气、癥瘕积聚、黄疸、溺有余沥，逐水，除痈肿，补中，明目止泪。一名水槐[①]，一名苦蘵[②]。生汝南山谷。

注释

①水槐：苦参叶似槐叶，故以槐名之。
②苦蘵（shi）：尚志钧《神农本草经校注》曰"既是苦参异名，又是酸浆、败酱的别名"。

译文

苦参，味苦，性寒。主治心腹结气、腹部积块、黄疸、尿有余沥不净，能逐水湿、除痈肿、调养中焦脾胃、增强视力、止泪。又名水槐、苦蘵。产于汝南的山谷中。

来源及用法

为豆科植物苦参的干燥根。春、秋两季采挖，去除根头和小支根，洗净，干燥；或趁鲜切片，干燥。煎服。

百草医方

卒心痛：苦参三两，苦酒一升半，煮取八合，分二服。（《肘后备急方》）

饮食中毒：苦参三两，酒二升半。煮取一升服，取吐愈。（《千金要方》）

伤寒四五日，头痛壮热，胸中烦痛：苦参五两，乌梅二十枚，细锉，以水二升，煎取一升，分服。（《梅师方》）

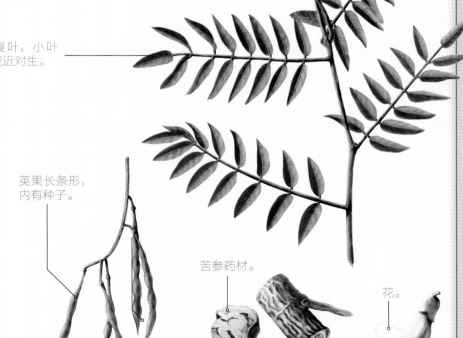

总状花序，花多数，花白色或淡黄色。

羽状复叶，小叶互生或近对生。

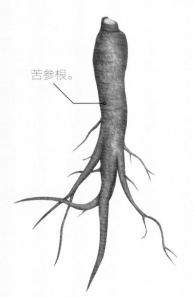

苦参根。

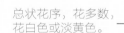

荚果长条形，内有种子。

苦参药材。

花。

紫参

味苦、辛，寒。

主治心腹积聚、寒热邪气，通九窍，利大小便。一名牡蒙。生河西山谷。

译文

紫参，味苦、辛，性寒。主治心腹邪气积聚、发热恶寒，能通九窍、利大小便。又名牡蒙，产于黄河以西地区的山谷中。

来源及用法

为蓼科植物拳参的干燥根茎。春初发芽时或秋季茎叶将枯萎时采挖，除去泥沙，晒干，去须根。煎服，或外用适量。

百草医方

吐血不止：紫参、人参、阿胶（炒）等分为末。乌梅汤服一钱。一方去人参，加甘草，以糯米汤服。（《太平圣惠方》）

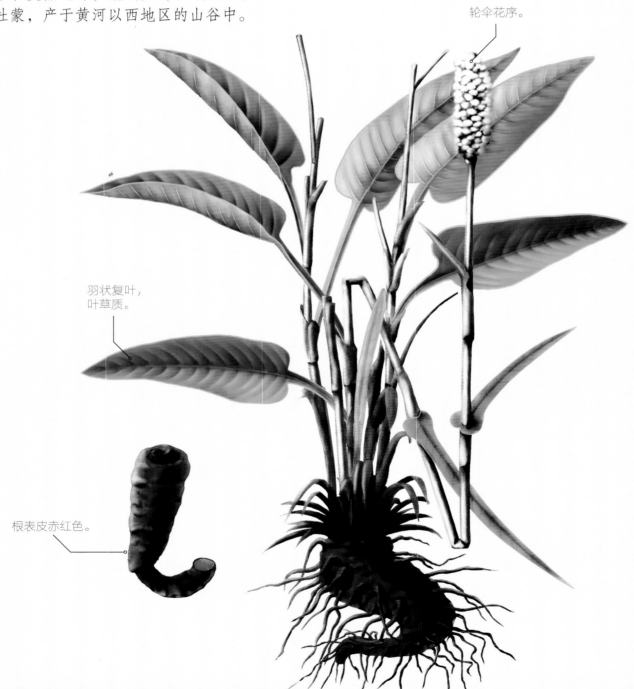

轮伞花序。

羽状复叶，叶草质。

根表皮赤红色。

续断

味苦、微温。

主治伤寒，补不足，金创、痈伤、折跌，续筋骨，妇人乳难。久服益气力。一名龙豆，一名属折①。生常山山谷。

注释

①属（zhǔ）折：属，本义为连接。森立之《本草经考注》："属折、接骨者，共是以功用名之。白字所云折跌续筋骨之义。"

译文

续断，味苦，性微温。主治感染寒邪、外伤、痈肿溃烂、跌打损伤、女子难产，能补虚、接续筋骨。长期服用能补益气力。又名龙豆、属折。产于恒山的山谷中。

来源及用法

为川续断科植物川续断的干燥根。秋季采挖，除去根、须根，微火烘至半干，堆置"发汗"至内部变绿，再烘干。切厚片。煎服。

百草医方

妊娠胎动：川续断（酒浸）、杜仲（姜汁炒，去丝）各二两，为末，枣肉煮烂杵和成丸子，如梧子大。每服三十丸，米汤送下。(《本草纲目》)

产后心闷，手足烦热，血晕，乍寒乍热：续断皮一握，锉。水三升，煎取一升，分三服。温服，如人行二三里再服，无所忌。此药救产后垂死。(《子母秘录》)

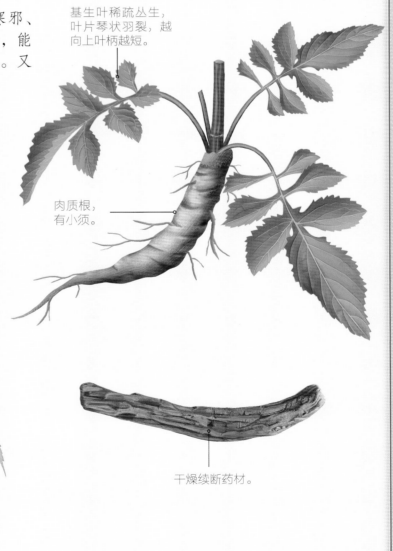

头状花序球形。

茎中空，具多条棱。

基生叶稀疏丛生，叶片琴状羽裂，越向上叶柄越短。

肉质根，有小须。

干燥续断药材。

桑根白皮

味甘，寒。

主治伤中、五劳六极[1]、羸瘦、崩中、脉绝[2]，补虚，益气。

叶：主除寒热、出汗。

桑耳[3]：黑者主女子漏下赤白汁、血病癥瘕、积聚、腹痛、阴阳寒热、无子。

五木耳[4]：一名檽[5]。益气，不饥，轻身，强志。

生犍为[6]山谷。

注释

①六极：指六种极度虚损的病症。《诸病源候论·虚劳候》："六极者，一曰气极，令人内虚，五脏不足，邪气多，正气少，不欲言。二曰血极，令人无颜色，眉发堕落，忽忽喜忘。三曰筋极，令人数转筋，十指爪甲皆痛，苦倦不能久立。四曰胃极，令人酸削，齿苦痛，手足烦疼，不可以立，不欲行动。五曰肌极，令人羸瘦，无润泽，饮食不为肌肤。六曰精极，令人少气吸吸然，内虚，五脏气不足，发毛落，悲伤喜忘。"

②脉绝：中医病名。血脉枯涩败绝的疾患。

③桑耳：别名桑菌、木麦、桑上寄生、桑檽等。为寄生于桑树上的木耳。

④五木耳：《新修本草》曰"柠耳，人常食；槐耳，用疗痔；榆、柳、桑耳，此为五耳，软者并堪啖"。

⑤檽（ruǎn）：木耳。

⑥犍为：古代郡名。武帝建元六年（公元前135年）设立，辖境相当今四川简阳和新津以南，合江、重庆市大足区、贵州绥阳以西，岷江下游、大波河下游和金沙江下游以东，云南会泽、贵州水城以北地区。

译文

桑根白皮，味甘，性寒。主治中焦脾胃损伤、五劳六极、身体瘦弱、女子阴道忽然大量流血、血脉枯涩败绝，能补虚损、益气力。桑叶，主治恶寒发热、汗出。桑上寄生，黑色者主治女子月经停止后又见下血淋漓不断及带下赤白、气滞血瘀所致各类腹部积块、腹痛、阴阳失调之恶寒发热、不孕不育。五木耳，名檽，能使气力充沛、耐饥、身体轻健、记忆力增强。产于犍为的山谷中。

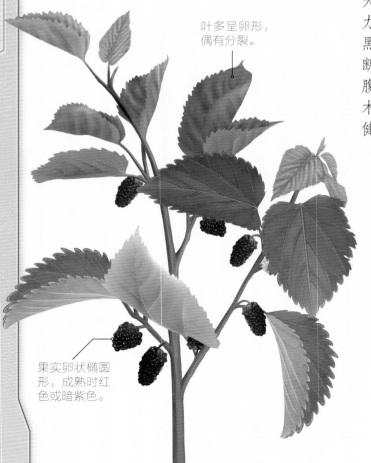

叶多呈卵形，偶有分裂。

果实卵状椭圆形，成熟时红色或暗紫色。

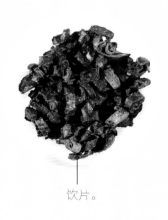

饮片。

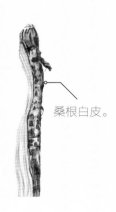

桑根白皮。

来源及用法

为桑科植物桑的干燥根皮。桑根白皮于秋末叶落时至次春发芽前采挖根部，刮去黄棕色粗皮，纵向剖开，剥取根皮，晒干。洗净，稍润，切丝，干燥。煎服。

百草医方

消渴尿多：入地三尺，取桑根，剥取白皮，炙令黄黑，锉。以水煮浓汁，随意饮之。亦可入少米，勿用盐。（《葛氏方》）

杂物眯眼：新桑根白皮洗净捶烂，入眼，拨之自出。（《太平圣惠方》）

小儿流涎，脾热也，胸膈有痰：新桑根白皮，捣自然汁涂之，甚效。干者煎水。（《太平圣惠方》）

小儿火丹：桑根白皮，煮汁浴之。或为末，羊膏和涂之。（《千金要方》）

狗脊

味苦，平。

主治腰背强[①]、关机缓急[②]、周痹、寒湿膝痛，颇利老人。一名百枝。生常山川谷。

注释

①强（jiāng）：僵硬。

②关机缓急：指关节拘急。尚志钧《神农本草经校注》："'机关'，指人体可活动骨与骨之间连接处。犹如门开关枢纽部分。"

译文

狗脊，味苦，性平。主治腰背僵硬、关节拘急、周痹、寒湿之邪所致膝痛，对老人非常有帮助。又名百枝，产于恒山的川谷中。

来源及用法

为蚌壳科植物金毛狗脊的干燥根茎。秋、冬两季采挖，除去泥沙，干燥；或去硬根、叶柄及金黄色绒毛，切厚片，干燥，为"生狗脊片"；蒸后，晒至六七成干，切厚片，干燥，为"熟狗脊片"。煎服。

百草医方

室女白带，冲任虚寒：金毛狗脊（去毛）、白薇各一两，鹿茸（酒蒸，焙）二两，为末，用艾煎醋汁打糯米糊丸梧子大。每服五十丸，空心温酒下。（《济生方》）

男子诸风：金毛狗脊（盐泥固济，煅红去毛）、苏木、草、川乌头（生用）等分，为末。米醋和丸梧子大。每服二十丸，温酒，盐汤送下。（《普济方》）

固精强骨：金毛狗脊、远志肉、白茯神、当归身等分。为末，炼蜜丸梧子大。每酒服五十丸。（《濒湖集简方》）

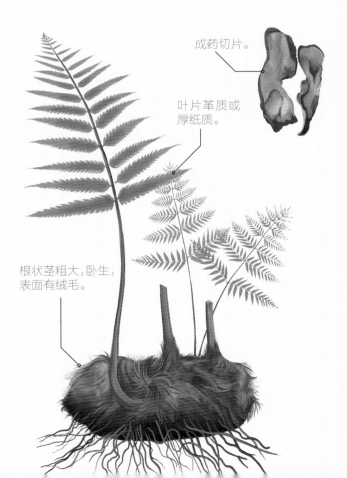

成药切片。

叶片革质或厚纸质。

根状茎粗大，卧生，表面有绒毛。

萆 解①

味苦，平。

主治腰背痛，强骨节，风寒湿周痹、恶疮不瘳、热气。生真定山谷。

注释

①萆解：现通用名为萆薢。

译文

萆解，味苦，性平。主治腰背痛、骨节僵硬、风寒湿邪所致周痹、恶疮迁延不愈、热邪。产于河北正定的山谷中。

来源及用法

为薯蓣科植物粉背薯蓣的干燥根茎。秋、冬两季采挖，除去须根，洗净，切片，晒干。煎服。

百草医方

小便频数：川萆解一斤，研为末，加酒糊丸，如梧桐子大。每服七十丸，盐酒送下。（《集玄方》）

白浊频数，漩面如油，澄下如膏：萆解、石菖蒲、益智仁、乌药等分。每服四钱，水一盏，入盐一捻，煎七分，饭前温服。日一服，效乃止。（《圣济总录》）

头痛发汗：萆解、旋复花、虎头骨（酥炙）等分，为散。以温酒送服二钱，暖卧取汗，立瘥。（《圣济总录》）

中品药

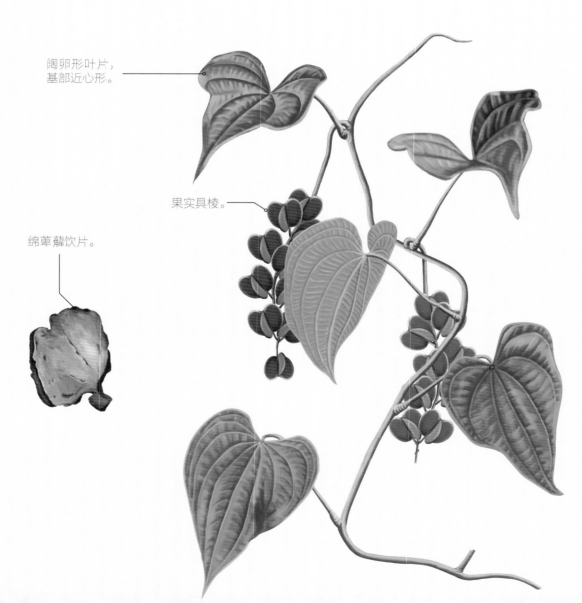

阔卵形叶片，基部近心形。

果实具棱。

绵萆薢饮片。

石韦

味苦，平。

主治劳热①、邪气、五癃闭不通②，利小便水道。一名石皶③。生华阴山谷。

叶远生，上面灰绿色，多光滑无毛，下面淡棕色或砖红色，被星状毛。

译文

石韦，味苦，性平。主治虚劳发热、邪气、五种癃闭，能通水道、利小便。又名石皶，产于华阴的山谷中。

来源及用法

为水龙骨科植物庐山石韦、石韦或有柄石韦的干燥叶。全年均可采收，除去根茎和根，晒干或阴干，切段。煎服。

百草医方

小便淋痛：石韦、滑石等分，为末。每饮服刀圭，最快。（《太平圣惠方》）

崩中漏下：石韦为末。每服三钱，温酒服，甚效。（《普济方》）

气热咳嗽：石韦、槟榔等分，为末。姜汤服二钱。（《圣济总录》）

小便转脬：石韦（去毛）、车前子各二钱半，水二盏，煎一盏，食前服。（《指迷方》）

石韦干燥叶。

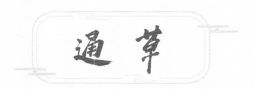

通草

味辛,平。

主去恶虫①,除脾胃寒热,通利九窍、血脉、关节,令人不忘。一名附支②。生石城③山谷。

注释

①恶虫:即三虫。泛指人体内的寄生虫。

②附支:森立之《本草经考注》曰"附支者附枝,附着树枝之义"。

③石城:古县名,亦作石成,治在今河北省承德县西北。

译文

通草,味辛,性平。主要能驱除各种寄生虫、清除脾胃之寒热邪气、利九窍、通血脉、畅关节、增强记忆力。又名附支,产于石城的山谷中。

来源及用法

为五加科植物通脱木的干燥茎髓。秋季割取茎,截成段,趁鲜时取出髓部,理直,晒干。煎服。

百草医方

洗头风痛:新通草瓦上烧存性,研末二钱,热酒下。牙关紧者,斡口灌之。(《百一选方》)

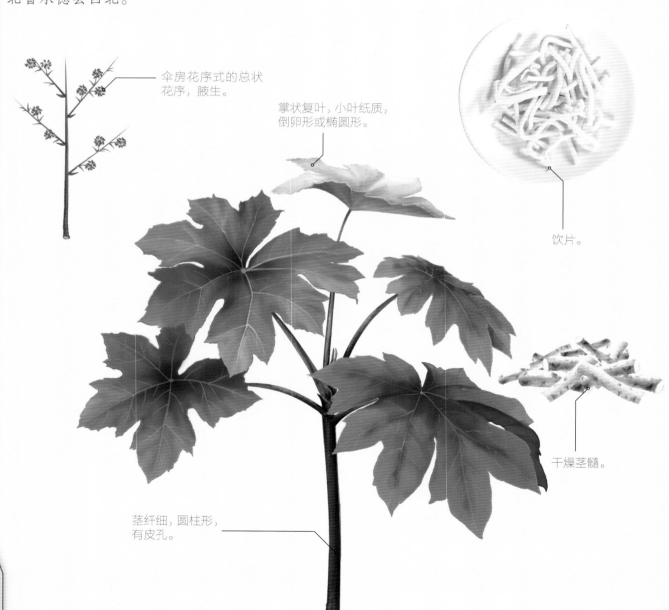

伞房花序式的总状花序,腋生。

掌状复叶,小叶纸质,倒卵形或椭圆形。

饮片。

干燥茎髓。

茎纤细,圆柱形,有皮孔。

瞿麦

味苦，寒。

主治关格[1]、诸癥结[2]、小便不通、出刺，决[3]痈肿，明目去翳，破胎堕子，下闭血。一名巨句麦。生太山川谷。

注释

①关格：中医病名。是指以脾肾虚衰，气化不利，浊邪壅塞三焦，而致小便不通与呕吐并见为临床特征的危重病证。

②癥结：尚志钧《神农本草经校注》记载，癥结，泛指胃肠、大小便不通畅。

③决：溃破。

译文

瞿麦，味苦，性寒。主治关格、各类小便不通，能将肌表异物顶出、使痈肿溃破出脓、增强视力、去除眼内翳膜、堕胎、去除血脉闭阻所致瘀血。又名巨句麦，产于泰山的川谷中。

来源及用法

为石竹科植物瞿麦或石竹的干燥地上部分。夏、秋两季花果期采割，除去杂质，干燥。切段。煎服。

百草医方

产经数日不出，或子死腹中母欲死：瞿麦煮浓汁服之。（《千金要方》）

目赤肿痛，浸淫疮：瞿麦炒黄为末，以鹅涎调涂头即开，或捣汁涂之。（《太平圣惠方》）

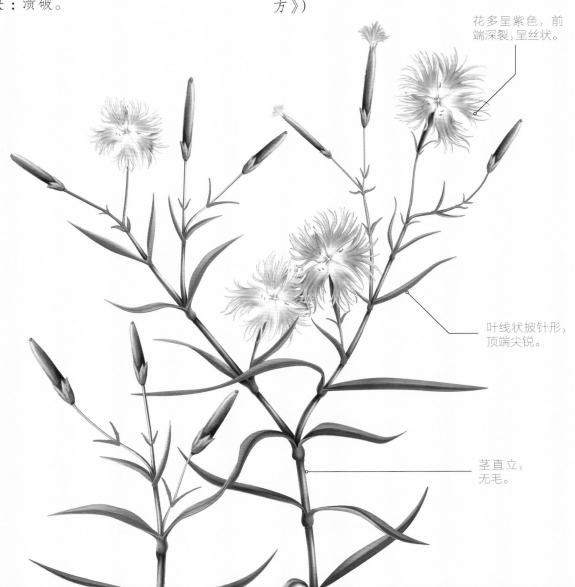

花多呈紫色，前端深裂，呈丝状。

叶线状披针形，顶端尖锐。

茎直立，无毛。

败酱

味苦，平。

主治暴热、火疮、赤气[1]、疥瘙、疽痔、马鞍热气[2]。一名鹿肠。生江夏[3]川谷。

注释

①赤气：即火气。

②马鞍热气：尚志钧《神农本草经校注》记载，"马鞍热气入疮，使疮肿痛烦热"。《诸病源候论·马毒入疮候》："凡人先有疮而乘马，马汗并马毛垢，及马屎尿，及坐马皮鞯，并能有毒。毒瓦斯入疮，致肿疼痛，烦热，毒入腹，亦毙人。"

③江夏：古代郡名。元狩二年（公元前121年）置，治西陵（今武汉市新洲区西）。亦有前汉治于安陆（今湖北省安陆市），后汉治于西陵一说。

译文

败酱，味苦，性平。主治突然发生的高热、烧伤、火气、疥瘙、疽、痔、马鞍热气。又名鹿肠，产于江夏的川谷中。

来源及用法

为败酱科植物黄花败酱或白花败酱的全草。夏、秋二季采收，全株拔起，除去泥沙，洗净，阴干或晒干，切段。煎服，或外用适量。

百草医方

腹痈腹有脓者：薏苡仁十分，附子二分，败酱五分。捣为末。取方寸匕，以水二升，煎取一升，顿服。（《金匮玉函经》）

产后恶露，七八日不止：败酱、当归各六分，续断、芍药各八分，芎、竹茹各四分，生地黄（炒）十二分，水二升，煮取八合，空心服。（《外台秘要》）

产后腰痛，乃血气流入腰腿，痛不可转者：败酱、当归各八分，芎劳、芍药、桂心各六分，水二升，煮八合，分二服。忌葱。（《广济方》）

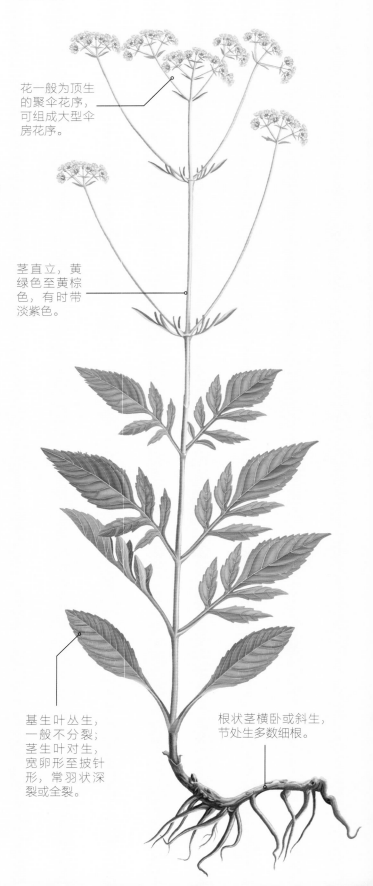

花一般为顶生的聚伞花序，可组成大型伞房花序。

茎直立，黄绿色至黄棕色，有时带淡紫色。

基生叶丛生，一般不分裂；茎生叶对生，宽卵形至披针形，常羽状深裂或全裂。

根状茎横卧或斜生，节处生多数细根。

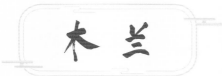

木兰

味苦，寒。

主治身有大热在皮肤中，去面热赤疱①、酒皶②、恶风癞疾、阴下痒湿，明目。一名林兰。生零陵山谷。

注释

①赤疱（pào）：类似粉刺的颜面部小疙瘩。

②酒皶（zhā）：酒糟鼻。

译文

木兰，味苦，性寒。主治体表壮热、颜面热邪所致红色疙瘩、酒糟鼻、强烈风邪所致疾病如麻风病、阴部湿痒，能增强视力。又名林兰，产于零陵的山谷中。

槐实

味苦，寒。

主治五内邪气热，止涎唾①，补绝伤，治五痔、火疮、妇人乳瘕②、子脏急痛。久服明目，益气，头不白，延年。生河南③平泽。

注释

①涎唾：口水。

②妇人乳瘕：尚志钧《神农本草经校注》记载，"一指妇人产乳（分娩）后所致瘕证……一指妇人乳房结块"。

③河南：古代郡名。为旧河南府及郑州之地，治洛阳，在今河南洛阳县东北三十里。

译文

槐实，味苦，性寒。主治五脏热邪、五痔、烧伤、女子乳瘕、子宫拘急疼痛，能止涎唾、续补筋骨折损。长期服用，能增强视力、补益气力，使头发不白、寿命长久。产于河南洛阳一带的平泽处。

来源及用法

为豆科植物槐的干燥成熟果实。冬季采收，除去杂质，干燥。煎服，或外用。

百草医方

明目黑发：槐实，于牛胆中渍，阴干百日。食后吞一枚，十日身轻，三十日白发黑。（《千金要方》）

内痔外痔：用槐实一斗，捣汁晒稠，取地胆为末，同煎，丸梧桐子大。每饮服十丸。兼作挺子，纳下部。或以苦参末代地胆亦可。（《外台秘要》）

目热昏暗：槐子、黄连（去须）各二两，为末，蜜丸梧桐子大。每浆水下二十丸，日二服。（《圣济总录》）

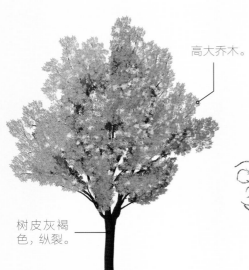

高大乔木。

树皮灰褐色，纵裂。

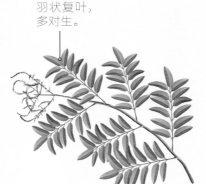

羽状复叶，多对生。

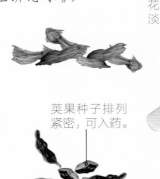

荚果种子排列紧密，可入药。

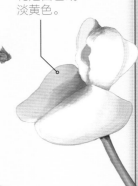

花冠白色或淡黄色。

橘柚 [1]

味辛, 温。

主治胸中瘕热逆气 [2], 利水谷。久服去臭, 下气通神。一名橘皮。生南山 [3] 川谷。

注释

①橘柚：《本草衍义》曰"橘、柚自是两种, 本草一名橘皮, 后人误加柚字"。

②瘕热逆气：尚志钧《神农本草经校注》曰"多指肺、胃中痰引起咳逆、呃逆、呕逆"。

③南山：古时称南山者很多, 此处或指南岳衡山。

译文

橘柚, 味辛, 性温。主治胸中痰热所致气逆, 能开胃并通利大小便。长期服用, 能去除口臭、导气下行, 并可与神明相通。又名橘皮, 产于衡山的川谷中。

来源及用法

为芸香科植物橘及其栽培品种的干燥成熟果皮。采摘成熟果实, 剥取果皮, 晒干或低温干燥。煎服。

百草医方

卒失声, 声咽不出：橘皮五两, 水三升, 煮取一升。去滓, 顿服。(《肘后备急方》)

湿痰, 因火泛上, 停滞胸膈, 咳唾稠黏：陈橘皮半斤 (入砂锅内, 下盐五钱, 化水淹过, 煮干)。粉甘草二两 (去皮, 蜜炙)。各取净末, 蒸饼和丸梧桐子大, 每服百丸, 白汤下。(《丹溪心法》)

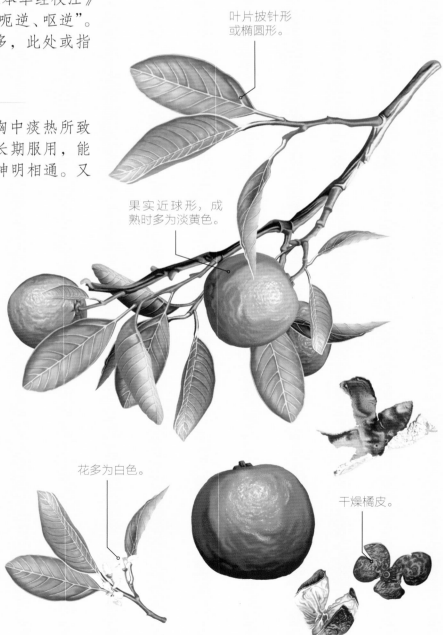

叶片披针形或椭圆形。

果实近球形, 成熟时多为淡黄色。

干燥橘皮可入药。

花多为白色。

干燥橘皮。

中品药

厚朴

味苦，温。

主治中风伤寒、头痛寒热、惊悸、气血痹、死肌。去三虫。生交阯[①]。

注释

①交阯：即交趾，古代地名。秦朝以后，交趾郡为今越南北部。

译文

厚朴，味苦，性温。主治感染风寒、头痛、恶寒发热、惊悸、气血痹阻、身体肌肉坏死或失去感觉，能驱除多种寄生虫。产于交趾。

来源及用法

为木兰科植物厚朴或凹叶厚朴的干燥干皮、根皮及枝皮。4~6月剥取根皮、枝皮，直接阴干，在沸水中微煮后堆置阴湿处，"发汗"至内表面变成紫褐色或棕褐色时蒸软，取出后卷成筒状，干燥。煎服。

百草医方

治水谷痢，久不瘥：厚朴三两、黄连三两，锉，水三升，煎成一升，空心服。(《梅师方》)

月经不通：厚朴三两（炙过，切细），水三升，煎取一升为三服，空心不过三四剂瘥。(《子母秘录》)

大肠干结：厚朴生研、猪脏（煮）捣和，丸梧桐子大。每姜水下三十丸。(《十便良方》)

尿浑白浊，心脾不调，肾气混浊：厚朴（姜汁炙）一两，白茯苓一钱，加水、酒各一碗，煎成一碗，温服。(《经验良方》)

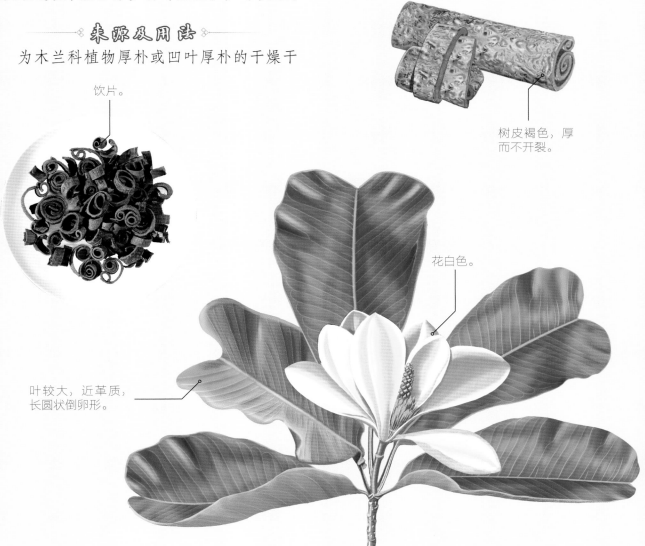

饮片。

树皮褐色，厚而不开裂。

花白色。

叶较大，近革质，长圆状倒卵形。

竹 叶

味苦，平。

主治咳逆上气、溢筋①急②、恶疡③，杀小虫。

根：作汤，益气止渴，补虚下气。

汁：治风痓④、痹。

实：通神明，轻身，益气。

生益州。

注释

①溢筋：据沈澍农考证，与轶筋、胅筋、跌筋相同，都是指筋肉伤损错位甚或突出。

②溢筋急：尚志钧《神农本草经校注》曰"傅本《新修》、罗本《新修》作'溢筋'，无'急'字，森本同"。当是。

③恶疡：即恶疮。

④风痓(zhì)：因风而致的痉挛等症。痓，痉挛。

译文

竹叶，味苦，性平。主治咳逆气喘、筋肉伤损、较为严重的疮疡，能驱除寄生虫。根，煎汤服，能益气止渴、补虚、导气下行。汁，治风痓、痹痛。果实，能与神明相通，使身体轻健、气力充沛。产于益州。

来源及用法

为禾本科植物淡竹的叶。全年均可采收，晒干。煎服，或鲜品。

百草医方

齿间血出：竹叶浓煮，与盐少许，寒温得所，含之。(《千金要方》)

霍乱转筋，心腹胀痛：浓煮竹叶汤五六升，令灼已转筋处。(《肘后备急方》)

小儿身中恶疮：煮取竹汁，日澡洗。(《肘后备急方》)

头疮：大笋，竹叶烧为灰，量疮大小，用灰调生油敷，入少腻粉佳。(《简要济众方》)

上气发热，奔趁走马后饮冷水所引起：竹叶三斤，橘皮三两。水一斗，煮取五升，去滓，细服，三日一剂。(《肘后备急方》)

时行发黄：竹叶五升(切细)，小麦七升，石膏三两，加水一斗半，煮取七升，细细饮服。服尽一剂可愈。(《肘后备急方》)

疮疥：烧竹叶为末，以鸡子白和之涂上，不过三四次，立瘥。(《杨氏产乳》)

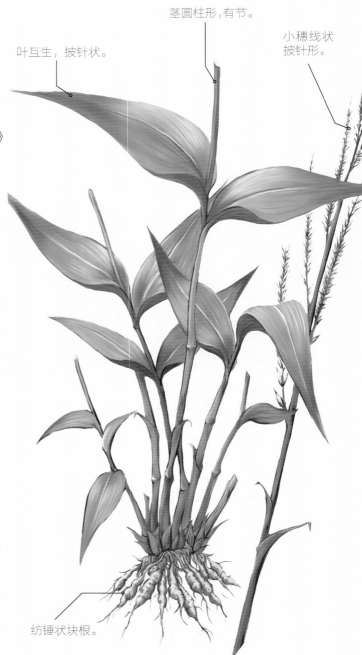

茎圆柱形，有节。

叶互生，披针状。

小穗线状披针形。

纺锤状块根。

170

枳实

味苦，寒。

主治大风在皮肤中，如麻豆苦痒①。除寒热热结，止痢，长肌肉，利五脏，益气，轻身。生河内川泽。

注释

①如麻豆苦痒：像麻疹、痘疹般特别痒。

译文

枳实，味苦，性寒。主治体表感染强烈的风邪如麻疹、痘疹般奇痒，能去除恶寒发热之症、清除热结、止痢疾、充实肌肉、安养五脏、补益气力、使身体轻健。产于河内的川泽中。

来源及用法

为芸香科植物酸橙及其变种甜橙的干燥幼果。5~6月间收集自落的果实，除去杂质，从中部横切为两半，晒干或低温干燥，较小者直接晒干或低温干燥，切薄片。煎服。

百草医方

胸痹气壅满，心膈不利：枳实二两，麸炒微黄为末。非时以清粥饮调下二钱。(《千金要方》)

产后腹痛：枳实（麸炒）、芍药（酒炒）各二钱，水一盏煎服。亦可为末服。(《太平圣惠方》)

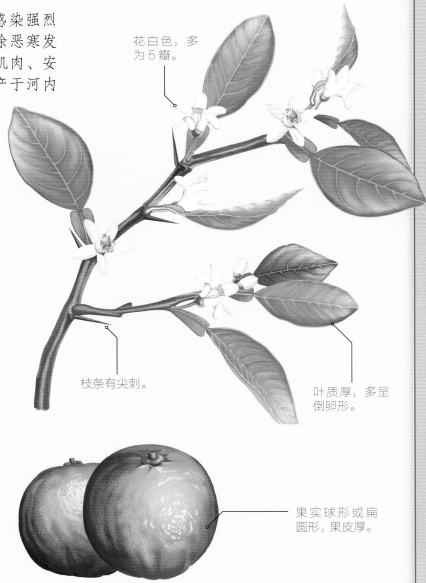

花白色，多为5瓣。

枳实外部。

饮片。

枳实。

枝条有尖刺。

叶质厚，多呈倒卵形。

果实球形或扁圆形，果皮厚。

白芷

味辛，温。

主治女人漏下赤白、血闭、阴肿、寒热、风头侵[1]目泪出，长肌肤，润泽。可作面脂[2]。一名芳香。生河东川谷。

注释

①侵：侵蚀。
②面脂：润面的油脂。

译文

白芷，味辛，性温。主治女子月经停止后又见下血淋漓不断及带下赤白、闭经、阴部肿胀、恶寒发热、风邪上犯头目致头痛泪出，能充实润泽肌肤，可作为润面的油脂。又名芳香，产于河东的川谷中。

来源及用法

为伞形科植物白芷、杭白芷的干燥根。夏、秋叶黄时采挖，除去须根和泥沙，晒干或低温干燥，切厚片。煎服。

百草医方

小儿流涕，风寒：白芷末、葱白。捣丸小豆大。每茶下二十丸。仍以白芷末，姜汁调，涂太阳穴，乃食热葱粥取汗。(《太平圣惠方》)

头面诸风：香白芷切，以萝卜汁浸透，晒干为末。每服二钱，白汤下。或以搐鼻。(《仁斋直指方》)

鼻衄不止：以所出血调白芷末，涂山根，立止。(《简便方》)

盗汗不止：太平白芷一两，辰砂半两。为末。每服二钱，温酒下，屡验。(《朱氏集验方》)

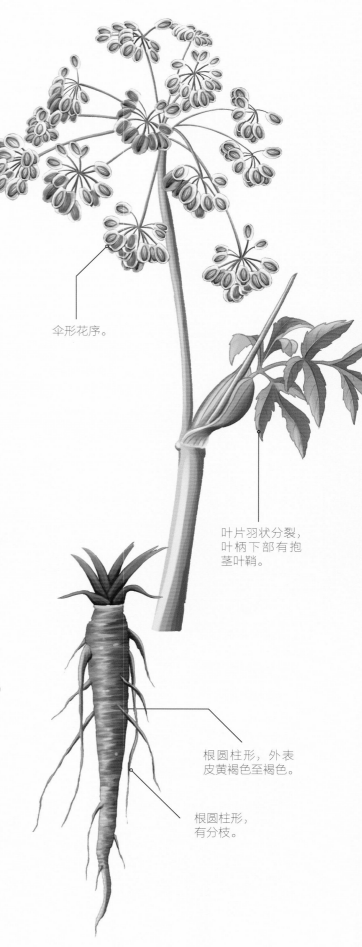

伞形花序。

叶片羽状分裂，叶柄下部有抱茎叶鞘。

根圆柱形，外表皮黄褐色至褐色。

根圆柱形，有分枝。

中品药

桑上寄生

味苦，平。

主治腰痛、小儿背强、痈肿，安胎，充肌肤，坚发齿[1]，长须眉[2]。

其实：明目，轻身，通神。

一名寄屑，一名寓木，一名宛童。生弘农川谷。

注释

①坚发齿：使头发牙齿坚固，即不掉头发和牙齿。

②长须眉：使胡子眉毛生长。古代认为须眉稠密是男子美的表现。

译文

桑上寄生，味苦，性平。主治腰痛、小儿脊背僵硬、痈肿，能安胎、充实肌肤、坚固头发牙齿、滋生胡须眉毛。果实，能使视力增强、身体轻健、与神明相通。又名寄屑、寓木、宛童。产于弘农的川谷中。

来源及用法

为桑寄生科植物桑寄生的干燥带叶茎枝。冬季至次春采割，除去粗茎，切段，干燥或蒸后干燥，切厚片。煎服。

百草医方

胎动腹痛：桑上寄生一两半，阿胶（炒）半两，艾叶半两，水一盏半，煎一盏，去渣温服。去艾叶亦可。（《太平圣惠方》）

毒痢脓血，六脉微小，并无寒热：桑上寄生二两，防风、大芎二钱半，炙甘草三铢，为末。每服二钱，加水一盏，煎至八分，和滓服下。（《护命方》）

膈气：生桑上寄生捣汁一盏，服之。（《濒湖集简方》）

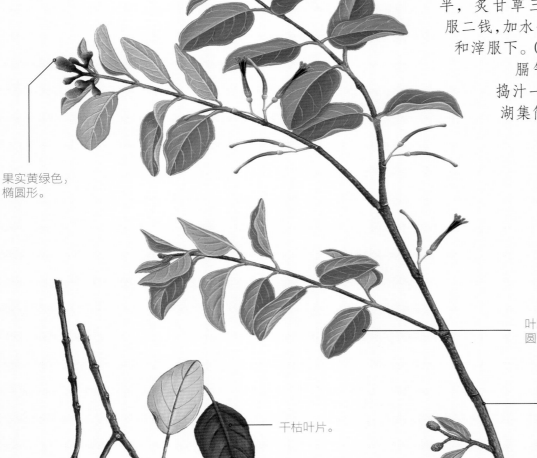

果实黄绿色，椭圆形。

干枯叶片。

叶革质，圆而尖。

茎枝红褐色或灰褐色。

五加

味辛，温。

主治心腹疝气①、腹痛，益气，治躄②，小儿不能行、疽疮、阴蚀。一名犲③漆。生汉中。

注释

①心腹疝气：心腹气痛。《说文解字》："疝，腹痛也。"《素问·长刺节论》："腹痛不得大小便，病名曰疝。"

②躄（bì）：跛脚。王冰注《素问·痿论》："躄，谓挛躄，足不得伸以行也。"

③犲（chái）：古同"豺"。

译文

五加，味辛，性温。主治心腹气痛、腹痛、跛足、小儿不能走路、疽疮、阴中生疮，能益气。又名犲漆，产于陕西汉中。

来源及用法

为五加科植物细柱五加的干燥根皮。五加以根皮入药，故现通用名为五加皮。夏、秋采挖根部，洗净，剥取根皮，晒干，切厚片。煎服。

百草医方

虚劳不足：五加皮、枸杞根白皮各一斗，水一石五斗，煮汁七斗，分取四斗，浸曲一斗，以三斗拌饭，如常酿酒，待熟任饮。（《千金要方》）

目中息肉：五加皮（不闻水声者，捣末）一升，和酒二升，浸七日。一日服二次，禁醋。二七日，遍身生疮，是毒出。不出，以生熟汤浴之，取疮愈。（《千金要方》）

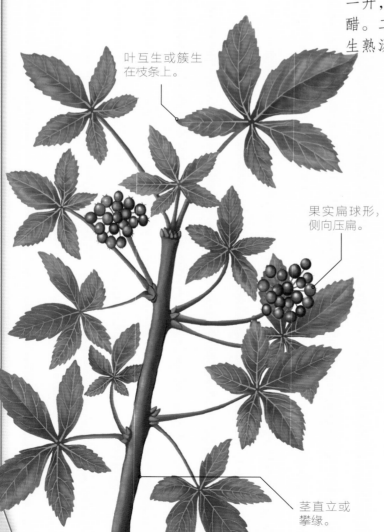

叶互生或簇生在枝条上。

果实扁球形，侧向压扁。

茎直立或攀缘。

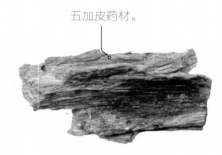

五加皮药材。

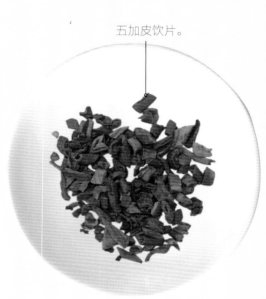

五加皮饮片。

174

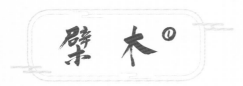

檗木①

味苦，寒。

主治五脏肠胃中结气热、黄疸、肠痔②，止泄痢、女子漏下赤白、阴阳蚀疮③。一名檀桓④。生汉中山谷。

注释

①檗木：现通用名为黄柏。

②肠痔：中医病名。肛门部痈疽。出《诸病源候论·肠痔候》："肛边肿核痛，发寒热而血出者，肠痔也。"

③阴阳蚀疮：中医古病名。蚀疮即阴蚀，阴阳蚀疮即男女阴蚀，指男女生殖器疮疡。

④檀桓（tánhuán）：黄檗的根。《本草拾遗》记载，檀桓乃百岁檗之根。

译文

檗木，味苦，性寒。主治五脏与肠胃内有热邪结聚、黄疸、肛门部痈疽、泄泻、痢疾、女子月经停止后又见下血淋漓不断及带下赤白、男女生殖器疮疡。又名檀桓，产于陕西汉中的山谷中。

来源及用法

为芸香科植物黄皮树的干燥树皮。剥取树皮后，除去粗皮，晒干；或润透，切片或切丝。煎服，或外用适量。

百草医方

男女诸虚，小便淋漓，遗精白浊：黄柏（去皮，切）二斤、熟糯米一升（童子小便中九浸九晒，蒸过晒干）。为末，加酒煮面糊丸梧桐子大。每服一百丸，温酒送下。（《孙氏集效方》）

鼻疳有虫：黄柏二两，冷水浸一宿，绞汁服。（《太平圣惠方》）

痈疽肿毒：黄柏皮（炒）、川乌头（炮）等分，为末。唾液调涂患处，留出疮头，频以淘米水润湿。（《濒湖集简方》）

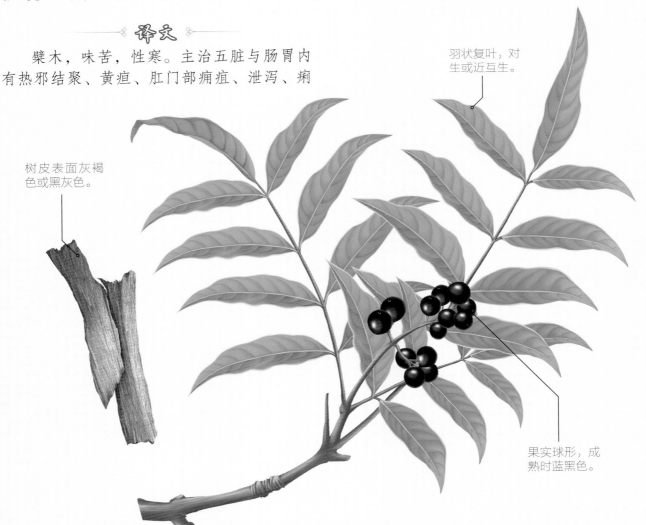

羽状复叶，对生或近互生。

树皮表面灰褐色或黑灰色。

果实球形，成熟时蓝黑色。

白薇

味苦，平。

主治暴中风、身热、肢满①、忽忽②不知人③、狂惑④邪气、寒热酸疼、温疟洗洗，发作有时。生平原川谷。

注释

①肢满：四肢胀满、肿胀。

②忽忽：迷糊，恍惚。

③不知人：不省人事。

④狂惑：精神错乱，疯癫。

译文

白薇，味苦，性平。主治突然感染强烈的风邪、身体发热、四肢胀满、恍惚而不省人事、神志错乱有如中邪、发热恶寒、酸疼、温疟而有恶寒颤栗、发作有规律性。产于平原的川谷中。

来源及用法

为萝藦科植物白薇或蔓生白薇的干燥根和根茎。春、秋两季采挖，洗净，干燥，切段。煎服，或外用适量。

百草医方

妇人遗尿，不拘胎前产后：白薇、芍药各一两。为末。酒服方寸匕，日三服。（《千金要方》）

肺实鼻塞，不知香臭：白薇、贝母、款冬花各一两，百部二两。为末。每服一钱，米饮下。（《普济方》）

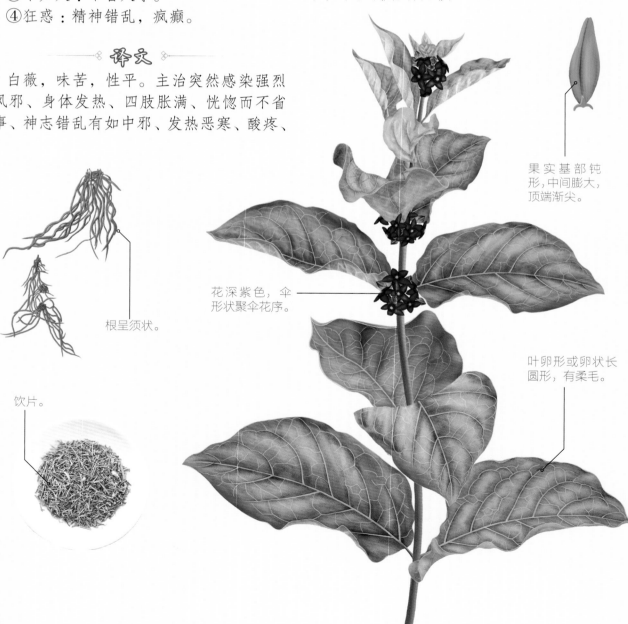

果实基部钝形，中间膨大，顶端渐尖。

根呈须状。

花深紫色，伞形状聚伞花序。

饮片。

叶卵形或卵状长圆形，有柔毛。

枝子①

味苦，寒。

主治五内邪气、胃中热气、面赤、酒皰皶鼻②、白癞③、赤癞④、疮疡。一名木丹⑤。生南阳⑥川谷。

注释

①枝子：现通用名为栀子。

②酒皰皶鼻：即酒糟鼻。

③白癞：中医病名。麻风病之一种。《诸病源候论·白癞候》："凡癞病，语声嘶破，目视不明，四肢顽痹，支节火燃，心里懊热，手足俱缓，背脊至急，肉如遭劈，身体手足隐疹起，往往正白在肉里，鼻有瘜肉，目生白珠当瞳子，视无所见，此名白癞。"

④赤癞：据马继兴《神农本草经辑注》，赤白癞是根据皮肤患癞部位的颜色而取名者。皮肤红肿即谓赤癞。

⑤木丹：森立之《本草经考注》记载，"《图经》云：子中仁深红，木丹之名盖亦此义，谓木实中人其色如丹也"。

⑥南阳：古代郡名。秦置。汉辖境相当今河南熊耳山以南叶县、内乡间和湖北大洪山以北广水市、十堰市郧阳区间地。

译文

枝子，味苦，性寒。主治五脏邪气结聚、胃脘热邪、面色赤红、酒糟鼻、白癞、赤癞、疮疡。又名木丹，产于南阳郡的川谷中。

来源及用法

为茜草科植物栀子的干燥成熟果实。9~11月果实成熟呈红黄色时采收，除去果梗和杂质，蒸至上气或放置沸水中略烫，取出，干燥。煎服。外用生品适量，研末调敷。

果实多近球形，呈黄色或橙红色，可入药。

百草医方

小便不通：栀子仁十四个，独头蒜一个，沧盐少许。捣贴脐及囊，良久即通。(《普济方》)

火疮未起：栀子仁灰，麻油和封厚为佳。已成疮烧白糖灰粉之，燥即瘥。(《千金要方》)

赤眼肠秘：山栀子七个。钻孔煨熟，水一升，煎半升，去滓，入大黄末三钱，温服。(《普济方》)

折伤肿痛：栀子、白面同捣，涂之甚效。(《濒湖集简方》)

小儿狂躁，蓄热在下，身热狂躁，昏迷不食：栀子仁七枚，豆豉五钱，水一盏，煎七分，服之。或吐或不吐，立效。(《集效方》)

五脏诸气，益少阴血：栀子炒黑研末，生姜同煎，饮之甚捷。(《丹溪纂要》)

血淋涩痛：生山栀子末、滑石等分，葱汤下。(《经验良方》)

胃脘火痛：大山栀子七枚或九枚炒焦。(《丹溪纂要》)

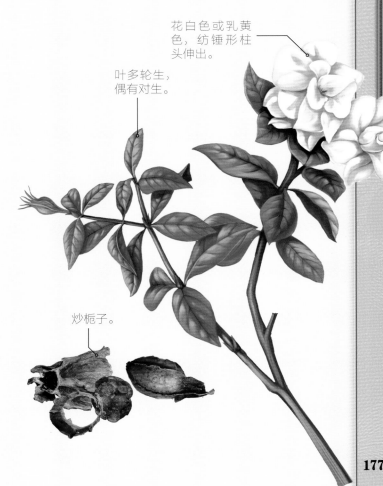

花白色或乳黄色，纺锤形柱头伸出。

叶多轮生，偶有对生。

炒栀子。

秦椒

味辛，温。

主治风邪气，温中，除寒痹，坚齿，长发，明目。久服轻身，好颜色，耐老增年，通神。生太山川谷。

秦椒，味辛，性温。主治风邪，能温煦中焦脾胃、祛除寒痹、坚固牙齿、滋养头发、增强视力。长期服用，能使身体轻健、容貌姣好、青春常驻、寿命长久、与神明相通。产于泰山的川谷中。

来源及用法

为芸香科植物青椒或花椒的干燥成熟果皮。秋季采收成熟果实，晒干，除去种子和杂质。煎服。

百草医方

手足心风肿：秦椒、盐末等分，醋调匀敷肿处。（《肘后备急方》）

其人饮少，小便多：秦椒一分，出汗，瓜蒂二分，研为末，水服方寸匕，日三服。（《伤寒类要》）

治虫入耳：秦椒末一钱，醋半盏，浸良久，少少灌耳，虫自耳出。（《续十全方》）

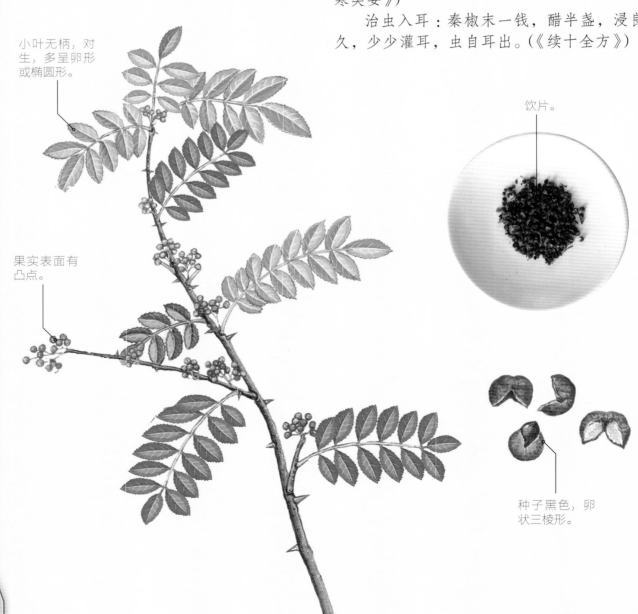

小叶无柄，对生，多呈卵形或椭圆形。

果实表面有凸点。

饮片。

种子黑色，卵状三棱形。

中品药

178

卫矛

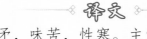

味苦，寒。

主治女子崩中、下血、腹满、汗出，除邪，杀鬼毒①蛊注。一名鬼箭。生霍山山谷。

注释

①鬼毒：据尚志钧《神农本草经校注》，"即鬼疰"。

卫矛药材。

叶多卵状或窄状椭圆形。

果实多椭圆形。

译文

卫矛，味苦，性寒。主治女子阴道忽然大量流血、便血、腹部胀满、汗出，能驱除鬼疰、蛊毒等邪气。又名鬼箭，产于衡山的山谷中。

来源及用法

为卫矛科植物卫矛的根、带翅的枝及叶入药。全年采根，夏、秋采带翅的枝及叶，晒干。煎服。

百草医方

产后败血，儿枕块硬，疼痛发歇，及新产乘虚，风寒内搏，恶露不快，脐腹坚胀：卫矛（去中心木）、当归（炒）、红蓝花各一两。每服三钱，酒一大盏，煎七分，食前温服。（《太平惠民和剂局方》）

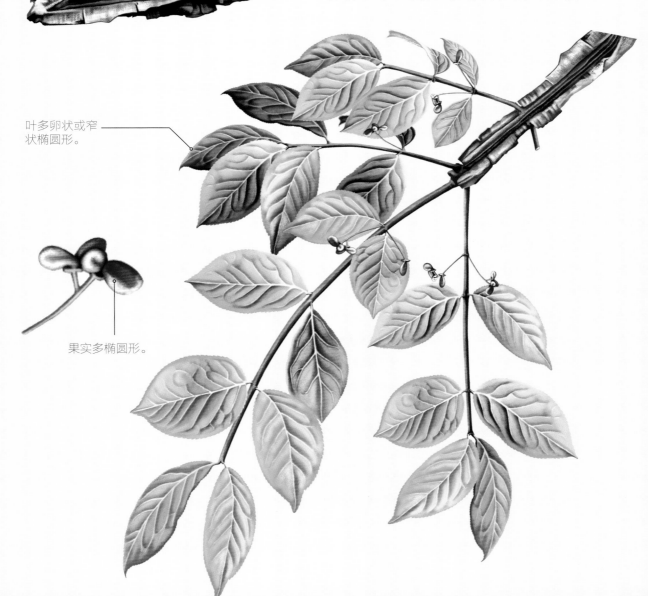

紫葳

味酸、微寒。

主治妇人产乳余疾、崩中、瘕瘕、血闭、寒热、羸瘦、养胎。生西海①川谷。

注释

①西海：古县名。汉海曲县，东汉改曰西海，故城在今山东日照市西。

译文

紫葳，味酸，性微寒。主治女子产后各类疾病、女子阴道忽然大量流血、腹部积块、闭经、恶寒发热、身体瘦弱，能养胎。产于西海的川谷中。

来源及用法

为紫葳科植物凌霄或美洲凌霄的干燥花。夏、秋两季花盛开时采摘，干燥。煎服，或外用适量。

百草医方

妇人血崩：凌霄花为末。每酒服二钱，后服四物汤。(《丹溪纂要》)

粪后下血：凌霄花浸酒频饮之。(《普济方》)

消渴饮水：凌霄花一两，捣碎，水一盏半，煎一盏，分二服。(《圣济总录》)

百日内，小儿无故口青不饮乳：凌霄花、大蓝叶、芒硝、大黄等分，为末，以羊髓和丸梧子大。每研一丸，以乳送下，便可吃乳。热者可服，寒者勿服。昔有人休官后云游湖湘，修合此方，救危甚多。(《圣济总录》)

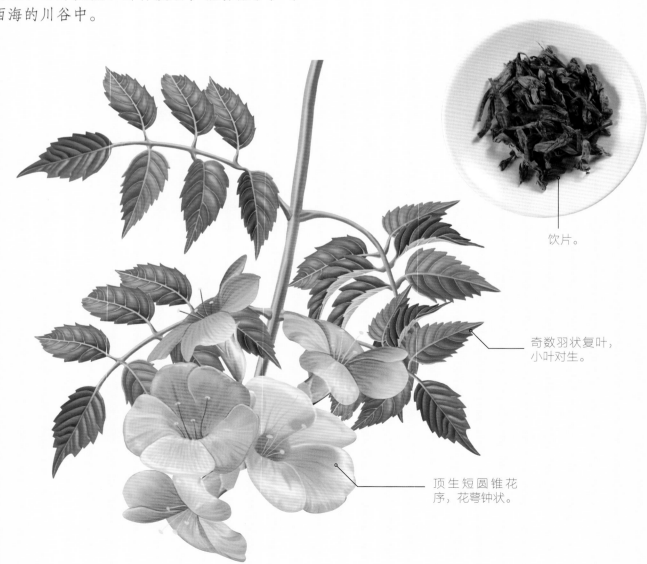

饮片。

奇数羽状复叶，小叶对生。

顶生短圆锥花序，花萼钟状。

中品药

180

芜荑

味辛。

主治五内邪气，散皮肤骨节中淫淫行毒①，去三虫，化食。一名无姑，一名蕨瑭②。生晋山③川谷。

注释

①散皮肤骨节中淫淫行毒：能消散皮肤、骨节内游动的风邪，去除积蓄的邪气。淫淫，行走貌。行毒，游走流动的毒邪。

②蕨瑭（diàntáng）：音殿唐。

③晋山：尚志钧《神农本草经校注》曰"今山西太行山脉"。

译文

芜荑，味辛。主治五脏邪气结聚，能消散皮肤骨节内游动的风邪、驱除多种寄生虫、消食。又名无姑、蕨瑭，产于山西太行山脉的川谷中。

来源及用法

为榆科植物大果榆果实的加工品。夏季果实成熟时采收，晒干，搓去膜翅，取出种子浸于水中，待发酵后，加入榆树皮面、红土、菊花末，用温开水调成糊状，摊于平板上，切成小方块，晒干入药。煎服，或外用适量，研末调敷。

百草医方

制杀诸虫：生芜荑、生槟榔各四两，为末，蒸饼丸梧子大。每服二十丸，白汤下。(《本事方》)

结阴下血：芜荑一两捣烂，纸压去油，为末，以雄猪胆汁丸梧桐子大。每服九丸，甘草汤下，日五服。三日断根。(《普济方》)

脾胃有虫，食即作痛，面黄无色：石州芜荑仁二两，和面炒黄色为末。非时米饮服二钱匕。(《千金要方》)

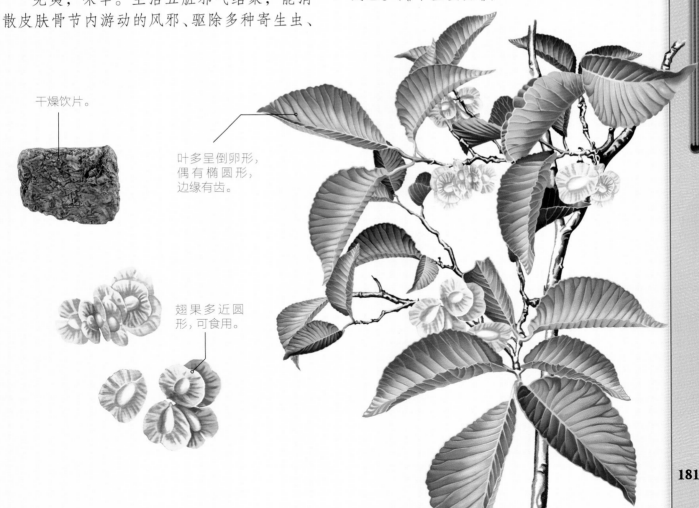

干燥饮片。

叶多呈倒卵形，偶有椭圆形，边缘有齿。

翅果多近圆形，可食用。

紫草

味苦，寒。

主治心腹邪气、五疸，补中，益气，利九窍，通水道。一名紫丹①，一名紫芙②。生砀山③山谷。

注释

①紫丹：森立之《本草经考注》曰"紫根以染之，一入再入，其色红赤，故名紫丹耳"。

②芙（ǎo）：音袄。

③砀山：即芒砀山，古称砀山。位于今河南省永城市东北。

译文

紫草，味苦，性寒。主治心腹邪气、五种黄疸，能调养中焦脾胃、补益气力、利九窍、通水道。又名紫丹、紫芙，产于芒砀山的山谷中。

来源及用法

为紫草科植物新疆紫草或内蒙紫草的干燥根。春、秋两季采挖，除去泥沙，干燥。煎服。

百草医方

恶虫咬人：用紫草油涂之。（《太平圣惠方》）

婴儿、童子患疹痘疾：紫草二两细锉，以百沸汤一大盏泡，便以物合定，勿令气漏，放如人体温，量儿大小服半合至一合。服此，疮虽出，亦当轻减。（《经验后方》）

消解痘毒：紫草一钱，陈皮五分，葱白三寸。新汲水煎服。（《仁斋直指方》）

小儿白秃：紫草煎汁涂之。（《太平圣惠方》）

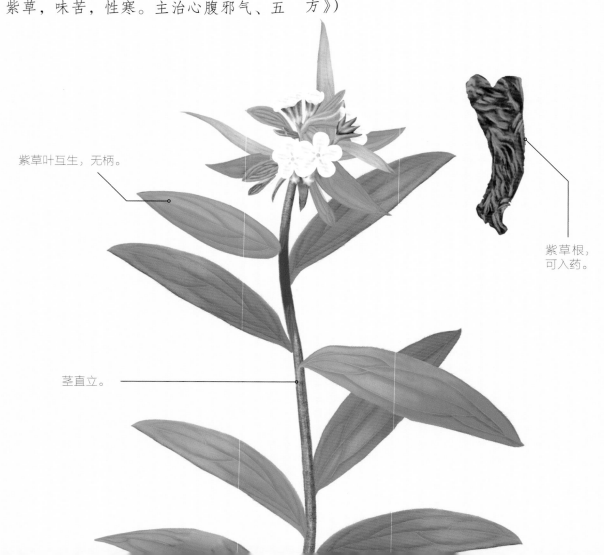

紫草叶互生，无柄。

茎直立。

紫草根，可入药。

紫菀

味苦，温。

主治咳逆上气、胸中寒热结气，去蛊毒、痿蹶①，安五脏。生房陵②山谷。

注释

①痿蹶：中医病名。亦作痿厥。指手足萎弱无力，动作行走不便的病症。亦特指下肢麻痹。

②房陵：古代郡名。东汉末，治所在房陵县（今湖北房县）。

译文

紫菀，味苦，性温。主治咳逆气喘、胸中寒热邪气结聚、手足萎弱无力而行走不便，能驱除蛊毒、安养五脏。产于房陵郡的山谷中。

来源及用法

为菊科植物紫菀的干燥根和根茎。春、秋两季采挖，除去有节的根茎和泥沙，晒干。煎服。

百草医方

产后下血：紫菀末五撮，水冲服。（《太平圣惠方》）

妇人卒不得小便：紫菀末，以井花水服三撮便通。小便血，服五撮立止。（《千金要方》）

小儿咳嗽，声不出者：紫菀末、杏仁等分，入蜜同研，丸芡子大。每服一丸，五味子汤化下。（《全幼心鉴》）

肺伤咳嗽：紫菀五钱，水一盏，煎七分，温服。一日服三次。（《卫生易简方》）

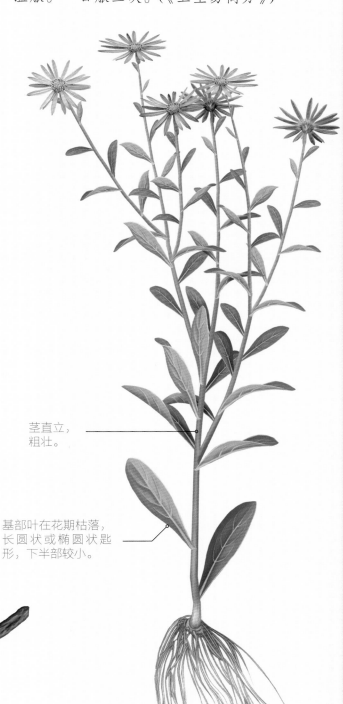

茎直立，粗壮。

基部叶在花期枯落，长圆状或椭圆状匙形，下半部较小。

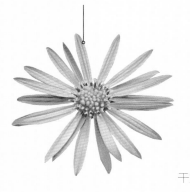

多数头状花序，花蓝紫色。

干燥根。

183

白鲜

味苦，寒。

主治头风、黄疸、咳逆、淋沥、女子阴中肿痛，湿痹死肌、不可屈伸、起止、行步。生上谷^①川谷。

注释

①上谷：古代郡名。始建于战国，辖境

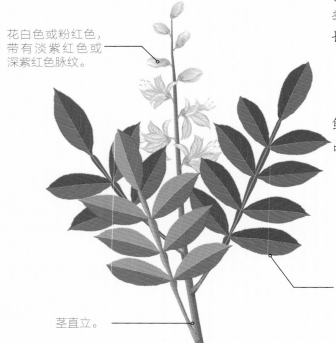

花白色或粉红色，带有淡紫红色或深紫红色脉纹。

茎直立。

相当今河北张家口市、小五台山以东，赤城、北京市延庆区以西，及内长城和北京市昌平区以北地。

译文

白鲜，味苦，性寒。主治风邪上犯头部、黄疸、咳逆、小便滴沥涩痛、女子阴部肿痛、湿痹所致身体肌肉坏死或失去感觉而不能屈伸运动。产于上谷郡的川谷中。

来源及用法

为芸香科植物白鲜的干燥根皮。白鲜以根皮入药，故现通用名为白鲜皮。春、秋两季采挖根部，除去泥沙及粗皮，剥取根皮，切片，干燥。煎服。

百草医方

产后中风，人虚不可服他药的病人：白鲜皮加新汲水三升，煮成一升，温服。（《小品方》）

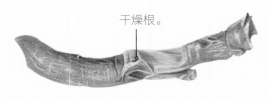

干燥根。

小叶对生，无柄，椭圆或长圆形。

微衔

味苦，平。

主治风湿痹、历节痛^①、惊痫、吐舌^②、悸气^③、贼风^④、鼠瘘^⑤、痈肿。一名麋衔^⑥。生汉中川泽。

注释

①历节痛：中医古病名。又称历节风、历节。以关节红肿，剧烈疼痛，不能屈伸为特点。多由肝肾不足而感受风寒湿邪，入侵关节，积久化热，气血郁滞所致。

②吐舌：中医病症名。指舌体伸长弛缓，出口外而不收。

③悸气：即心悸。是指病人自觉心中悸动、惊惕不安、甚则不能自主的一种病证。

④贼风：中医病因名。是指从孔隙透入的，不易察觉而可能致病的风。

中品药

⑤鼠瘘：中医病名。即瘰疬。西医称它为颈淋巴结结核。

⑥麋（mí）衔：森立之《本草经考注》曰"麋衔为正名，此草鹿之所嗜，故名"。

译文

微衔，味苦，性平。主治风湿痹痛、历节痛、惊痫、吐舌、心悸、贼风、鼠瘘、痈肿。又名麋衔，产于陕西汉中的川泽中。

枲耳实①

味甘，温。

主治风头寒痛、风湿周痹、四肢拘挛痛、恶肉②死肌。久服益气，耳目聪明，强志轻身。一名胡枲，一名地葵。生安陆③川谷。

注释

①枲（xǐ）耳实：现通用名为苍耳子。

②恶肉：腐败之肉。裴松之《三国志注》引《华佗别传》："使饮药令卧，破腹就视，脾果半腐坏。以刀断之，刮去恶肉。"

③安陆：县名。辖今湖北安陆、云梦、应城等地。

译文

枲耳实，味甘，性温。主治感染风寒而头痛、风湿周痹、四肢拘挛疼痛、身体肌肉坏死腐烂或失去感觉。长期服用，能使气力充沛、听力视力记忆力增强、身体轻健。又名胡枲、地葵，产于安陆的川谷中。

来源及用法

为菊科植物苍耳的干燥成熟带总苞的果实。秋季果实成熟时采收，干燥，除去梗、叶等杂质。炒去刺用。煎服。

百草医方

产后诸痢：苍耳叶捣绞汁，温服半中盏，日三四服。（《太平圣惠方》）

牙痛：苍耳子五升，水一斗，煮取五升。热含之，痛即吐，吐后复含，不过三剂，瘥。茎、叶亦得。（《千金翼方》）

大腹水肿，小便不利：苍耳子灰，葶苈（末）等分。每服二钱，水下。一天服两次。（《千金要方》）

眼目昏暗：枲耳实一升为末，白米半升作粥，日食之。（《普济方》）

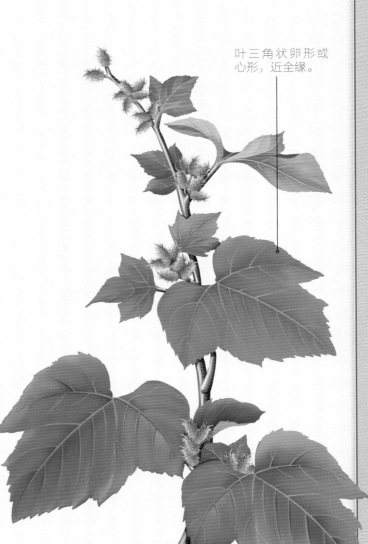

叶三角状卵形或心形，近全缘。

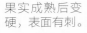

果实成熟后变硬，表面有刺。

茅根

味甘，寒。

主治劳伤虚羸，补中益气，除瘀血、血闭、寒热，利小便。

其苗：主下水。

一名蔺①根，一名茹根。

生楚地②山谷。

注释

①蔺（jiān）：音坚。

②楚地：指古楚国所辖之地，后指湖南、湖北附近区域。

译文

茅根，味甘，性寒。主治过度劳累而引起的内伤及身体瘦弱、瘀血、闭经、恶寒发热，能补益中焦脾胃之气、通利小便。茅根的苗，主要能驱除水湿。又名蔺根、茹根，产于楚地的山谷中。

来源及用法

为禾本科植物白茅的干燥根茎。春、秋二季采挖，洗净，晒干，除去须根和膜质叶鞘，捆成小把，切段。煎服。

百草医方

疗热：取白茅根四升，锉之，以水一斗五升，煮取五升，适冷暖饮之，日三服。（《肘后备急方》）

反胃上气，食入即吐：茅根、芦根二两。水四升，煮二升，顿服得下，良。（《圣济总录》）

虚后水肿，因饮水多，小便不利：白茅根一大把，小豆三升。水三升，煮干，去茅食豆，水随小便下也。（《肘后备急方》）

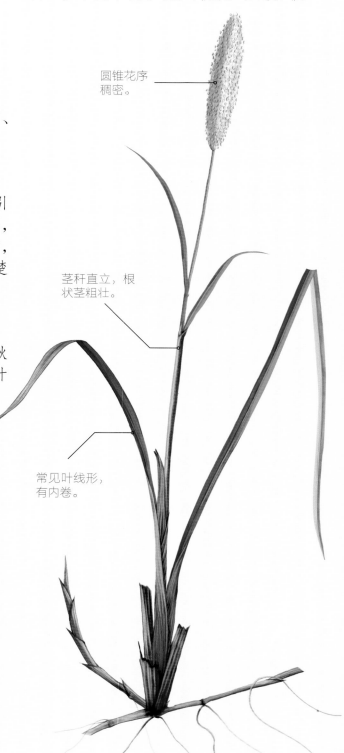

圆锥花序稠密。

茎秆直立，根状茎粗壮。

常见叶线形，有内卷。

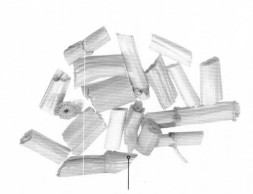

白茅根饮片。

中品药

186

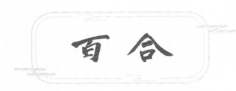
百合

味甘，平。

主治邪气腹胀、心痛，利大小便，补中益气。生荆州川谷。

译文

百合，味甘，性平。主治腹部邪气结聚而胀满、心痛，能通利大小便、补益中焦脾胃之气。产于荆州的川谷中。

来源及用法

为百合科植物百合的干燥肉质鳞叶。秋季采挖，洗净，剥取鳞叶，用开水略烫，干燥。煎服。

百草医方

百合病未经汗吐下者：百合七枚，泉水浸一宿，明旦更以泉水二升，煮取一升，入生地黄汁一升，同煎取一升半，分再服。(《金匮要略》)

肺脏壅热，烦闷：新百合四两，蜜半盏，和蒸令软，时时含一枣大，吞津。(《太平圣惠方》)

耳聋耳痛：干百合为末，温水调下二钱匕，食后服。(《胜金方》)

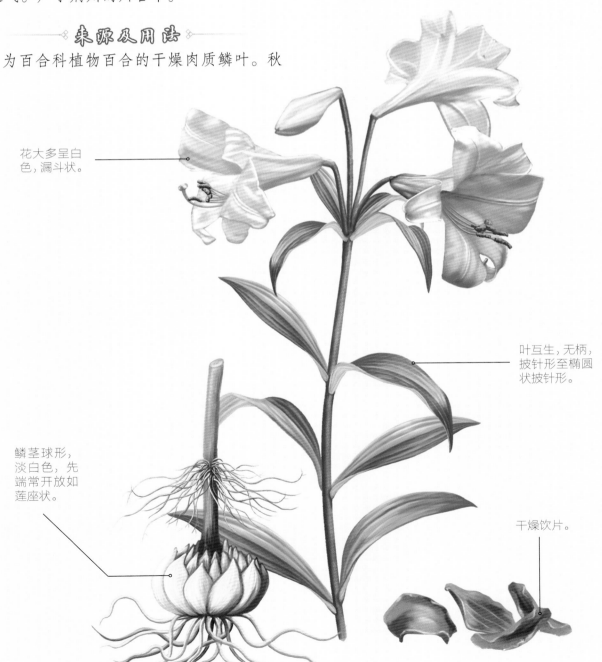

花大多呈白色，漏斗状。

叶互生，无柄，披针形至椭圆状披针形。

鳞茎球形，淡白色，先端常开放如莲座状。

干燥饮片。

酸浆

味酸，平。

主治热烦满，定志，益气，利水道。

产难，吞其实立产。

一名醋浆。生荆楚①川泽。

注释

①荆楚：春秋战国时代的楚国，位于荆州，故称为荆楚。包括现今湖北全省。

译文

酸浆，味酸，性平。主治发热烦闷，能安定神志、补益气力、通利水道。难产的孕妇，服用酸浆的果实后，很快就能分娩。又名醋浆，产于荆楚的川泽中。

来源及用法

为茄科植物酸浆及挂金灯的全草。6~9月采收，鲜用或晒干。煎服，或外用。

百草医方

妇人赤白带下：三叶酸浆，阴干为末，空心酒下三钱匕。(《千金要方》)

三焦肠胃伏妇人胎热难产：酸浆实五两，苋实三两，马蔺子(炒)、大盐榆白皮(炒)各二两。柴胡、黄芩、栝蒌根、蔺茹各一两，为末，炼蜜丸如梧桐子大。每服三十丸，木香汤下。(《圣济总录》)

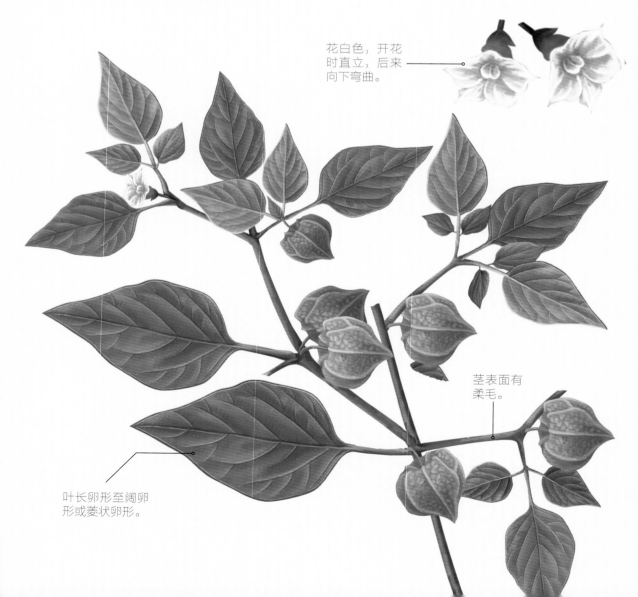

花白色，开花时直立，后来向下弯曲。

茎表面有柔毛。

叶长卵形至阔卵形或菱状卵形。

淫羊藿

味辛，寒。

主治阴痿、绝伤、茎中痛，利小便，益气力，强志。一名刚前①。生上郡②阳山山谷。

注释

①刚前：森立之《本草经考注》曰"刚前者，令前阴刚强之谓也"。

②上郡：战国魏置，秦治肤施县（今陕西绥德县）。

译文

淫羊藿，味辛，性寒。主治阳痿、筋骨损伤或折断、阴茎疼痛，能通利小便、补益气力、增强记忆力。又名刚前，产于上郡的阳山山谷中。

来源及用法

为小檗科植物淫羊藿、箭叶淫羊藿、柔毛淫羊藿或朝鲜淫羊藿的干燥叶。夏、秋季茎叶茂盛时采收，阴干或晒干。煎服。

百草医方

三焦咳嗽，腹满不饮食，气不顺：淫羊藿、覆盆子、五味子（炒）各一两，为末，炼蜜丸梧子大。每姜茶下二十丸。（《圣济总录》）

偏风，手足不遂，皮肤不仁：淫羊藿一斤，细锉，生绢袋盛于不津器中，用无灰酒二斗浸之，以浓纸重重封不通气，春夏三日，秋冬五日后旋开。每日随性暖饮之，常令醺然不得大醉。若酒尽再合服之，无不效验。合时切忌鸡犬见之。（《太平圣惠方》）

目昏生翳：淫羊藿、生王瓜（即小栝楼红色者）等分，为末。每服一钱，茶下，日二服。（《圣济总录》）

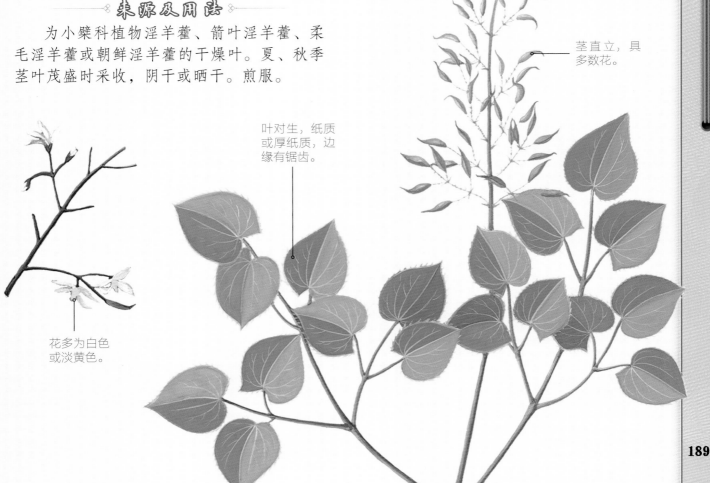

茎直立，具多数花。

叶对生，纸质或厚纸质，边缘有锯齿。

花多为白色或淡黄色。

189

王孙

味苦，平。

主治五脏邪气、寒湿痹、四肢疼酸、膝冷痛。生海西^①川谷。

注释

①海西：古县名。汉初置海西县，属东海郡，后汉属广陵郡。在今江苏灌南县。

译文

王孙，味苦，性平。主治五脏邪气结聚、寒湿痹痛、四肢酸痛、膝部冷痛。产于江苏灌南县的川谷中。

来源及用法

为百合科植物巴山重楼的根茎。夏、秋两季采挖，除去茎叶、根须，洗净，鲜用或晒干。煎服。

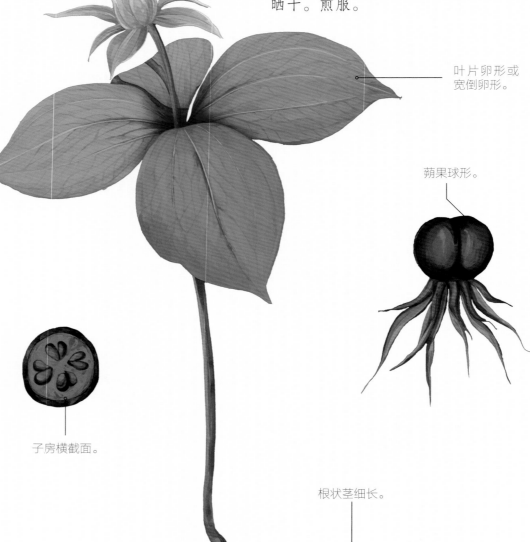

叶片卵形或宽倒卵形。

蒴果球形。

子房横截面。

根状茎细长。

爵床

味咸，寒。

主治腰脊痛，不得著床①，俯仰艰难②。除热，可作浴汤。生汉中川谷。

❖ 注释 ❖

①不得著床：义为因腰痛不能平卧床上。

②俯仰艰难：义为因腰痛屈身弯腰，或挺直腰板，都很困难。

❖ 译文 ❖

爵床，味咸，性寒。主治腰脊疼痛不能卧床、屈身挺身都十分困难，能清除热邪，可煎汤以供洗浴。产于陕西汉中的川谷中。

❖ 来源及用法 ❖

为爵床科植物爵床的全草。8~9月盛花期采收，割取地上部分，晒干。煎服，或外用。

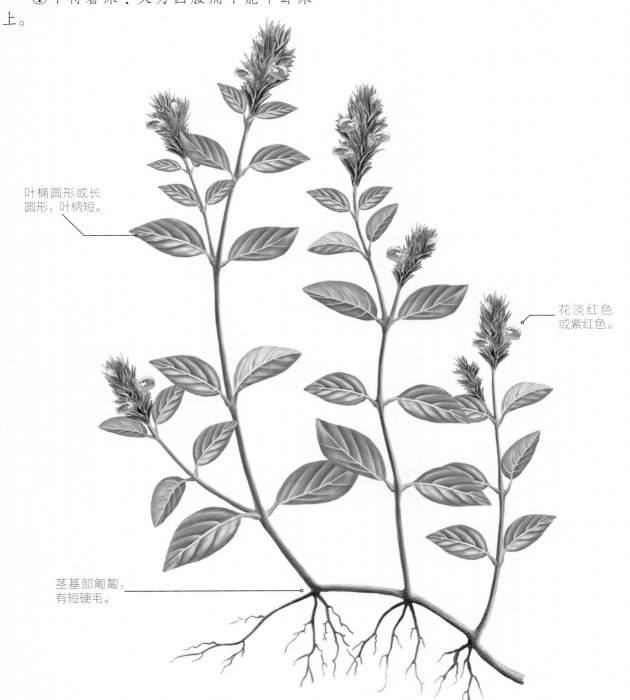

叶椭圆形或长圆形，叶柄短。

花淡红色或紫红色。

茎基部匍匐，有短硬毛。

王瓜

味苦，寒。

主治消渴、内痹①、瘀血、月闭②、寒热、酸疼，益气，愈聋。一名土瓜。生鲁地③平泽。

注释

①内痹：据尚志钧《神农本草经校注》，即内脏痹症。

②月闭：即妇女闭经。

③鲁地：战国时鲁国之地。后指今山东鲁南、鲁中地区。

译文

王瓜，味苦，性寒。主治消渴、内脏痹症、血瘀、闭经、恶寒发热、身体酸痛，能补益气力、恢复听力。又名土瓜，产于鲁地的平泽中。

来源及用法

为葫芦科植物王瓜的果实。10月果实成熟后采收，鲜用或连柄摘下，防止破裂，用线将果柄串起，晒干或风干。研末入丸散服，或捣敷。

百草医方

月经不利，带下，少腹满，经一月再见者：王瓜根、芍药、桂枝、虫各三两，为末。酒服方寸匕，一日三服。(《金匮要略》)

大肠下血：王瓜一两（烧存性），地黄二两，黄连半两，为末，蜜丸梧子大。米汤饮下三十丸。(《仁斋直指方》)

反胃吐食：王瓜（灯上烧存性）一钱，加枣肉，平胃散末二钱，酒服，食即可下。(《丹溪纂要》)

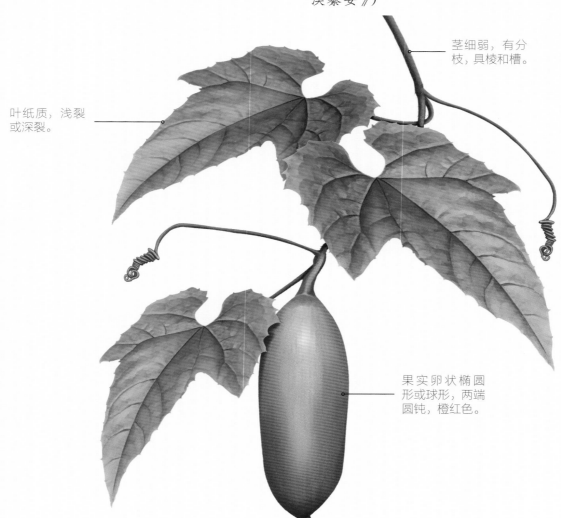

茎细弱，有分枝，具棱和槽。

叶纸质，浅裂或深裂。

果实卵状椭圆形或球形，两端圆钝，橙红色。

马先蒿

味苦，平。

主治寒热、鬼疰、中风、湿痹、女子带下病、无子。一名马屎蒿。生南阳川泽。

译文

马先蒿，味苦，性平。主治恶寒发热、鬼疰、中风、湿痹、女子带下病、不孕不育。又名马屎蒿，产于南阳郡的川泽中。

来源及用法

为玄参科植物马先蒿的根。7~9月采挖，晒干。煎服，或煎水洗。

百草医方

大疯癫疾，骨肉疽败，百节酸疼，眉鬓堕落，身体痒痛：马先蒿细锉，炒捣末，每空心及晚食前，温酒调下二钱匕。(《太平圣惠方》)

治癫：马先蒿捣末，服方寸匕，日三服，如更赤起，一年都瘥。(《外台秘要》)

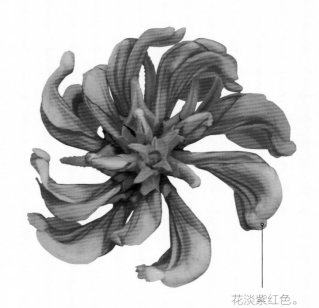

花淡紫红色。

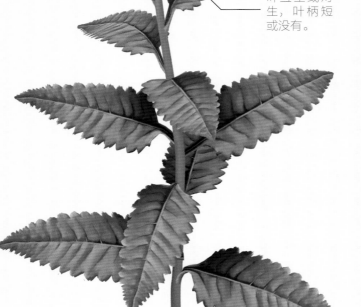

叶互生或对生，叶柄短或没有。

根多丛生，细长，纤维状。

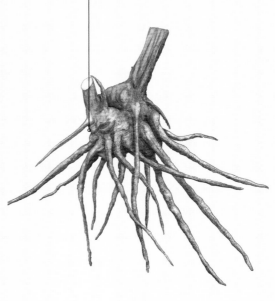

莨菪①子

味苦，寒。

主治齿痛出虫②、肉痹③拘急。使人健行④、见鬼⑤，多食令人狂走⑥。久服轻身，走及奔马⑦，强志，益力，通神。一名行唐。生海滨川谷。

注释

①莨菪（làngdàng）：音浪荡。

②齿痛出虫：又称虫牙。是古人对龋齿的一种认识。《诸病源候论·齿虫候》："齿虫，是虫食于齿，齿根有孔，虫在其间，亦令齿疼痛。食一齿尽，又度食余齿。"

③肉痹：中医病名。即肌痹。《素问·长刺节论》："病在肌肤，肌肤尽痛，名曰肌痹。"

④健行：善于行走。健，善于。

⑤见鬼：出现幻觉，如见鬼神。

⑥狂走：疯狂奔跑。走，奔跑。

⑦走及奔马：追得上飞奔的马。

译文

莨菪子，味苦，性寒。主治龋齿、肌痹而筋肉拘挛，能使人持续行走而不觉疲倦、出现幻觉，服用过量能使人发狂而奔跑。长期服用，能使身体轻健以至奔跑起来能追上奔驰的骏马、记忆力增强、气力充沛、与神明相通。又名行唐，产于海滨的川谷中。

来源及用法

为茄科植物莨菪的干燥成熟种子。夏、秋两季果皮变黄时采摘果实，暴晒，打下种子，筛去果皮、枝梗，晒干。入丸散服，或煎洗。

百草医方

风痹厥痛：莨菪子三钱（炒），大草乌头、甘草各半两，五灵脂一两，为末。糊丸梧子大，以螺青为衣。每服十丸，男子用菖蒲酒送下，女子用芫花汤送下。（《圣济总录》）

打扑折伤：羊脂调莨菪子末，敷之。（《千金要方》）

久嗽不止，有脓血：莨菪子五钱（淘去浮者，煮令芽出，炒研），真酥一鸡子大，大枣七枚，同煎令酥尽，取枣日食三枚。（《必效方》）

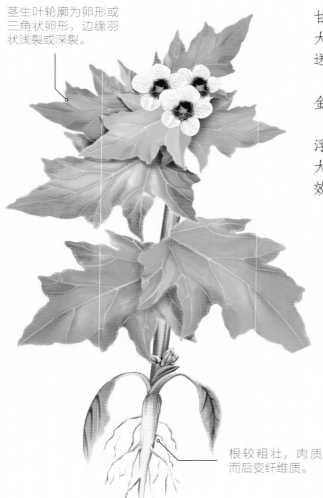

茎生叶轮廓为卵形或三角状卵形，边缘羽状浅裂或深裂。

根较粗壮，肉质而后变纤维质。

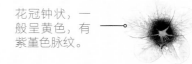

花冠钟状，一般呈黄色，有紫堇色脉纹。

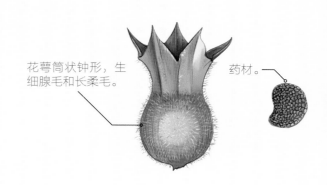

花萼筒状钟形，生细腺毛和长柔毛。

药材。

中品药

194

夏枯草

味苦、辛，寒。

主治寒热、瘰疬①、鼠瘘、头疮，破癥、散瘿②结气、脚肿湿痹，轻身。一名夕句，一名乃东。生蜀郡川谷。

注释

①瘰疬（luǒlì）：中医病名。指生于颈部的一种感染性外科疾病。在颈部皮肉间可扪及大小不等的核块，互相串连，其中小者称瘰，大者称疬，统称瘰疬。

②瘿：又称瘿瘤、中医病名。指多因郁怒忧思过度，气郁痰凝血瘀结于颈部，或生活在山区与水中缺碘有关的病。可分为"气瘿""肉瘿""石瘿"等。

译文

夏枯草，味苦、辛，性寒。主治恶寒发热、瘰疬、鼠瘘、头疮、脚肿、湿痹，能破除腹部、颈部的各类积块结气，使身体轻健。又名夕句、乃东，产于蜀郡的川谷中。

来源及用法

为唇形科植物夏枯草的干燥果穗。夏季果穗呈棕红色时采收，除去杂质，晒干。煎服。

百草医方

血崩不止：夏枯草为末，每服方寸匕，米饮调下。（《太平圣惠方》）

产后血晕，心气欲绝：夏枯草捣绞汁服一盏，大妙。（《徐氏家传方》）

扑伤金疮：夏枯草（口嚼烂），上即愈。（《卫生易简方》）

明目补肝，肝虚目睛痛，冷泪不止，筋脉痛，怕日：夏枯草半两，香附子一两，共为末，每服一钱，腊茶调下，无时候服。（《简要济众方》）

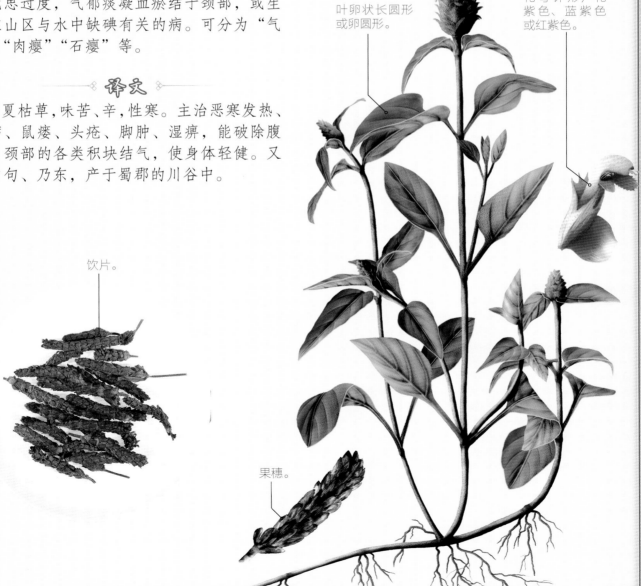

饮片。

叶卵状长圆形或卵圆形。

花萼钟形，花紫色、蓝紫色或红紫色。

果穗。

翘根

味甘，寒。
主下热气①，益阴精，令人面悦好②，明目。久服轻身，耐老。生嵩高平泽。

注释

①下热气：清泻热邪。
②面悦好：脸色润泽姣好。悦，悦泽、美好润泽的样子；好，本义为美，貌美。

译文

翘根，味甘，性寒。主要能清泻热邪、补益阴精，使人容貌润泽姣好、视力增强。长期服用，能使身体轻健、青春常驻。产于嵩山的平泽中。

来源及用法

为木樨科植物连翘的根。10~12月挖根，切段或片，晒干。煎服。

百草医方

伤寒瘀热在里，身发黄：麻黄（去节）二两，连翘根二两，杏仁（去皮、尖）四十个，赤小豆一升，大枣（擘）十二枚，生梓白皮（切）一升，生姜（切）二两，甘草（炙）二两。以水一斗，先煮麻黄，再沸，去上沫，纳诸药，煮取三升，去滓，分温三服，半日服尽。（《伤寒论》）

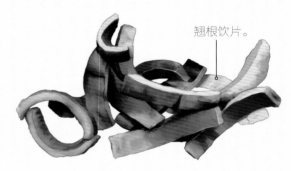

翘根饮片。

淮木

味苦，平。
主治久咳上气、伤中、虚羸、女子阴蚀、漏下、赤白沃。一名百岁城中木，生晋阳①平泽。

注释

①晋阳：古地名，故址在今山西省太原市晋源区。

译文

淮木，味苦，性平。主治长期咳嗽而气喘、脾胃损伤、身体虚弱消瘦、女子阴中生疮、月经停止后又见下血淋漓不断、女子赤白带下。淮木也叫百岁城中木，产于晋阳的平泽中。

干姜

味辛，温。
主治胸满、咳逆上气，温中，止血，出汗①，逐风湿痹、肠澼下痢。
生者②尤良。
久服去臭气，通神明。生犍为川谷。

注释

①出汗：即发汗。
②生者：即生姜。指新鲜、未晒干，含水分及挥发油的姜。

译文

干姜，味辛，性温。主治胸闷、咳逆气喘、风湿痹痛、泄泻、痢疾及便有脓血，能温煦中焦脾胃、止血、发汗。新鲜的姜效果更好。

长期服用，能去除臭气、与神明相通。产于犍为的川谷中。

来源及用法

为姜科植物姜的干燥根茎。冬季采挖，除去茎叶、须根和泥沙，晒干或低温干燥。趁鲜切片晒干或低温干燥者为"干姜片"，切厚片或块，生用。煎服。

百草医方

中寒水泻：干姜炮研末，粥饮服二钱，即效。(《千金要方》)

虚劳不眠：干姜为末，汤服三钱，取微汗出。(《千金要方》)

赤眼涩痛：姜末，水调贴足心，甚妙。(《普济方》)

脾胃虚弱，饮食减少，易伤难化，无力肌瘦：干姜频研四两，以白饧切块，水浴过，入铁铫溶化，和丸梧子大。每空心米饮下三十丸。(《十便方》)

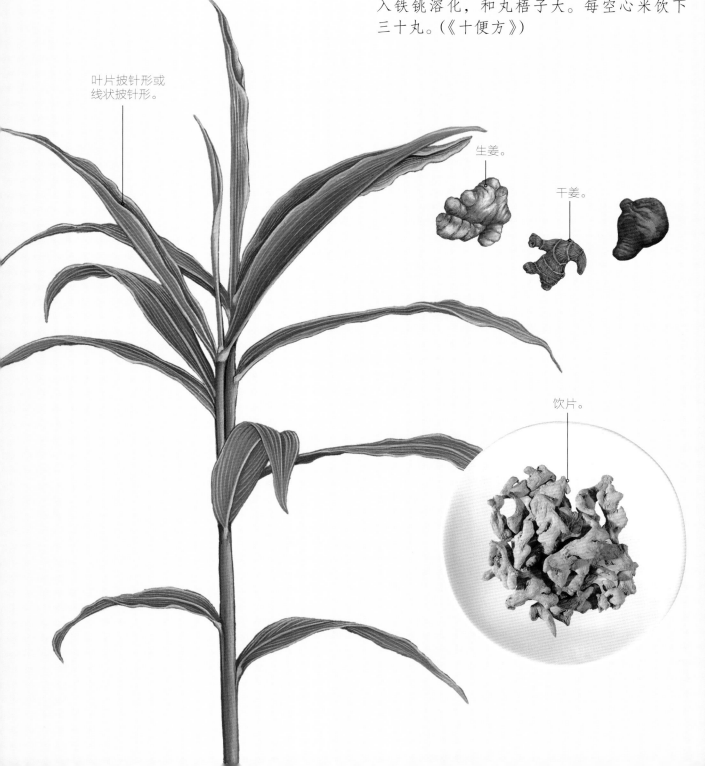

叶片披针形或线状披针形。

生姜。

干姜。

饮片。

松萝

味苦，平。

主瞋怒[1]、邪气，止虚汗[2]出、风头、女子阴寒肿痛。一名女萝[3]。生熊耳[4]川谷。

注释

①瞋（chēn）怒：同嗔怒，发怒。

②虚汗：泛指因人体虚或久病的自汗、盗汗等现象。

③女萝：森立之《本草经考注》曰"女者，细小柔软之义。天门冬一名女木，菟丝子一名王女。可以征矣。萝即罗网，字从艸者，此物细缕缠缀，有似罗网，故名"。

④熊耳：山名。在河南省西部。为秦岭东段支脉。

译文

松萝，味苦，性平。主治发怒、邪气结聚、虚汗、风邪上犯头部、女子阴部寒凝肿痛。又名女萝，产于河南熊耳山的川谷中。

来源及用法

为松萝科植物松萝、环裂松萝的地衣体。5月采收，切段，晒干。煎服，或外用。

百草医方

胸中有痰，头痛不欲食，气壮者：松萝、杜衡各三两，瓜蒂三十枚，酒一升二合渍再宿。旦饮一合，取吐。不吐，晚再服一合。（《肘后备急方》）

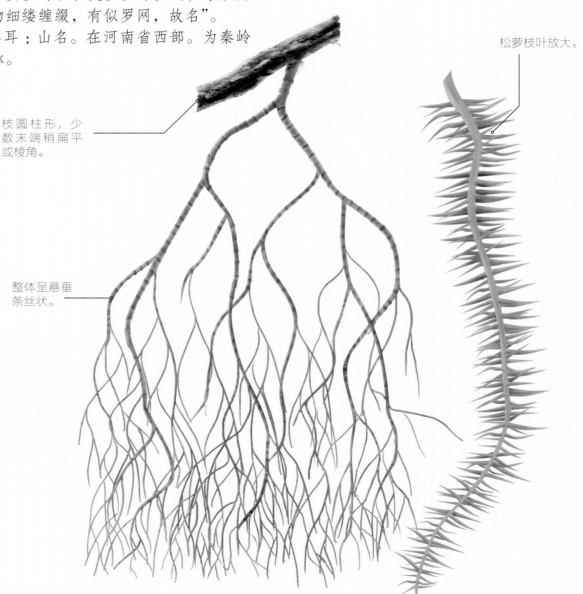

枝圆柱形，少数末端稍扁平或棱角。

整体呈悬垂条丝状。

松萝枝叶放大。

中品药

白棘①

味辛，寒。

主治心腹痛、痈肿、溃脓②，止痛。一名棘针。生雍州川谷。

注释

①棘（jí）：音及。
②溃（huì）脓：溃烂化脓。

译文

白棘，味辛，性寒。主治心腹疼痛、痈肿、疮疡溃破流脓，能止痛。又名棘针，产于雍州的川谷中。

来源及用法

为鼠李科植物酸枣的棘刺。全年均可采收，晒干。煎服。

百草医方

小便尿血：棘刺二升，加水五升，煮取二升，分三次服。（《外台秘要》）

诸恶肿失治有脓：白棘烧灰，水服之。一夜肿即可出头。（《千金要方》）

肾脏虚冷，拘撮甚者：白棘一合（焙）、槟榔二钱半，水一盏，煎至五分，入好酒半盏，更煎三五沸，分二次服。（《太平圣惠方》）

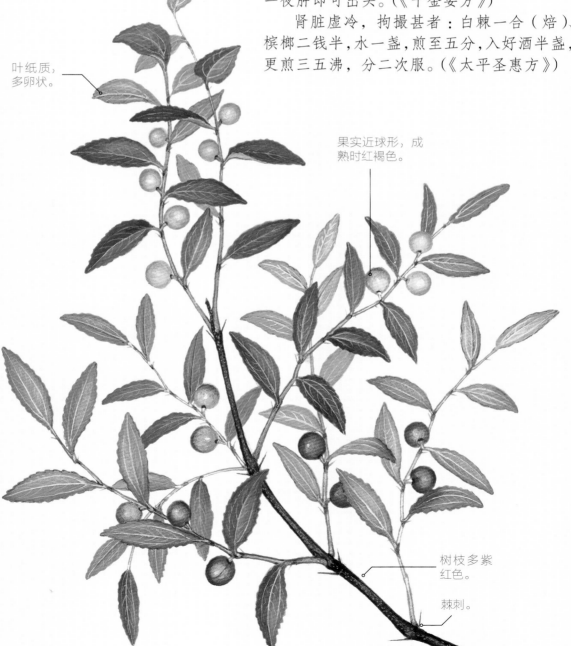

叶纸质，多卵状。

果实近球形，成熟时红褐色。

树枝多紫红色。

棘刺。

蜀 椒

味辛，温。

主治邪气咳逆，温中，逐骨节皮肤死肌[1]、寒湿痹痛，下气。久服之头[2]不白，轻身增年。生武都川谷。

注释

①逐骨节皮肤死肌：治疗骨骼、皮肤、肌肉的麻木不仁。

②头：头发。

译文

蜀椒，味辛，性温。主治邪气结聚所致咳逆、骨节肌肤麻木失去感觉、寒湿痹痛，能温煦中焦脾胃、导气下行。长期服用，能使头发不白、身体轻健、寿命长久。产于武都的川谷中。

来源及用法

为芸香科植物花椒或青椒的干燥成熟果皮。秋季采收成熟果实，晒干，除去种子和杂质。煎服，或外用适量。

百草医方

久冷下痢，或不痢，腰腹苦冷：蜀椒三升，酢渍一宿，曲三升，同椒一升，拌作粥食，不过三升瘥。（《千金要方》）

补益心肾，明目驻颜，顺气祛风延年：蜀椒一斤（炒去汗），白茯苓十两（去皮）。为末，炼蜜丸梧桐子大。每服五十丸，空心盐汤下。忌铁器。（《经验方》）

风虫牙痛：蜀椒四钱，牙皂七七个，醋一碗，煎漱之。（《圣济总录》）

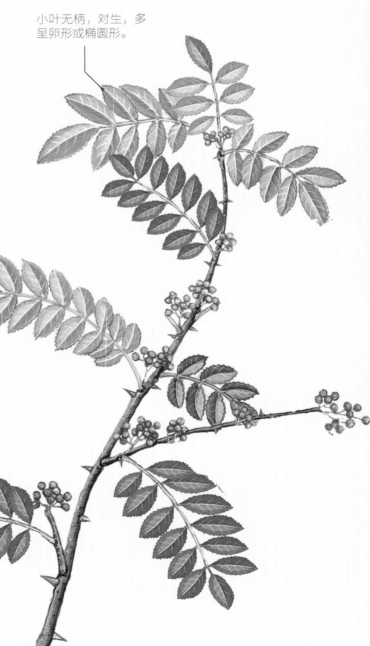

小叶无柄，对生，多呈卵形或椭圆形。

果实紫红色，表面有凸点。

药实根

味辛，温。

主治邪气、诸痹疼酸，续绝伤，补骨髓。一名连木。生蜀郡山谷。

译文

药实根，味辛，性温。主治邪气结聚、各种痹痛酸楚，能续补筋骨损伤或折断、充填骨髓。又名连木，产于蜀郡的山谷中。

麝香

味辛，温。

主辟恶气①，杀鬼精物、温疟、蛊毒、痫痓，去三虫。久服除邪，不梦寤魇寐。生中台②川谷。

注释

①辟恶气：辟除恶气。

②中台：山峰名。为五台山之中台，泛指五台山，位于山西忻州。

译文

麝香，味辛，性温。主治温疟、痫痓，能驱除鬼精物、蛊毒、多种寄生虫等秽气与毒物。长期服用，能使邪毒远离、睡眠安稳祥和。产于五台山的川谷中。

来源及用法

为鹿科动物林麝、马麝或原麝成熟雄体香囊中的干燥分泌物。在冬天至次年春天可以猎取野麝，割取香囊，阴干，称为"毛壳麝香"。把香囊剖开，去掉囊壳，称为"麝香仁"。如果是家麝就直接从它的香囊中取出麝香仁，阴干或用干燥器密闭干燥即可。多入丸散用，或外用适量。

百草医方

中恶霍乱：麝香一钱，醋半盏，调服。（《太平圣惠方》）

中风不省：麝香二钱研末，入清油二两和匀，灌之，其人自苏也。（《济生方》）

诸果成疾，伤脾作胀，气急：麝香一钱，生桂末一两。饭和丸绿豆大。大人十五丸，小儿七丸，白汤下。（《济生方》）

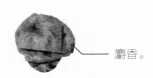

麝香。

耳长且直立，前端略圆。

全身长满毛发。

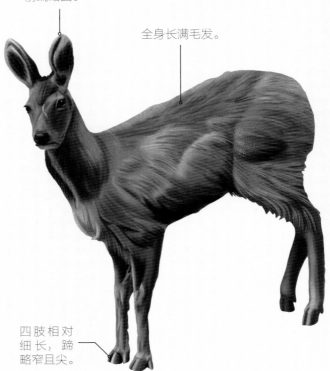

四肢相对细长，蹄略窄且尖。

201

发髲[1]

味苦，温。

主治五癃、关格不得小便，利水道，治小儿痫、大人痉[2]。仍自还[3]神化[4]。

注释

①发髲（bì）：头发。髲，假发。

②小儿痫、大人痉：即大人小儿痫痉。成人和儿童因癫痫发作而筋脉抽搐拘挛之类病症。

③自还：即自然恢复。

④神化：神机之运转变化。

译文

发髲，味苦，性温。主治五癃、关格小便不通、大人小儿痫痉，能通利水道。服用

发髲后，病患能恢复到身体气血运行正常的状态。

来源及用法

中药用血余炭，为人发制成的炭化物。取头发，除去杂质，碱水洗去油垢，清水漂净，晒干，焖煅成炭，放凉。

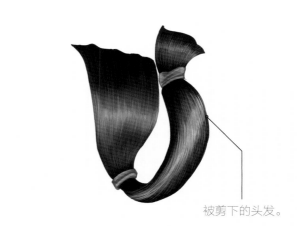

被剪下的头发。

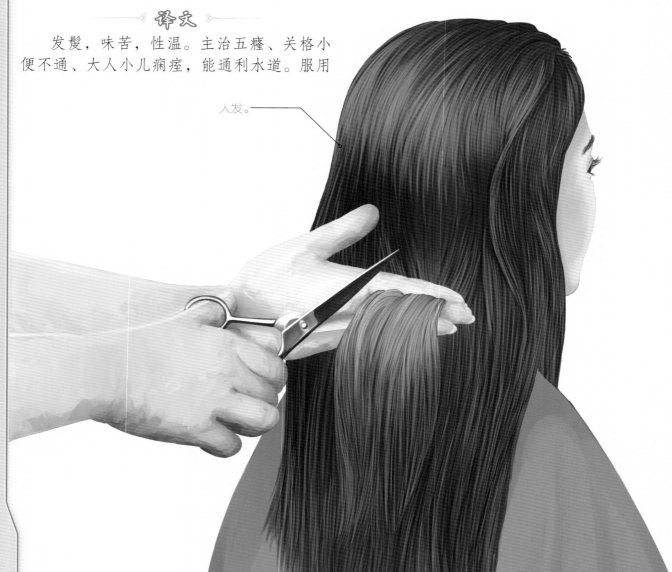

人发。

零^①羊角

味咸，寒。

主明目，益气，起阴^②，去恶血，注下^③，辟蛊毒、恶鬼、不祥，安心气，常不魇寐。久服强筋骨，轻身。生石城山^④川谷。

译文

羚羊角，味咸，性寒。主要能增强视力、补益气力、壮阳、止血痢或妇女赤带注下、驱除蛊毒恶鬼等不祥秽物、安养心神、保持神志清醒而不迷惑。长期服用，能使筋骨坚实、身体轻健。产于河南石城山的川谷中。

来源及用法

为牛科动物赛加羚羊的角。全年均可捕捉，捕得后，将角锯下，晒干。镑片用，或砸碎、粉碎成细粉用。煎服，宜另煎2小时以上，磨汁或研粉服。

百草医方

血气逆心烦满：羚羊角烧末，水服方寸匕。（《肘后备急方》）

赤瘢如疮，瘙痒，甚则杀人：羚羊角磨水，摩之数百遍为妙。（《肘后备急方》）

产后胸闷汗出，不识人：羚羊角烧末，东流水服方寸匕。未愈再服。（《千金要方》）

堕胎腹痛，血不出：羚羊角烧灰三钱，豆淋酒下。（《普济方》）

胸胁痛，腹痛热满：羚羊角烧末，水服方寸匕。（《子母秘录》）

小儿下痢：羚羊角中骨烧末，饮服方寸匕。（《子母秘录》）

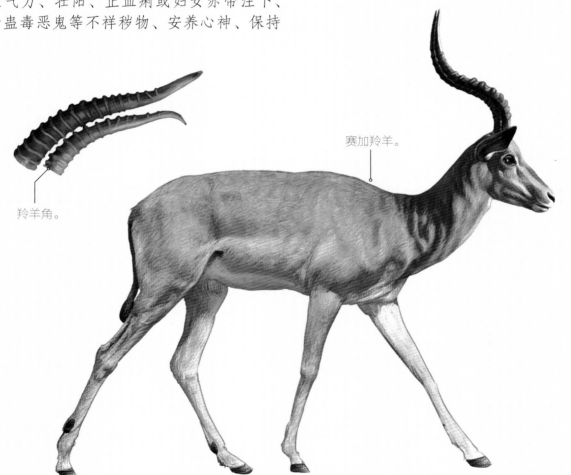

羚羊角。

赛加羚羊。

鹿茸

味甘，温。

主治漏下、恶血、寒热、惊痫，益气，强志，生齿[1]，不老。

角：主治恶疮、痈肿，逐邪恶气、留血在阴中[2]。

注释

①生齿：落齿再生。

②留血在阴中：森立之《本草经考注》曰"留血在阴中者即谓经闭也"。

译文

鹿茸，味甘，性温。主治月经停止后又见下血淋漓不断、溢出经脉而未消散的败坏之血、恶寒发热、惊痫，能使气力充沛、记忆力增强、齿落更生、长生不老。鹿角，主治恶疮、痈肿、闭经，能驱除秽恶邪气。

来源及用法

为鹿科动物梅花鹿或马鹿的雄鹿未骨化密生茸毛的幼角。夏、秋两季锯取鹿茸，经加工后，阴干或烘干。研粉冲服。

百草医方

阳事虚痿，小便频数，面色无光：嫩鹿茸一两，去毛切片，山药末一两，绢袋裹，置酒瓶中，七日开瓶，日饮三盏，将茸焙作丸服。(《普济方》)

室女白带，因冲任虚寒者：鹿茸（酒蒸焙）二两，金毛狗脊、白蔹各一两。为末，用艾煎醋，打糯米糊，丸梧桐子大。每温酒下五十丸，日二服。(《济生方》)

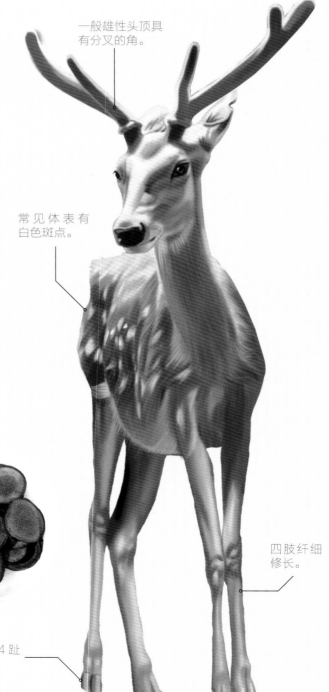

一般雄性头顶具有分叉的角。

常见体表有白色斑点。

四肢纤细修长。

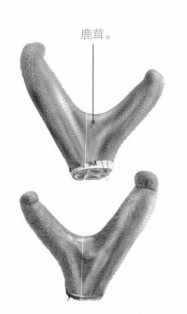

鹿茸。

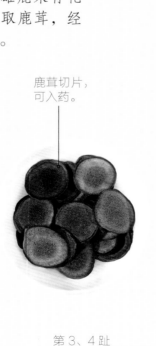

鹿茸切片，可入药。

第3、4趾发达。

中品药

伏翼

味咸，平。

主治目瞑^①，明目，夜视有精光。久服令人喜乐，媚好，无忧。一名蝙蝠。生太山川谷。

❖ 注释 ❖

①目瞑（míng）：眼花，视物不清。

❖ 译文 ❖

伏翼，味咸，性平。主治眼花视物不清，能增强视力，使人夜间也能视物清晰。长期服用，能使心情愉悦、面容姣好、无忧无虑。又名蝙蝠，产于泰山的川谷中。

❖ 来源及用法 ❖

为蝙蝠科动物蝙蝠、大管鼻蝠、普通伏翼、大耳蝠等的干燥全体。捕杀后，去净毛、爪、内脏，风干或晒干。入丸散服，或研敷。

❖ 百草医方 ❖

上焦发热，白昼贪眠：伏翼（五两重）一枚（连肠胃炙燥），云实（炒）五两，威灵仙三两，牵牛（炒）、苋实各二两，丹砂、铅丹、雌黄各一两，腻粉半两，为末，蜜丸绿豆大。每服七丸，木通汤送下。（《普济方》）

久疟不止：伏翼一枚（炙）、蛇蜕一条（烧）、蜘蛛五枚（去足、研如膏）、鳖甲一枚（醋炙）、麝香半两，为末。五月五日午时研匀，以蜘蛛膏加炼蜜做成丸子，如麻子大。每温酒送下五丸。（《太平圣惠方》）

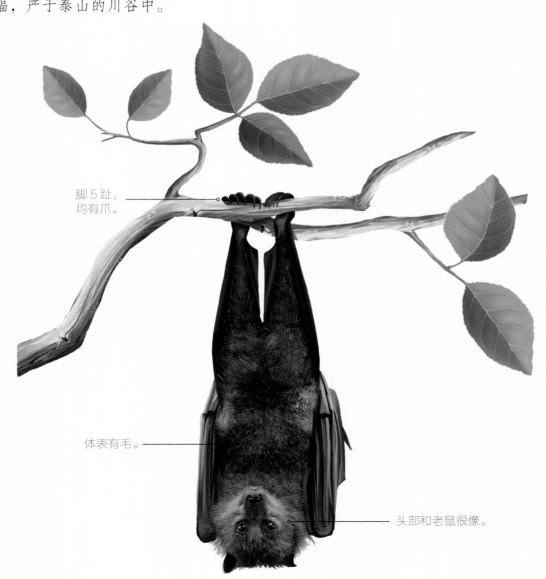

脚5趾，均有爪。

体表有毛。

头部和老鼠很像。

猬^①皮

味苦，平。

主治五痔、阴蚀、下血赤白^②、五色血汁不止^③、阴肿痛引腰背。酒煮杀之。生楚山^④川谷。

注释

①猬（wèi）：同"猬"。
②下血赤白：指妇女带下白带、赤带。
③五色血汁不止：指多种颜色的带下。
④楚山：山名。即荆山。在湖北省西部。

译文

猬皮，味苦，性平。主治五痔、女子阴中生疮、女子带下赤白或带下多种颜色而淋漓不尽、阴部肿痛牵引腰背。捕获后应以酒煮之以取皮。产于湖北荆山的川谷中。

来源及用法

为猬科动物刺猬、达乌尔刺猬或大耳猬的皮。全年可捕捉，将皮剥下，阴干。切片，炒用。煎服，或研末服。

百草医方

反胃吐食：猬皮烧灰，酒送服。或煮汁，或五味淹猬皮，炙食。（《普济方》）

肠痔大便血：烧猬皮敷之。（《肘后备急方》）

鼻血不止：猬皮一大枚，烧为末。取半钱绵裹塞鼻中。（《太平圣惠方》）

大肠脱肛：猬皮一斤（烧过），磁石五钱，桂心五钱，共研为末。每服二钱，米汤送下。（《摘玄方》）

五色痢疾：猬皮烧灰，酒送服二钱。（《寿域方》）

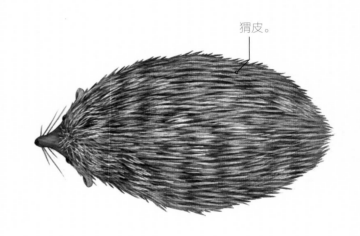

猬皮。

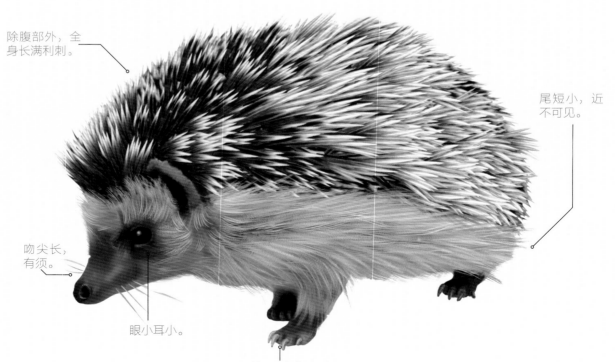

除腹部外，全身长满利刺。

吻尖长，有须。

眼小耳小。

四肢短，多为5趾。

尾短小，近不可见。

蜜蜡

味甘，微温。

主治下痢脓血，补中，续绝伤、金创，益气，不饥，耐老。生武都山谷。

译文

蜜蜡，味甘，性微温。主治痢疾便有脓血、筋骨损伤或折断、外伤，能调养中焦脾胃、补益气力，使人耐饥、青春常驻。产于武都的山谷中。

来源及用法

为蜜蜂科动物中华蜜蜂分泌的蜡质，经人工精制而成的块状物。春、秋采集，将去蜂蜜的蜂巢用水加热溶化，除去上层泡沫杂质，趁热过滤、放冷，蜂蜡即凝结成块，浮于水面，取出，即为黄蜡。再经熬炼、脱色等加工过程，可制成蜂蜡。溶化服，或溶敷。

百草医方

热痢，妇人产后下痢：蜡两棋子大，阿胶二钱，当归二钱半，黄连三钱，黄柏一钱，陈廪米半升，水三升，煮米至一升，去米入药，煎至一盅，温服。（《千金要方》）

肺虚咳嗽，体倦肌瘦，发热减食，咳嗽气急烦满，咽干燥渴：黄蜡（熔滤令净，浆水煮过）八两、化作一百二十丸，以蛤粉四两为衣养药。每服一丸，加胡桃半个，细嚼温水下，即卧，闭口不语，一日二次。（《普济方》）

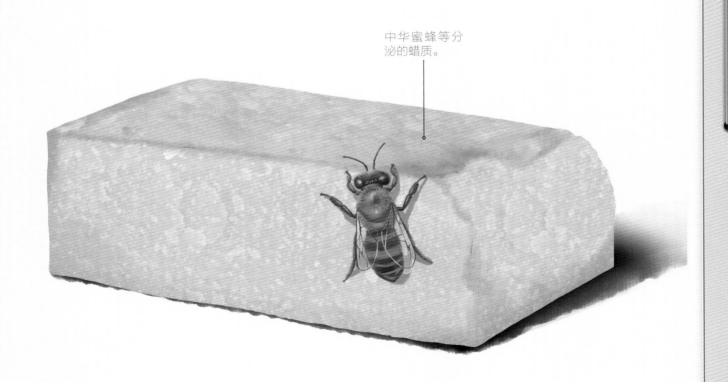

中华蜜蜂等分泌的蜡质。

桑螵蛸①

味咸，平。

主伤中、疝瘕、阴痿，益精，生子，治女子血闭、腰痛，通五淋②，利小便水道。一名蚀疣③。生桑枝上，采蒸之。

注释

①桑螵蛸（piāoxiāo）：螳螂的卵块。

②五淋：五种淋证。说法不一。《外台秘要·五淋方》："《集验》论五淋者，石淋，气淋，膏淋，劳淋，热淋也。"

③蚀疣：《说文解字》记载，"蚀者，败也……疣者，赘也"。

译文

桑螵蛸，味咸，性平。主治中焦脾胃损伤、疝瘕、阳痿不举、女子闭经、腰痛、五种淋证，能补益阴精使人易于生育、疏通水道以利小便。又名蚀疣，生长在桑枝上，采摘后要蒸一蒸才能使用。

来源及用法

为螳螂科昆虫大刀螂、小刀螂或巨斧螳螂的干燥卵蛸。深秋至次春采收，除去杂质，蒸至虫卵死后，干燥。煎服。

百草医方

遗精白浊，盗汗虚劳：桑螵蛸（炙）、白龙骨等分，研细末，每次空腹用盐汤送服二钱。（《外台秘要》）

小便不通：桑螵蛸（炙黄）三十枚、黄芩二两，水煎。分二次服下。（《太平圣惠方》）

妇人遗尿：桑螵蛸酒炒为末，姜汤服二钱。（《千金翼方》）

小儿软疖：桑螵蛸烧存性，研末，油调敷之。（《世医得效方》）

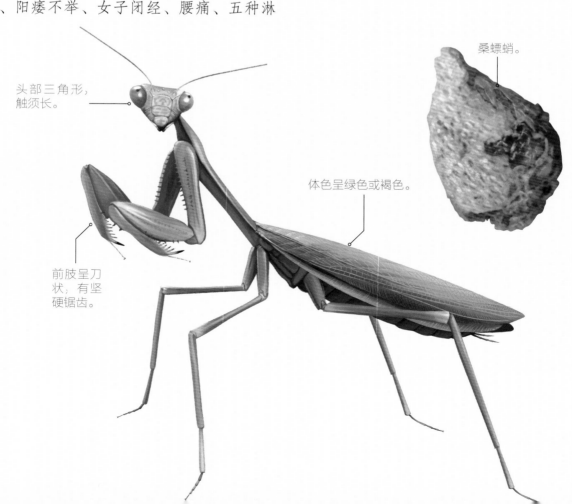

头部三角形，触须长。

前肢呈刀状；有坚硬锯齿。

体色呈绿色或褐色。

桑螵蛸。

海 蛤

味苦，平。

主治咳逆上气、喘息、烦满、胸痛、寒热。一名魁蛤。

文蛤：治恶疮，蚀①五痔。

生东海。

---- 注释 ----

①蚀：消蚀。

---- 译文 ----

海蛤，味苦，性平。主治咳逆气喘、烦闷、胸痛、恶寒发热。又名魁蛤。文蛤，主治恶疮，能去除五痔。产于东海。

---- 来源及用法 ----

为帘蛤科动物文蛤或青蛤的贝壳。夏、秋两季捕捞，去肉、洗净、晒干。碾碎或水飞，生用。煎服。

---- 百草医方 ----

水肿发热，小便不通：海蛤、木通、猪苓、泽泻、滑石、黄葵子、桑白皮各一钱，灯心三分，水煎服。一日二次。（《太平圣惠方》）

腹水肿胀，四肢枯瘦：海蛤（煅成粉）、防己各七钱半，葶苈、赤茯苓、桑白皮各一两，陈橘皮、郁李仁各半两，为末，蜜丸如梧子大。每米饮下五十丸，一日二次。（《圣济总录》）

衄血不止：海蛤粉一两，筛七遍，槐花半两（炒焦），研匀，每服一钱，新汲水调下。（《杨氏家藏方》）

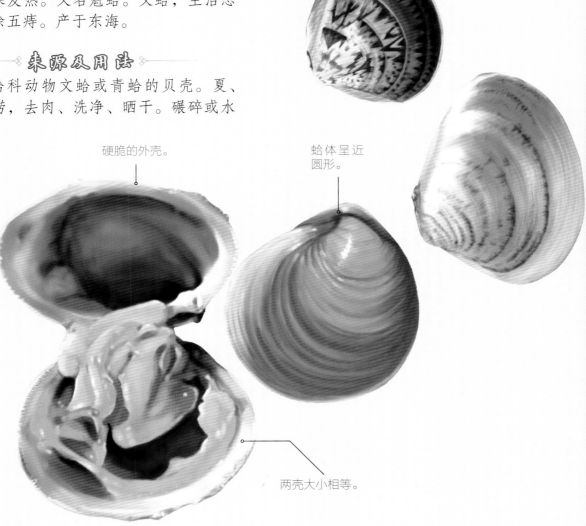

硬脆的外壳。

蛤体呈近圆形。

两壳大小相等。

龟甲

味咸，平。

主治漏下赤白，破癥瘕、痎疟、五痔、阴蚀、湿痹、四肢重弱①、小儿囟②不合。久服轻身，不饥。一名神屋。生南海池泽。

注释

①四肢重弱：指四肢沉重、软弱无力。

②囟（xìn）：囟门，婴儿头顶骨未合缝的地方。

译文

龟甲，味咸，性平。主治女子月经停止后又见下血淋漓不断及带下赤白、腹部积块、疟疾、五痔、女子阴中生疮、湿痹、四肢沉重而软弱无力、小儿囟门不能闭合。长期服用，能使身体轻健、耐饥。又名神屋，产于南海郡的池泽中。

来源及用法

为龟科动物乌龟的背甲及腹甲。全年都能采集，秋、冬二季较常见，捕捉后剥取背甲和腹甲，除掉残肉，晒干。煎服，先煎。

百草医方

阴虚血弱：龟下甲（酒炙熟）、熟地黄（九蒸九晒）各六两，黄柏（盐水浸炒）、知母（酒炒）各四两，在石器里研为末，加猪脊髓和丸，如梧子大。每服百丸，空心温酒下。（《丹溪心法》）

小儿头疮：龟甲烧灰敷涂。（《太平圣惠方》）

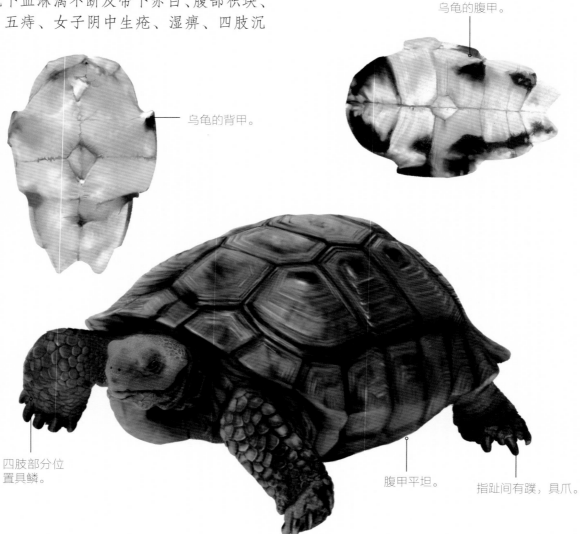

乌龟的背甲。

乌龟的腹甲。

四肢部分位置具鳞。

腹甲平坦。

指趾间有蹼，具爪。

鳖甲

味咸，平。

主治心腹癥瘕坚积、寒热、去痞①、息肉②、阴蚀、痔、恶肉。生丹阳③池泽。

注释

①痞：中医病名。指胸腹间气机阻塞不舒的一种自觉症状，有的仅有胀满的感觉，称"痞块""痞积"。

②息肉：一种因黏膜异常而形成的突起物。

③丹阳：古代郡名，汉武帝时置，郡以境内丹阳县而名。汉治宛陵（今安徽宣城市宣州区），辖今安徽宣城市、池州市、铜陵市、芜湖市、马鞍山市、黄山市，江苏南京市，浙江杭州市、湖州市的全部或部分地区。

译文

鳖甲，味咸，性平。主治心腹部积块、恶寒发热、胸腹痞闷、息肉、女子阴中生疮、痔、肌肉溃烂腐败。产于丹阳郡的池泽中。

来源及用法

为鳖科动物鳖的背甲。全年可采集，秋、冬二季较常见。捕杀后在沸水中剥离背甲，除去残肉，晒干。以砂炒醋淬用，用时捣碎。煎服，先煎。

百草医方

吐血不止：鳖甲、蛤粉各一两（同炒色黄），熟地黄一两半（晒干）。为末。每服二钱，食后茶下。（《圣济总录》）

卒得腰痛，不可俯仰：鳖甲炙研末，酒服方寸匕，日二。（《肘后备急方》）

奔豚气痛，上冲心腹：鳖甲（醋炙）三两，京三棱（煨）二两，捣二味为末。桃仁（去皮尖）四两，汤浸研汁三升，煎二升，入末不住手搅，煎良久，下醋一升，煎如饧，以瓶收之。每空心温酒服半匙。（《圣济总录》）

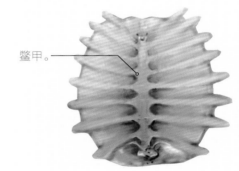

鳖甲。

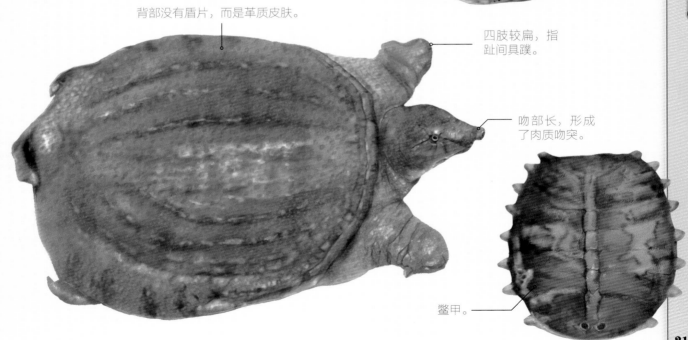

背部没有盾片，而是革质皮肤。

四肢较扁，指趾间具蹼。

吻部长，形成了肉质吻突。

鳖甲。

乌贼鱼骨

味咸，微温。

主治女子漏下赤白经汁、血闭、阴蚀肿痛、寒热、癥瘕、无子。生东海池泽。

译文

乌贼鱼骨，味咸，性微温。主治女子月经停止后又见下血淋漓不断及带下赤白、闭经、女子阴中生疮肿痛、恶寒发热、腹部积块、不孕不育。产于东海的池泽中。

来源及用法

为乌贼科动物无针乌贼或金乌贼的干燥内壳。收集乌贼的骨状内壳，洗净，干燥。煎服，或外用适量，研末敷患处。

百草医方

生赤白翳，伤寒热毒气攻眼：乌贼鱼骨一两，去皮，杵末，加龙脑少许，令细，点眼，一日三四次。（《太平圣惠方》）

疗疮恶肿：先刺出血，用乌贼鱼骨研末敷上，疗即出。（《普济方》）

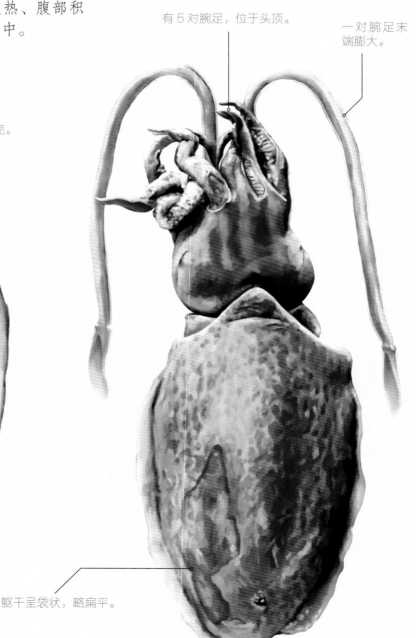

乌贼的干燥内壳。

有5对腕足，位于头顶。

一对腕足末端膨大。

躯干呈袋状，略扁平。

中品药

鲤鱼胆

味苦，寒。

主治目热赤痛、青盲，明目。久服强悍，益志气。生九江①池泽。

注释

①九江：古代郡名。辖境约当今安徽江、淮之间。

译文

鲤鱼胆，味苦，性寒。主治眼睛红肿热痛、青盲，能增强视力。长期服用，能使人勇猛强悍、记忆力增强、气力充沛。产于九江郡的池泽中。

来源及用法

为鲤科动物鲤的胆囊。杀死鲤鱼后取出胆囊，晾干或鲜用。入丸服，或点涂。

百草医方

暴痢：小鲤鱼一枚，烧为末，米饮服之。大人、小儿俱服得。(《千金要方》)

肺咳嗽，气喘促：鲤鱼一头重四两，去鳞，纸裹火炮去刺，研煮粥空腹服之。(《肘后备急方》)

水肿胀满：赤尾鲤鱼一斤破开，不见水和盐，以生矾五钱研末，入腹内，火纸包裹，外以黄土泥包，放灶内煨熟取出，去纸、泥，为粥食，一日用尽。(《医方摘要》)

妊娠伤寒：鲤鱼一尾，烧为末，酒服方寸匕。令汗出，兼治乳无汁。(《子母秘录》)

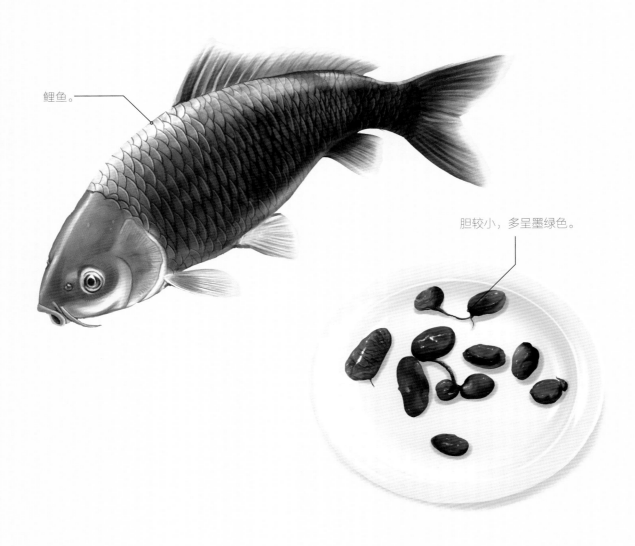

鲤鱼。

胆较小，多呈墨绿色。

蠡①鱼

味甘，寒。

主治湿痹、面目浮肿，下大水②。一名鲖③鱼。生九江池泽。

注释

①蠡（lǐ）：音里。

②下大水：逐水利尿。

③鲖（tóng）：鳢鱼。

译文

蠡鱼，味甘，性寒。主治湿痹、面目浮肿，能逐水利尿。又名鲖鱼，产于九江郡的池泽中。

来源及用法

为鳢科动物乌鳢的肉。全年均可捕捞，捕后除去内脏，洗净，鲜用或晒干。煮食或烤熟食用。

百草医方

肠痔，每大便常有血：鳢鱼脍、姜、齑食之，任性多少。忌冷毒物。（《外台秘要》）

十种水气病：鳢鱼一头，重一斤以上，熟取汁，和冬瓜、葱白作羹食之。（《食医心镜》）

急喉闭，逡巡不救者：蠡鱼胆，腊月收，阴干为末。每服少许，点患处，病深则水调灌之。（《灵苑方》）

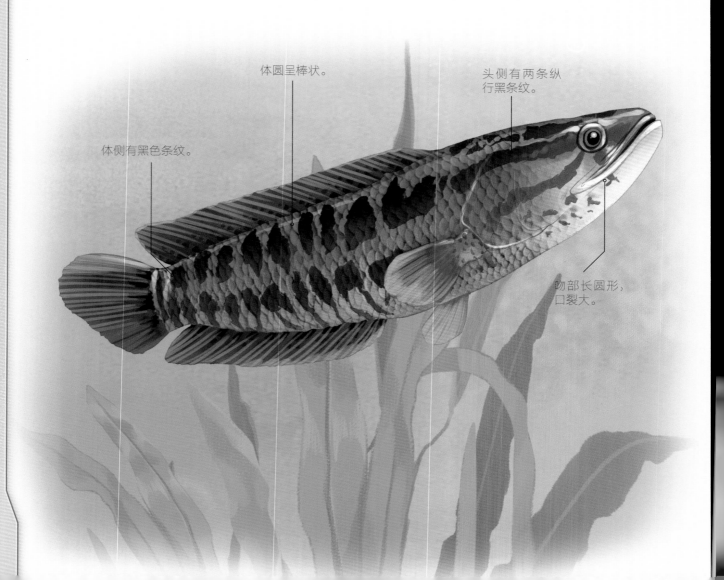

体圆呈棒状。

头侧有两条纵行黑条纹。

体侧有黑色条纹。

吻部长圆形，口裂大。

中品药

丹雄鸡

味甘，微温。

主治女人崩中漏下[1]、赤白沃，补虚，温中，止血，通神，杀毒，辟不祥。

头：主杀鬼[2]，东门上者尤良。

肪：主治耳聋。

鸡肠：主治遗溺[3]。

肶胵里黄皮[4]：主治泄痢。

屎白：主治消渴、伤寒、寒热。

翮羽[5]：主治下血闭。

鸡子：主除热火疮，治痫痓。可作虎魄[6]神物[7][8]。

鸡白蠹[9]：肥脂。

生朝鲜[10]平泽。

注释

①崩中漏下：即崩漏，中医病名。是月经的周期、经期、经量发生严重失常的病证。其发病急骤，暴下如注，大量出血者为"崩"；病势缓，出血量少，淋漓不绝者为"漏"。

②鬼：鬼魅，又名精魅、精怪，传统中医认为是致病因素之一，属鬼神之属。

③遗溺：中医病证名。又名遗尿。《素问·宣明五气论》："膀胱……不约为遗溺。"

④肶胵（píchī）里黄皮：即鸡内金。

⑤翮（hé）羽：鸡翅膀上的羽毛。翮，鸟的翅膀。

⑥虎魄：树脂入地多年，经过石化而成。今作"琥珀"。

⑦可作虎魄神物：森立之《本草经考注》曰"腊月所产鸡子，俗呼寒卵者，去白唯收黄，内磁器中，置寒冷处则凝固，真如琥珀。《本经》所说即是也"。

⑧神物：神奇灵异的东西。

⑨鸡白蠹：古时已不晓其为何物。《本草经集注》："今云白蠹，不知是何物，恐此

别一种耳。"历代猜释，莫衷一是。

⑩朝鲜：古代即对产地产生疑问。《本草经集注》："朝鲜乃在玄菟乐浪，不应总是鸡所出。"

◆ 译文 ◆

丹雄鸡，味甘，性微温。主治女子阴道忽然大量流血或月经停止后又见下血淋漓不断、女子带下赤白，能补虚强体、温煦中焦脾胃、止血、与神明相通、驱除不祥之邪毒秽气。头，主要能驱除鬼魅之邪，生活在东门上的更好。脂肪，主治耳聋。肠，主治遗尿。鸡内金，主治泄泻、痢疾。屎白，主治消渴、感染寒邪而恶寒发热。翅膀上的羽毛，主治闭经。鸡蛋，主治烧伤、痫痓，可制作成琥珀一样的神物。鸡白蠹，能增长脂肪。产于朝鲜的平泽中。

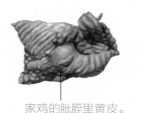

家鸡的肶胵里黄皮。

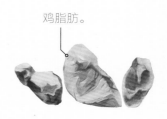

鸡脂肪。

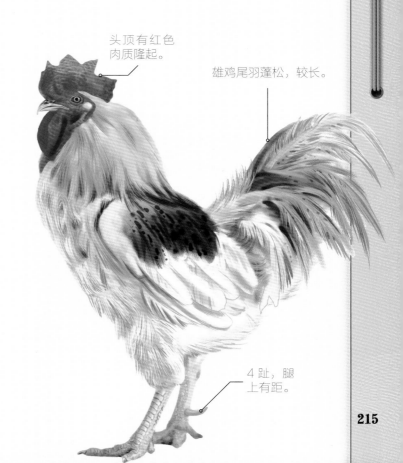

头顶有红色肉质隆起。

雄鸡尾羽蓬松，较长。

4趾，腿上有距。

鹳^①骨

味甘。
主鬼蛊诸痒毒^②，五尸^③心腹疾。

───── 注释 ─────

①鹳（guàn）：音灌。
②鬼蛊诸痒毒：即诸鬼痒蛊毒。鬼痒，一作鬼注。中医古病名。指一些具有传染性

和病程迁延的疾病。蛊毒，指古人畜养毒虫、毒蛇所作的毒物。
③五尸：道家术语。又称五神、五鬼，即青、赤、黄、白、黑尸。指五脏内的五种死气。道教修养有"守庚申"之说，以消灭死气，引致生气，求得长生。

───── 译文 ─────

鹳骨，味甘。主治各种鬼痒蛊毒、五脏尸气、心腹疾病。

───── 来源及用法 ─────

为鹳科动物白鹳的骨骼。煎服。

白马茎

味咸，平。
主治伤中、脉绝、阴不起^①，强志，益气，长肌肉肥健，生子。
眼：主惊痫^②、腹满、疟疾。当杀用之。
悬蹄：主治惊痫、瘛疭^③、乳难，辟恶气、鬼毒蛊注、不祥。
生云中平泽。

───── 注释 ─────

①阴不起：阳痿。
②惊痫：泛指惊风、痫证。
③瘛疭（chìzòng）：中医病症名。指手脚痉挛，口歪眼斜的症状。亦称"抽风"。

───── 译文 ─────

白马茎，味咸，性平。主治中焦脾胃损伤、血脉枯涩败绝、阳痿，能增强记忆力、补益气力、充实肌肉，使人易于生育。眼，主治惊痫、腹部胀满、疟疾，将马杀死后取眼以

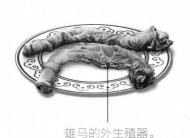

雄马的外生殖器。

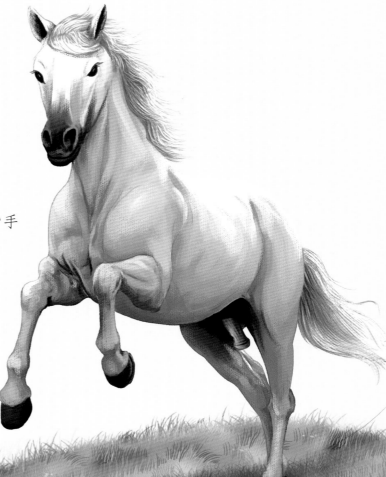

中品药

216

供药用。悬蹄，主治惊痫、瘈疭、难产，能驱除鬼疰蛊毒等不祥之秽恶邪气。产于云中郡的平泽中。

来源及用法

为马科动物马的雄性外生殖器。入丸剂服。

牡狗阴茎

味咸，平。

主治伤中，阴痿不起、令强热大，生子。除女子带下十二疾[1]。一名狗精。

胆：主明目。

生平泽。

注释

[1]带下十二疾：即带下十二症。《诸病源候论·带下三十六候》："十二症者，是所下之物，一者如膏，二者如青血，三者如紫汁，四者如赤皮，五者如脓痂，六者如豆汁，七者如葵羹，八者如凝血，九者如清血，血似水，十者如米汁，十一者如月浣，十二者经度不应期也。"

译文

牡狗阴茎，味咸，性平。主治中焦脾胃损伤、阳痿不举、女子多种带下病症，能使阴茎勃起时坚挺胀大，使人易于生育。又名狗精。胆，主要能增强视力。产于平泽中。

来源及用法

为犬科动物雄性狗带睾丸的阴茎。全年可采，以冬季所取者为佳。将狗杀死后，割下阴茎及睾丸，去净附着的肉、骨及油脂，拉直，晾干或焙干。煎服。

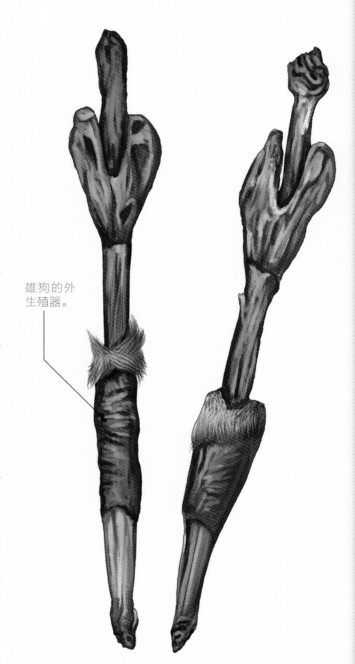

雄狗的外生殖器。

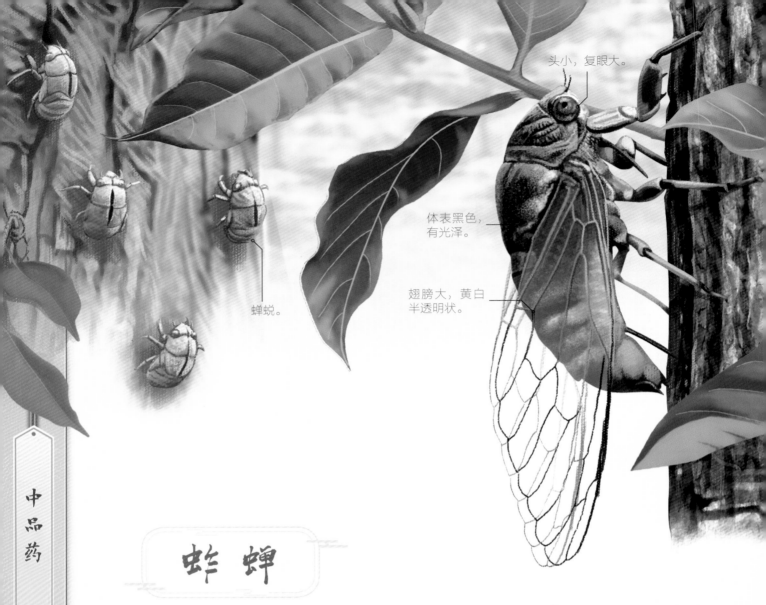

头小，复眼大。

体表黑色，有光泽。

翅膀大，黄白半透明状。

蝉蜕。

蚱蝉

味咸，寒。

主治小儿惊痫、夜啼①、癫病、寒热。生杨柳上。

注释

①夜啼：中医病名。婴儿白天能安静入睡，入夜则啼哭不安，时哭时止，或每夜定时啼哭，甚则通宵达旦，称为夜啼。

译文

蚱蝉，味咸，性寒。主治小儿惊痫、夜啼、癫病、恶寒发热。生活在杨柳树上。

来源及用法

为蝉科动物黑蚱的全体。6~7月捕捉，捕后蒸死，晒干。煎服。

百草医方

百日发惊：蚱蝉（去翅、足，炙）三分，赤芍药三分，黄芩二分，水二盏，煎一盏，温服。（《太平圣惠方》）

头风疼痛：蚱蝉二枚生研，入乳香、朱砂各半分，丸小豆大。每用一丸，随左右纳鼻中，出黄水为效。（《圣济总录》）

破伤风病，无问表里，角弓反张：秋蝉一个，地肤子（炒）八分，麝香少许，为末。酒服二钱。（《太平圣惠方》）

胃热吐食：蝉蜕五十个（去泥），滑石一两，共研为末。每服二钱，水一盏，加蜜调服。（《卫生家宝方》）

风气客皮肤瘙痒不已：蝉蜕、薄荷叶等分，为末。酒调一钱匕，一日三服。（《集验方》）

风头旋：蝉壳一两，微炒为末。不计时候，每服以温酒调下一钱匕。（《太平圣惠方》）

白僵蚕

味咸，平。

主治小儿惊痫、夜啼，去三虫，灭黑皯，令人面色好。治男子阴疡病[1]。生颍川平泽。

注释

①阴疡病：据尚志钧《神农本草经校注》当为阴痿病。阴痿即阴易，中医病证名。是指健康男人与伤寒或温病初愈的女人性交而得病。即阴阳易之女传于男者。

译文

白僵蚕，味咸，性平。主治小儿惊痫、夜啼，及男子阴易之病，能驱除多种寄生虫、使面部白净而气色美好。产于颍川的平泽中。

来源及用法

为蚕科昆虫家蚕和4~5龄的幼虫感染（或人工接种）白僵菌而致死的干燥体。多于春、秋季生产，收取感染白僵菌病死的蚕，干燥。煎服。

百草医方

卒头痛：白僵蚕碾为末，去丝。以熟水下二钱匕。（《斗门方》）

偏、正头疼并夹脑风，连两太阳穴疼痛：白僵蚕细研为末，用葱茶调服方寸匕。（《太平圣惠方》）

牙齿疼痛：白僵蚕（直者）、生姜同炒赤黄色，去姜为末。以皂角水调擦之，即止。（《普济方》）

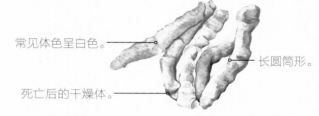

常见体色呈白色。

长圆筒形。

死亡后的干燥体。

蛞蝓[①]

味咸，寒。

主治贼风喎僻[②]、轶筋[③]及脱肛、惊痫、挛缩。一名陵蠡。生太山池泽。

注释

①蛞蝓（kuòyú）：又名蜒蚰。

②喎（wāi）僻：中医症状名。指口眼歪斜，肢体不能随意运动的症状。口歪斜而目不能紧合的，称为"口眼喎斜"；若只见口角歪斜的，称为"口僻"或"口喎"。

③轶筋：据沈澍农考证，与跌筋、胅筋、溢筋相同，都是指筋肉伤损错位甚或突出。

译文

蛞蝓，味咸，性寒。主治感染风邪所致口眼歪斜、肢体不能随意运动的病症，以及筋肉伤损错位、脱肛、惊痫、痉挛。又名陵蠡，产于泰山的池泽中。

来源及用法

为蛞蝓科动物黄蛞蝓、野蛞蝓的全体。夏季于阴暗潮湿的地方捕捉。研服，或捣敷。

百草医方

脚胫烂疮，臭秽不可近：蜒蚰十条，瓦焙研末，油调敷之，立效。（《救急方》）

痔热肿痛：大蛞蝓一个，研泥，入龙脑一字，燕脂坯子半钱，同敷之。先以石薜煮水熏洗尤妙。（《大全良方》）

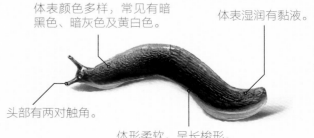

体表颜色多样，常见有暗黑色、暗灰色及黄白色。

体表湿润有黏液。

头部有两对触角。

体形柔软，呈长梭形。

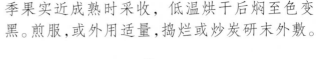

梅 实

味酸，平。

主下气，除热烦满，安心、肢体痛、偏枯①不仁、死肌，去青黑痣、恶疾。生汉中川谷。

注释

①偏枯：中医病证名。又名偏风、半身不遂。《灵枢·刺节真邪》："虚邪偏客于身半，其入深，内居荣卫，荣卫稍衰，则真气去，邪气独留，发为偏枯。"

译文

梅实，味酸，性平。主治肢体疼痛、半身不遂、身体肌肉坏死或失去感觉、恶疾迁延不愈，能导气下行、清热除烦解闷、安定心神、去除青黑痣。产于陕西汉中的川谷中。

来源及用法

为蔷薇科植物梅的干燥近成熟果实。夏季果实近成熟时采收，低温烘干后焖至色变黑。煎服，或外用适量，捣烂或炒炭研末外敷。

百草医方

痰厥头痛：梅实十个取肉，盐二钱，酒一中盏，合煎至七分，去滓，非时温服，吐即佳。（《太平圣惠方》）

痢下积久不瘥，肠垢已出：梅实二十个，水一盏，煎取六分，去滓，食前分为二服。（《肘后备急方》）

伤寒：梅实三十枚去核，以豉一升，苦酒三升，煮取一升半，去滓服。（《肘后备急方》）

久咳不已：梅实（微炒）、罂粟壳（去筋膜，蜜炒）等分为末。每服二钱，睡时蜜汤调下。（《千金要方》）

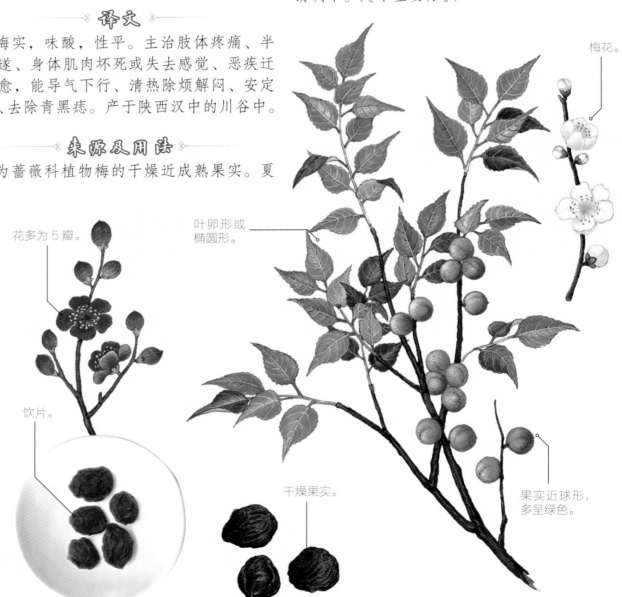

梅花。

花多为 5 瓣。

叶卵形或椭圆形。

饮片。

干燥果实。

果实近球形，多呈绿色。

中品药

220

蓼实

味辛，温。

主治明目，温中，耐风寒，下水气、面目浮肿、痈疡。

马蓼：去肠中蛭虫[1]。

轻身[2]。生雷泽川泽。

注释

①去肠中蛭虫：蛭虫当是蛲虫之误。森立之《本草经考注》："蛭虫，他书无所见，盖蛲虫之类耳，以其似蛭名之欤。"

②轻身：森立之《本草经考注》曰"此二字是蓼实之效验，非马蓼之谓也"。

译文

蓼实，味辛，性温。主治面目浮肿、痈疡，能增强视力、温煦中焦脾胃、使人不惧风寒、通利水湿。马蓼，能驱除肠道中的蛲虫。蓼实还能使身体轻健。产于雷泽的川泽中。

来源及用法

为蓼科植物水蓼的果实。蓼实于秋季果实成熟时采收，除去杂质，阴干。煎服，或研涂。

百草医方

霍乱烦渴：蓼实一两，香薷二两。每服二钱，水煎服。(《圣济总录》)

热喝心闷：用浓煮蓼汁一大盏，分为二服，饮之。(《外台秘要》)

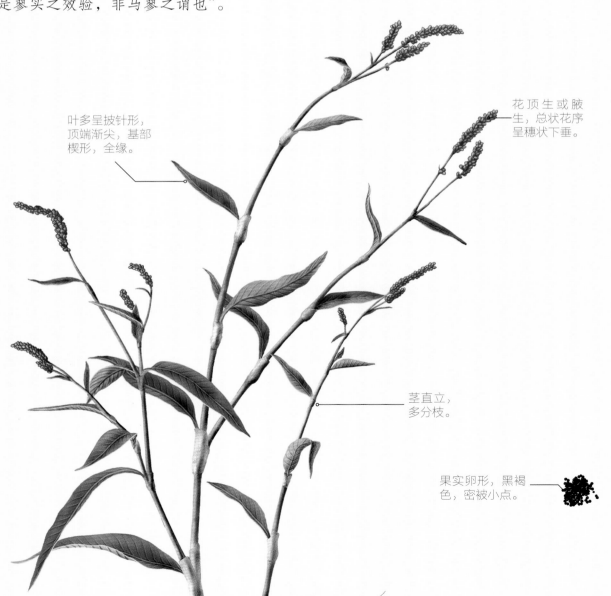

叶多呈披针形，顶端渐尖，基部楔形，全缘。

花顶生或腋生，总状花序呈穗状下垂。

茎直立，多分枝。

果实卵形，黑褐色，密被小点。

葱实

味辛，温。

主明目，补中不足。

其茎①：可作汤。主伤寒、寒热、出汗、中风、面目肿。

薤②：味辛，温。主治金创创败。轻身，不饥，耐老。

生鲁山③平泽。

注释

①其茎：即葱白。

②薤（xiè）：薤白，又称薤头。

③鲁山：位于中国山东省中部，春秋时期齐鲁两国以此山为界，山南为鲁国，故称鲁山。

译文

葱实，味辛，性温。主要能增强视力、调养中焦脾胃、补虚强体。葱白，可煎汤，主治感染寒邪而恶寒发热汗出、感染风邪而面目浮肿。薤，味辛，性温，主治外伤疮口腐烂，能使身体轻健、耐饥、青春常驻。产于山东鲁山的平泽中。

来源及用法

葱实为百合科植物葱的种子。于7~9月采收果实，晒干，搓取种子，簸去杂质。煎服。

薤为百合科植物小根蒜或薤的干燥鳞茎。于夏、秋两季采挖，洗净，除去须根，蒸透或用沸水烫透，晒干。煎服。

百草医方

妇人妊娠七月，伤寒壮热，赤斑变为黑斑，溺血：葱一把，水三升，煮令热，服之取汁，食葱令尽。（《伤寒类要》）

风湿身痛：生葱擂烂，入香油数点，水煎，调川芎、郁金末一钱服，取吐。（《丹溪心法》）

疗疮恶肿，刺破：老葱、生蜜杵贴。两时疗出，以醋汤洗之。（《圣济总录》）

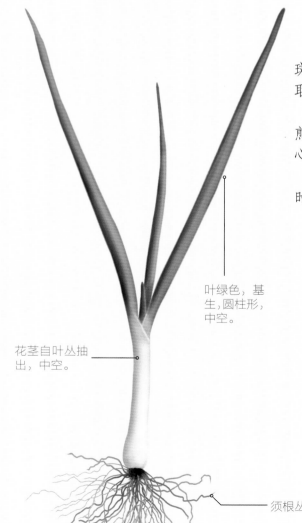

叶绿色，基生，圆柱形，中空。

花茎自叶丛抽出，中空。

须根丛生。

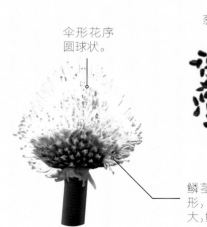

伞形花序圆球状。

鳞茎白色圆柱形，先端稍肥大，鳞叶成层。

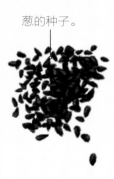

葱的种子。

假苏

味辛，温。

主治寒热、鼠瘘、瘰疬生疮，结聚气破散之[1]，下瘀血，除湿痹。一名鼠蓂。生汉中川泽。

注释

① 结聚气破散之：据尚志钧《神农本草经校注》校勘，刘《大观》、柯《大观》、人卫《政和》、《纲目》、《图考长编》作"破结聚气"。义胜。

译文

假苏，味辛，性温。主治恶寒发热、鼠瘘、瘰疬生疮，能破除结气、瘀血，驱除湿痹。又名鼠蓂，产于陕西汉中的川泽中。

来源及用法

现今通用名为荆芥。为唇形科植物荆芥的干燥地上部分。夏、秋两季花开到顶、穗绿时采割，除去杂质，晒干，切段。煎服，不宜久煎。

百草医方

大便下血：荆芥二两、槐花一两，同炒，研细。每服三钱，清茶送下。(《简便方》)

一切疮疥：荆芥研末，加地黄自然榨汁熬膏，和丸梧子大。每服三五十丸，茶酒送下。(《普济方》)

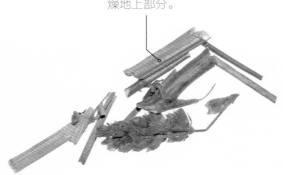

假苏茎、叶等干燥地上部分。

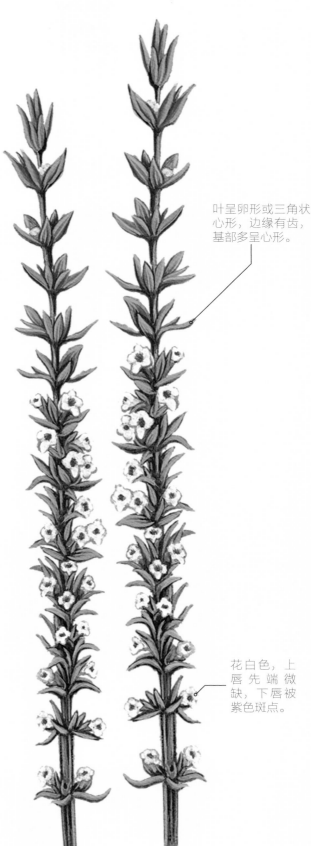

叶呈卵形或三角状心形，边缘有齿，基部多呈心形。

花白色，上唇先端微缺，下唇被紫色斑点。

中品药

水靳

味甘，平。

主治女子赤沃，止血，养精，保血脉，益气，令人肥健嗜食。一名水英。生南海池泽。

译文

水靳，味甘，性平。主治女子痢疾而便有赤色黏沫，能止血、蓄养阴精、护养血脉、补益气力，使人肌肉丰满、食欲旺盛。又名水英，产于南海郡的池泽中。

来源及用法

为伞形科植物水芹的全草。9~10月采割地上部分，鲜用或晒干。煎服，或捣敷。

百草医方

小便出血：水芹捣汁，日服六七合。(《太平圣惠方》)

小儿霍乱吐痢：芹叶细切，煮熟汁饮。(《子母秘录》)

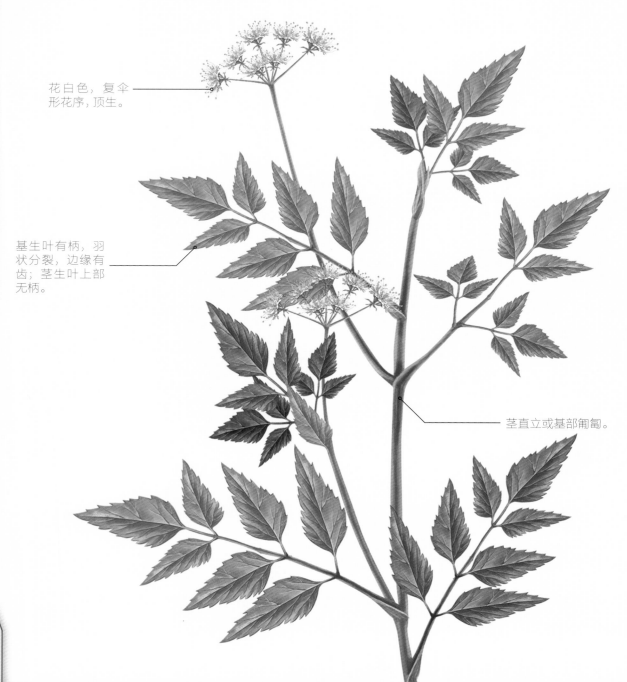

花白色，复伞形花序，顶生。

基生叶有柄，羽状分裂，边缘有齿；茎生叶上部无柄。

茎直立或基部匍匐。

麻蕡[1]

味辛，平。

主治五劳七伤，利五脏，下血寒气。多食令人见鬼，狂走。久服通神明，轻身。一名麻勃。生太山川谷。

注释

①蕡（fén）：音坟。

译文

麻蕡，味辛，性平。主治五劳七伤，能调养五脏、驱除血中寒邪。服用过量使人出现幻觉、精神错乱而发狂奔跑。长期服用，能与神明相通、使身体轻健。又名麻勃，产于泰山的川谷中。

来源及用法

为桑科植物大麻的雌株的花或花序，也包括幼嫩的果实或果序。6~7月采收，鲜用或晒干。煎服，或捣敷。

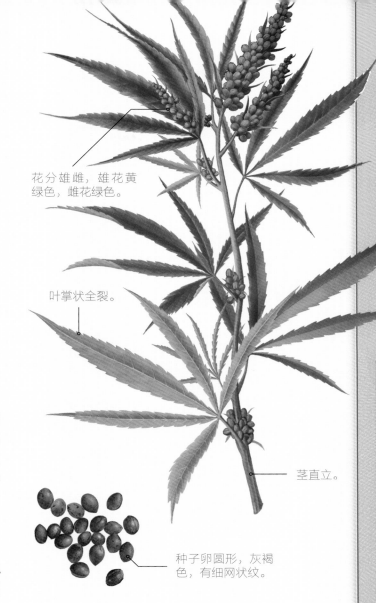

花分雄雌，雄花黄绿色，雌花绿色。

叶掌状全裂。

茎直立。

种子卵圆形，灰褐色，有细网状纹。

麻子

味甘，平。

主补中益气。久服肥健不老。生太山川谷。

译文

麻子，味甘，性平。主要能补益中焦脾胃之气。长期服用，能使人肌肉丰满、长生不老。产于泰山的川谷中。

来源及用法

为桑科植物大麻的干燥或成熟果实。秋季果实成熟时采收，除去杂质和果皮，晒干。生用或炒用，用时打碎。煎服。

百草医方

妊娠心痛烦闷：麻子一合，研，水一盏，煎取六分，去滓，非时温服。（《太平圣惠方》）

发落不生，令长：麻子一升，熬令黑，压油以敷头，长发妙。（《千金要方》）

大便不通：研麻子，以米杂为粥食。（《肘后备急方》）

大渴，日饮数斗，小便赤涩：麻子一升，水三升，煮三四沸，取汁饮之。无限日，过九升麻子愈。（《肘后备急方》）

大豆黄卷

味甘，平。

主治湿痹、筋挛、膝痛。

生大豆：涂痈肿。煮饮汁，杀鬼毒[1]，止痛。

生太山平泽。

赤小豆：主下水、排痈肿脓血。

注释

①鬼毒：犹鬼精蛊毒。

译文

大豆黄卷，味甘，性平。主治湿痹、筋脉挛急、膝部疼痛。生大豆，捣烂外敷能治疗痈肿，煮汁服用能驱除鬼毒等邪气、止痛。产于泰山的平泽中。赤小豆，主要能去除水湿、排出痈肿的脓血。

来源及用法

为豆科植物大豆的成熟种子经发芽干燥的炮制加工品。大豆黄卷需要把干净的大豆泡至膨胀，放去水，用湿布覆盖，每天淋两次水，等其发芽长到 0.5~1 厘米时，取出干燥。生大豆应该在 8~10 月果实成熟后采收，取其种子晒干。赤小豆则在秋天果实成熟还没裂开时拔取全株，晒干，打下种子，除杂质，再晒干。煎服。

百草医方

诸风湿痹，筋挛膝痛，胃中积热，大便结涩：大豆黄卷（炒）一升，酥半两，共研为末，每服一匙，饭前服，温水送下。一日二次。（《普济方》）

水病肿满，喘急，大小便涩：大豆黄卷（醋炒），大黄（炒），等分为细末。以葱、橘皮汤冲服二钱，黎明时小便通畅，即为有效。（《圣济总录》）

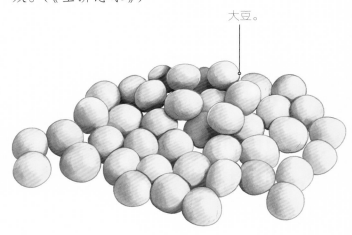

大豆。

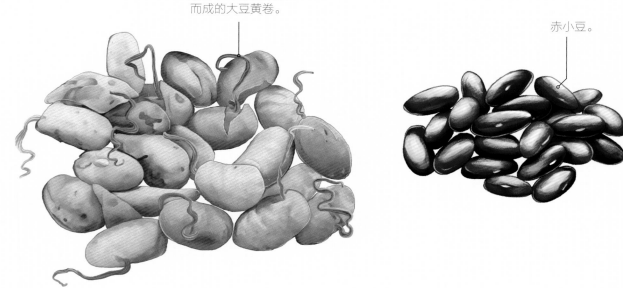

发芽、干燥后炮制而成的大豆黄卷。

赤小豆。

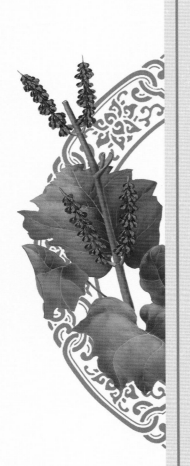
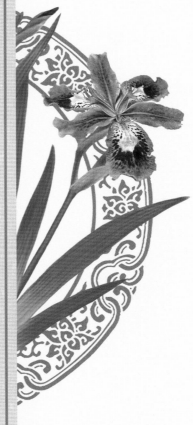

卷四·下品药

石流黄 [1]

味酸，温。

主治妇人阴蚀、疽痔恶血，坚筋骨，除头秃。能化金银铜铁奇物 [2]。生东海牧羊山谷中。

注释

①石流黄：现通用名为硫黄。

②能化金银铜铁奇物：方士用语，是炼丹中的一些化学反应。

译文

石流黄，味酸，性温。主治女子阴中生疮、疽、痔、溢出经脉而未消散的败坏之血、白秃疮，能坚实筋骨，能化金银铜铁奇物。产于东海郡牧羊一带的山谷中。

来源及用法

为自然元素矿物硫族自然硫。采挖后，加热熔化，除去杂质；或用含硫矿物经加工制得。内服，炮制后入丸散服。

百草医方

风毒脚气：硫黄粉三两，钟乳五升，加水煮沸，煎成三升。每服三合。(《肘后备急方》)

老人风秘或泄泻，暖元脏，除积冷，温脾胃，进饮食，治心腹一切癖冷气：硫黄、半夏(热水泡七次,焙干研细)等分,生姜汁、蒸饼和杵百下，做成丸子，如梧子大。每服十五至二十丸，空心温酒或姜汤下，妇女用醋汤送下。(《太平惠民和剂局方》)

肾虚头痛：硫黄一两，胡粉半两，为末，和饭做成丸子，如梧子大。痛时冷水送服五丸。(《太平圣惠方》)

耳猝聋闭：硫黄、雄黄等分为末，绵裹塞耳，数日可愈。(《千金要方》)

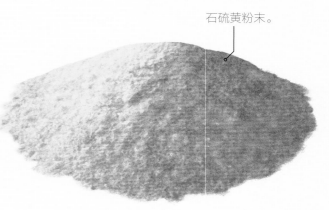

石硫黄粉末。

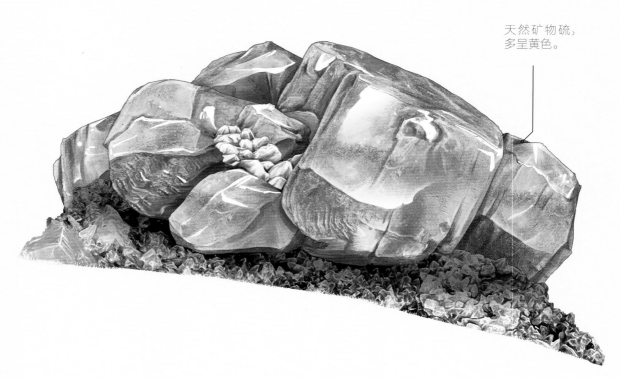

天然矿物硫，多呈黄色。

青琅玕[1]

味辛,平。

主治身痒、火疮、痈伤、疥瘙、死肌。一名石珠。生蜀郡平泽。

注释

①琅玕(lánggān):似玉的美石。

译文

青琅玕,味辛,性平。主治身体瘙痒、烧伤、痈肿溃烂、疥瘙、身体肌肉坏死或失去感觉。又名石珠,产于蜀郡的平泽中。

来源及用法

为鹿角珊瑚科动物鹿角珊瑚群体的骨骼及其肉。潜水收采,采后洗净,晾干,击碎即可。不能用淡水浸泡,可用有机溶剂浸泡。煎服。

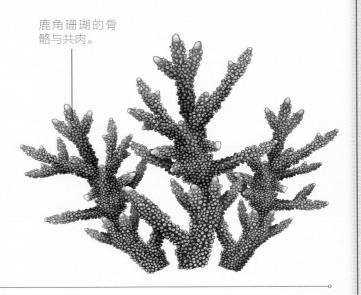

鹿角珊瑚的骨骼与共肉。

礜石[1]

味辛,大热。

主治寒热、鼠瘘、蚀疮、死肌、风痹、腹中坚、邪气,除热。一名青分石,一名立制石,一名固羊石。生汉中山谷。

注释

①礜(yù)石:一种矿物,是制砷和亚砷酸的原料,有毒。

译文

礜石,味辛,性大热。主治恶寒发热、鼠瘘、女子阴中生疮、身体肌肉坏死或失去感觉、风痹、腹部坚硬、邪气结聚,能驱除热邪。又名青分石、立制石、固羊石。产于陕西汉中的山谷中。

来源及用法

为复硫化物类矿物毒砂(FeAsS)。挖出打碎,分开礜石与连生物,除杂石。内服,浸酒或入丸、散。

百草医方

风冷脚气:白礜石(煅)二斤,酒三斗,渍三日,稍稍饮之。(《肘后备急方》)

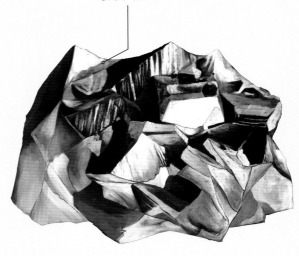

毒砂,一种有毒的矿物。

代赭[1]

味苦，寒。

主治鬼疰、贼风、蛊毒，杀精物恶鬼，腹中毒邪气、女子赤沃漏下。一名须丸[2]。生齐国[3]山谷。

注释

①代赭：现通用名为代赭石。

②须丸：《本草纲目》曰"出姑幕者名须丸"。姑幕，古县名。治今山东诸城市西北。

③齐国：古国名。建都营丘（今山东淄博市临淄区北）。

译文

代赭，味苦，性寒，主治腹部毒邪结聚、女子带下赤色，能驱除鬼疰、贼风、蛊毒、精物恶鬼等秽气恶邪。又名须丸，产于齐国的山谷中。

来源及用法

为氧化物类矿物赤铁矿，主含三氧化二铁（Fe_2O_3）。采挖后，除去杂石，砸碎，生用，或煅后醋淬。煎服，先煎。

百草医方

伤寒无汗：代赭石、干姜等分为末。热醋调涂两手心，合掌握定，夹于大腿内侧，温覆汗出，乃愈。（《伤寒蕴要》）

堕胎下血，不止：代赭石末一钱，生地黄汁半盏调。日三五服，以瘥为度。（《圣济总录》）

急慢惊风，吊眼撮口，搐搦不定：代赭石火烧醋淬十次，细研水飞，日干。每服一钱，或半钱，煎真金汤调下，连进三服。儿脚胫上有赤斑，即是惊气已出，病当安也。无斑点者，不可治。（《仁斋直指方》）

妇人血崩：赭石火醋淬七次，为末。白汤服二钱。（《普济方》）

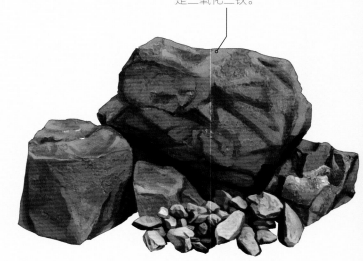

赤铁矿，主要成分是三氧化二铁。

卤咸[1]

味苦，寒。

主治大热、消渴、狂烦，除邪及吐下蛊毒，柔肌肤[2]。生河东盐池[3]。

注释

①鹹（jiǎn）：《本草纲目》曰"鹹音有二：音咸者，润下之味；音减者，盐土之名，后人作硷，作碱，是矣"。

②柔肌肤：《日华子本草》盐下云"长肉，补皮肤"。

③河东盐池：亦称解池。位于山西运城市南，中条山下，涑水河畔。

卤碱，味苦，性寒。主治壮热、消渴、狂躁烦闷，能驱除邪气、通过涌吐泻下以排出蛊毒、滋补肌肤。产于山西运城的解池。

来源及用法

为卤块经加工煎熬制成的白色结晶。溶化冷服，或外用。

百草医方

风热赤眼，虚肿涩痛：卤碱一升，青梅二十七个，古钱二十一文。新瓶盛，密封，汤中煮一炊时。三日后取点，一日三五次。（《太平圣惠方》）

齿腐龈烂，不拘大人小儿：上好碱土，热汤淋取汁，石器熬干刮下，入麝香少许研，掺之。（《宣明论方》）

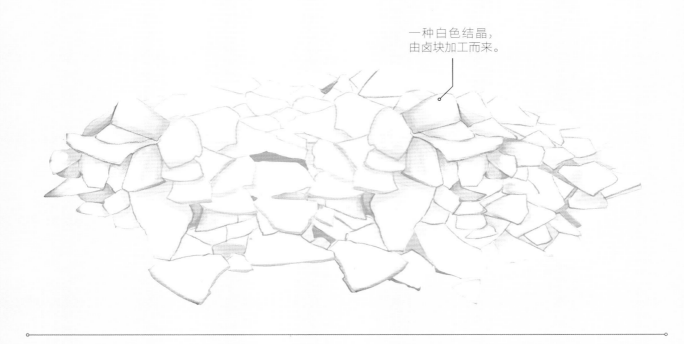

一种白色结晶，由卤块加工而来。

大盐[1]

令人吐。生河东池泽。

注释

①大盐：《新修本草》曰"大盐，即河东印盐也，人之常食者是。形粗于末盐，故以大别之也"。

译文

大盐，能使人呕吐。产于河东的池泽中。

来源及用法

为海水或盐井、盐池、盐泉中的盐经煎晒而成的结晶体。内服沸汤溶化，或外用。

百草医方

霍乱腹痛：炒盐一包，熨其心腹，令气透，又以一包熨其背。（《救急方》）

脚气疼痛：每夜用盐擦腿膝至足甲，淹一会儿，以热汤泡洗。（《救急方》）

风热牙痛：用槐枝煎成浓汤两碗，加盐一斤煮干，炒后研细。每天用来擦牙，用水冲洗眼睛。（《经验方》）

解狼毒毒：盐汁饮之。（《千金要方》）

戎盐

主明目、目痛，益气，坚肌骨，去毒虫。生胡盐山①。

注释

①胡盐山：应泛指戎羌（今西北的广大地区）的产盐之地。

译文

戎盐，主治眼睛疼痛，能增强视力、补益气力、坚实肌肉骨骼、驱除毒虫。产于西北广大地区。

来源及用法

盐，主含氯化钠（NaCl）。煎服，或外用。

百草医方

小便不通：用戎盐(弹丸大)一枚，茯苓半斤，白术二两，水煎，服之。(《金匮要略》)

风热牙痛：戎盐一斤，槐枝半斤。水四碗，煎汁二碗，煮盐至干，炒研。每日用来揩牙。(《经验方》)

白垩

味苦，温。

主治女子寒热、癥瘕、月闭、积聚、阴肿痛、漏下、无子。生邯郸①山谷。

注释

①邯郸：战国赵国都城，秦灭赵置邯郸郡（故城即今河北邯郸市西南）。汉置赵国，定都邯郸。

译文

白垩，味苦，性温。主治女子恶寒发热、各类腹部积块、闭经、阴部肿痛、月经停止后又见下血淋漓不断、不孕不育。产于邯郸的山谷中。

来源及用法

为白色的高岭土，主含硅酸盐类矿物高岭石。入丸、散服，或外用。

百草医方

反胃吐食，男妇皆治：白垩土（赤，以米醋一升淬之，再淬，醋干为度），取一两（研），干姜二钱半（炮）。为末。每服一钱，调下。服至一斤以上为妙。(《千金翼方》)

卒暴咳嗽：白垩粉、白矾各一两。为末，姜汁糊丸梧子大。临卧姜汤服二十丸。(《普济方》)

代指肿痛：猪膏和白垩，敷之。(《肘后备急方》)

痱子瘙痒：旧屋梁上刮赤白垩末，敷之。(《普济方》)

水泄不化，日夜不止：白垩、干姜（炮）各一两，楮叶（生研）二两。为末，糊丸绿豆大。每米饮下二十丸。(《普济方》)

一种高岭土，多呈白色。

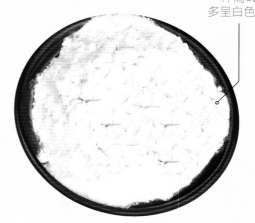

粉锡

味辛，寒。

主治伏尸、毒螫①，杀三虫。一名解锡②。

锡铜镜鼻：主治女子血闭、瘕瘕伏肠③、绝孕。

生桂阳④山谷。

译文

粉锡，味辛，性寒。主治伏尸、毒虫螫伤，能驱除多种寄生虫。又名解锡。锡铜镜鼻，主治女子闭经、腹部积块固着于肠内、不孕。产于桂阳郡的山谷中。

来源及用法

为一种白色金属，主要从锡石中炼出。研末或入丸、散，不入煎剂。

百草医方

赤白痢下，频数，肠痛：粉锡一两，鸡子清和，炙焦为末。冷水服一钱。(《肘后备急方》)

小儿腹胀：粉锡，盐熬色变，以摩腹上。(《子母秘录》)

鼻衄不止：粉锡炒黑，醋服一钱，即止。(《太平圣惠方》)

齿缝出血：粉锡半两，麝香半钱，为末。卧时揩牙。(《圣济总录》)

身热多汗：粉锡半斤，雷丸四两，为末粉身。(《千金要方》)

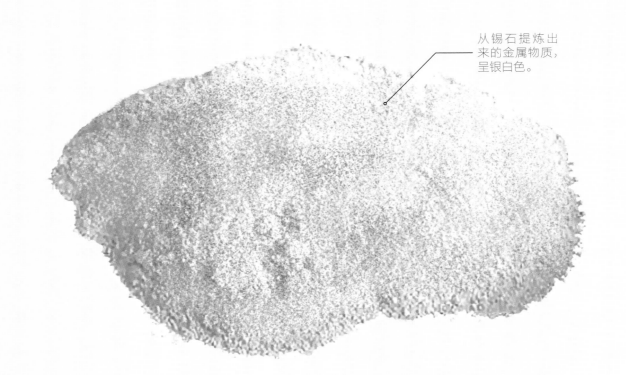

从锡石提炼出来的金属物质，呈银白色。

石灰

味辛，温。

主治疽疡、疥瘙、热气、恶疮、癞疾、死肌、堕眉[1]，杀痔虫，去黑子[2]、息肉。一名恶灰[3]。生中山[4]川谷。

注释

①堕眉：眉毛脱落。

②黑子：颜面上的黑痣黑斑。

③恶灰：森立之《本草经考注》曰"此盖烧石为灰，与白恶无别，故名恶灰"。

④中山：西汉封国名。治卢奴，在今河北定州市区。

译文

石灰，味辛，性温。主治疽疡、疥瘙、热邪、恶疮、麻风病而致身体肌肉坏死或失去感觉及眉毛脱落，能清除痔疮、去除颜面黑痣黑斑和息肉。又名恶灰，产于河北定州的川谷中。

来源及用法

为石灰岩经加热煅烧而成的生石灰及其水化产物熟石灰。外用，或少量内服。

百草医方

风牙肿痛：放了两年的陈石灰、细辛，等分为末，擦牙。(《普济方》)

腹胁积块：风化石灰半斤，盛瓦罐里炒至极热，入大黄末一两，炒红取出，加桂末半两，略烧，加入米醋和成膏，摊在绢上贴患处。内服消块药。(《丹溪心法》)

疔疮恶肿：石灰、半夏，等分为末，敷患处。(《普济方》)

干霍乱，欲吐吐不出，欲不出，心腹胀痛，烦闷欲死：多年的陈石灰，砂糖水调服二钱，或淡醋汤亦可。(《摘玄方》)

金疮，止血：炒石灰和鸡子白，和丸如弹子大，炭火煅赤，捣末，敷疮上，立瘥。(《梅师方》)

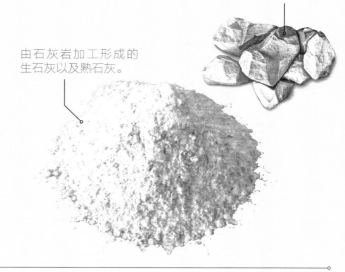

石灰岩。

由石灰岩加工形成的生石灰以及熟石灰。

冬灰

味辛，微温。

主治黑子，去疣[1]、息肉、疽蚀、疥瘙。一名藜灰。生方谷[2]川泽。

注释

①疣（yóu）：赘疣。皮肤上生的瘊子。

②方谷：不详待考。

译文

冬灰，味辛，性微温。主治颜面黑痣黑斑、赘疣、息肉、痈疽溃烂、疥瘙。又名藜灰，产于方谷的川泽中。

来源及用法

为柴、草烧成的灰。入丸服或外用。

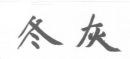

大黄

味苦，寒。

主下瘀血、血闭、寒热，破癥瘕积聚、留饮、宿食①，荡涤肠胃②，推陈致新③，通利水谷道④，调中化食，安和五脏。生河西⑤山谷。

注释

①宿食：中医指积食之症。

②荡涤肠胃：清除肠胃积食，即泻下。

③推陈致新：排除陈旧的宿食，吸收新的营养。指肌体内的新陈代谢。

④水谷道：水和食物的通道，指膀胱和大肠等排泄器官。

⑤河西：泛指黄河以西之地。汉唐时指甘肃、青海两省黄河以西。

译文

大黄，味苦，性寒。主治瘀血、闭经、恶寒发热、腹部积块、留饮宿食，能清除胃肠内的积滞，将其排出体外以使胃肠能够承纳吸收新鲜的营养物质，还能够通利水道和谷道、调养中焦脾胃、消化饮食、安养五脏。产于黄河以西地区的山谷中。

来源及用法

为蓼科植物掌叶大黄、唐古特大黄或药用大黄的干燥根和根茎。秋末茎叶枯萎或次春发芽前采挖，除去细根，刮去外皮，切瓣或段，绳穿成串，干燥或直接干燥。煎服，或外用适量。

百草医方

腹胁积块：大黄二两，朴硝一两，为末，以大蒜同捣膏和贴之。或加阿魏一两，尤妙。（《丹溪心法》）

久患积聚，二便不利，气上抢心，腹中胀满，害食：大黄、白芍各二两。为末，水丸梧子大。每汤下四十丸，一日三次，以知为度。（《千金要方》）

口疮糜烂：大黄、枯矾等分，为末，擦之吐涎。（《太平圣惠方》）

鼻中生疮：生大黄、黄连各一钱，麝香少许，为末，生油调搽。（《太平圣惠方》）

风虫牙痛，龈常出血，渐至崩落，口臭：大黄（米泔浸软）、生地黄各旋切一片，合定贴上，一夜即愈，未愈再贴。忌说话，恐引入风。（《本事方》）

赤白浊淋：好大黄为末。每服六分，以鸡子一个，破顶入药，搅匀蒸熟，空心食之。不过三服愈。（《简便方》）

冻疮破烂：大黄末，水调涂之。（《卫生宝鉴》）

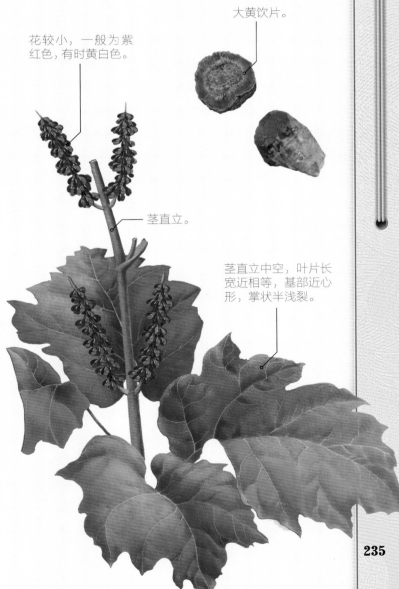

大黄饮片。

花较小，一般为紫红色，有时黄白色。

茎直立。

茎直立中空，叶片长宽近相等，基部近心形，掌状半浅裂。

巴豆

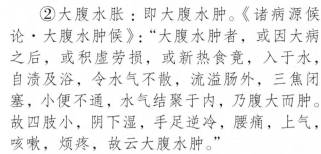

味辛，温。

主治伤寒、温疟、寒热，破癥瘕、结坚积聚、留饮、淡澼①、大腹水胀②，荡练③五脏六腑，开通闭塞，利水谷道，去恶肉，除鬼蛊毒注邪物，杀虫鱼。一名巴椒。生巴郡川谷。

注释

①淡澼：即痰癖。中医病名。《诸病源候论·痰癖候》："痰癖者，由饮水未散，在于胸腑之间，因遇寒热之气相搏，沉滞而成痰也。痰又停聚流移于胁肋之间，有时而痛，即谓之痰癖。"

②大腹水胀：即大腹水肿。《诸病源候论·大腹水肿候》："大腹水肿者，或因大病之后，或积虚劳损，或新热食竟，入于水，自渍及浴，令水气不散，流溢肠外，三焦闭塞，小便不通，水气结聚于内，乃腹大而肿。故四肢小，阴下湿，手足逆冷，腰痛，上气，咳嗽，烦疼，故云大腹水肿。"

③荡练：即荡涤。练，漂洗、洗涤。

译文

巴豆，味辛，性温。主治伤寒、温疟、恶寒发热、各类腹部积块、留饮、痰癖、大腹水肿，能清畅五脏、疏利六腑、去除体内积滞郁结、通达水道谷道、去除腐败溃烂的肌肉与鬼疰蛊毒等邪物、杀死虫鱼。又名巴椒，产于巴郡的川谷中。

来源及用法

为大戟科植物巴豆的干燥成熟果实。秋季果实成熟时采收，堆置2~3天，摊开，干燥，去皮，取净仁用。外用适量。

百草医方

寒澼宿食，久饮不消，大便秘：巴豆仁一升，清酒五升，煮三日三夜，研熟，合酒微火煎令可，丸如豌豆大。每服一丸，水下。欲吐者，二丸。（《千金要方》）

泻血不止：巴豆一个，去皮，以鸡子开一孔纳入，纸封煨熟，去豆食之，其病即止。虚人分作二服，决效。（《普济方》）

牙疼：巴豆一粒，煨至黄熟，去壳，用蒜一瓣，切一头作盖，剜去中心，可安巴豆在内，以盖子合之。用绵裹，随患处左右塞耳中。（《太平圣惠方》）

舌上出血，如簪孔：巴豆一枚，乱发鸡子大，烧研，酒服。（《太平圣惠方》）

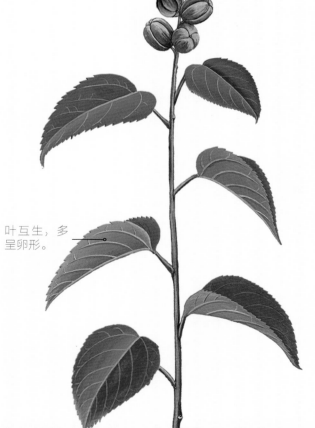

蒴果椭圆形，可入药。

叶互生，多呈卵形。

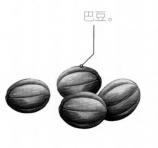

巴豆。

桔梗

味辛，微温。

主治胸胁痛如刀刺、腹满、肠鸣幽幽、惊恐悸气。生嵩高山谷。

译文

桔梗，味辛，性微温。主治胸胁疼痛如被刀刺、腹部胀满、胃肠蠕动时有轻微的流水样肠鸣音、惊恐、心悸。产于嵩山的山谷中。

来源及用法

为桔梗科植物桔梗的干燥根。秋季采挖，洗净，除去须根，趁鲜剥去外皮或不去外皮，干燥，切厚片。煎服。

百草医方

妊娠中恶，心腹疼痛：桔梗一两，锉细，水一中盏，入生姜三片，煎至六分，去滓，非时温服。（《太平圣惠方》）

鼻血不止：桔梗为末，加水调服方寸匕，日四五，亦止吐下血。（《千金要方》）

伤寒腹胀，阴阳不和：桔梗、半夏、陈皮各三钱，姜五片，水二盏，煎一盏服。（《南阳活人书》）

桔梗根。

饮片。

花冠呈钟状，蓝紫色，5裂。

株高30~120厘米。

叶片呈卵形或披针形，边缘有尖锯齿。

茎上无毛，通常不分枝或上部稍有分枝。

甘遂

味苦，寒。

主治大腹疝瘕、腹满、面目浮肿、留饮宿食，破癥坚积聚，利水谷道。一名主田。生中山川谷。

译文

甘遂，味苦，性寒。主治疝瘕而腹部胀大、腹部胀闷、面目浮肿、留饮宿食，能去除腹部积块、通利水道谷道。又名主田，产于中山的川谷中。

来源及用法

为大戟科植物甘遂的干燥块根。春季开花前或秋末茎叶枯萎后采挖，撞去外皮，晒干。炮制后多入丸散用，或外用适量。

百草医方

水肿腹满：甘遂（炒）二钱二分，黑牵牛一两半，为末。水煎，时时呷之。(《普济方》)

膜外水气：甘遂末、大麦面各半两，水和作饼，烧熟食之，取利。(《圣济总录》)

二便不通：甘遂末，以生面糊调敷脐中及丹田内，仍艾三壮，饮甘草汤，以通为度。又太山赤皮甘遂末一两，炼蜜和匀，分作四服，日一服取利。(《太平圣惠方》)

水蛊喘胀：甘遂、大戟各一两，慢火炙研。每服一字，水半盏，煎三五沸服。不过十服。(《圣济总录》)

正水胀急，大小便不利欲死：甘遂五钱（半生半炒），胭脂坯子十文，研匀。每以一钱，白面四两，水和作棋子大，水煮令浮，淡食之。大小便利后，用平胃散加熟附子，每以二钱煎服。(《普济方》)

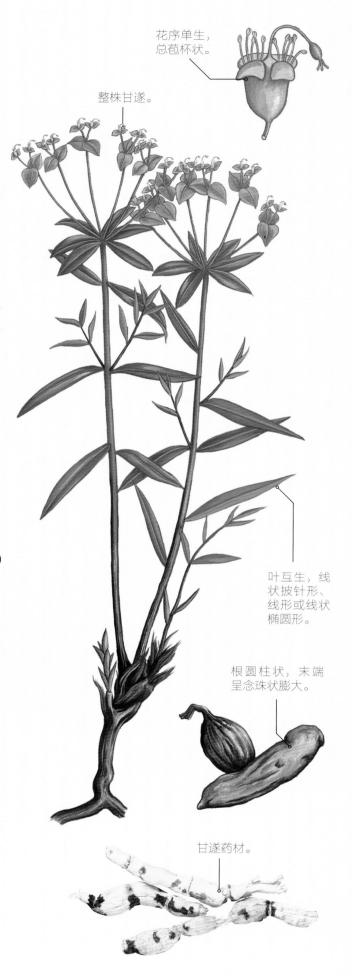

花序单生，总苞杯状。

整株甘遂。

叶互生，线状披针形、线形或线状椭圆形。

根圆柱状，末端呈念珠状膨大。

甘遂药材。

亭历[1]

味辛、苦，寒。

主治癥瘕积聚、结气、饮食、寒热、破坚逐邪、通利水道。一名大室，一名大适。生藁城[2]平泽。

注释

①亭历：现通用名为葶苈。

②藁（gǎo）城：在今河北石家庄东。

译文

亭历，味辛、苦，性寒。主治腹部积块、气结、饮食不畅、恶寒发热，能破除体内各类积块、去除各类邪气、通利水道。又名大室、大适，产于藁城的平泽中。

来源及用法

为十字花科植物播娘蒿或独行菜的干燥成熟种子。夏天果实成熟时采割植株，晒干，搓出种子，除去杂质。煎服。

百草医方

月水不通：葶苈一升，为末，蜜丸弹子大，绵裹纳阴中二寸，一宿易之，有汁出，止。（《千金要方》）

卒发癫狂：葶苈一升，捣三千杵，取白犬血和丸麻子大。以酒服一丸，三服取瘥。（《肘后备急方》）

疳虫蚀齿：葶苈、雄黄等分，为末，腊月猪脂和成，以绵裹槐枝蘸点。（《千金翼方》）

头风：捣葶苈子，以汤淋取汁，洗头上。（《千金翼方》）

遍身肿满，小便涩：葶苈子二两，大枣二十枚，以水一大升，煎取一小升，去枣，内葶苈于枣汁，煎丸如梧子，饮下十丸。（《梅师方》）

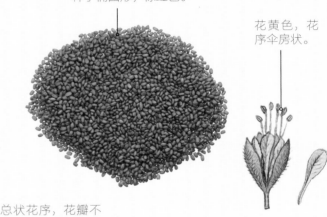

种子椭圆形，棕红色。

花黄色，花序伞房状。

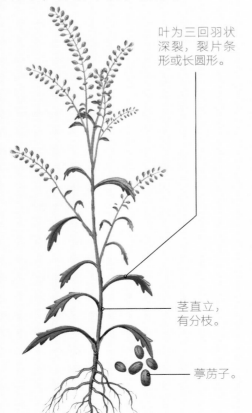

叶为三回羽状深裂，裂片条形或长圆形。

茎直立，有分枝。

葶苈子。

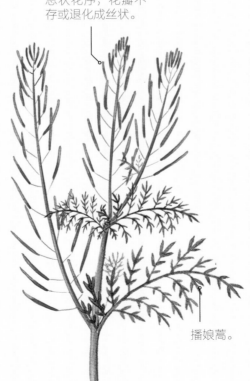

总状花序，花瓣不存或退化成丝状。

播娘蒿。

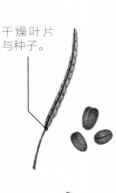

干燥叶片与种子。

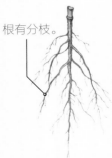

根有分枝。

大戟

味苦，寒。

主治蛊毒、十二水[1]、腹满急痛、积聚、中风、皮肤疼痛、吐逆。一名邛钜[2]。生常山。

注释

①十二水：森立之《本草经考注》认为十二水者，与十二痼疾、十二风痹、十二癃痹、十二疟、十二蛊毒之类同例，"只是配当而已"，并不是实指。

②邛钜（qióngjù）：音穷具。

译文

大戟，味苦，性寒。主治蛊毒、多种水液代谢失常疾病、腹部胀闷急痛、腹部积块、中风、皮肤疼痛、气逆呕吐。又名邛钜，产于恒山。

来源及用法

为大戟科植物大戟的干燥根。秋、冬两季采挖，洗净，晒干。煎服，或外用。

百草医方

水肿喘急，小便涩及水蛊：大戟（炒）二两，干姜（炮）半两，为散。每服三钱，姜汤下。大小便利为度。(《圣济总录》)

中风发热：大戟、苦参四两，白酢浆一斗，煮熟洗之，寒乃止。(《千金要方》)

水肿腹大：大戟、白牵牛、木香等分，为末。每服一钱，以猪腰子一对，批开掺末在内，湿纸煨熟，空心食之。(《活法机要》)

牙齿摇痛：大戟咬于痛处，良。(《生生编》)

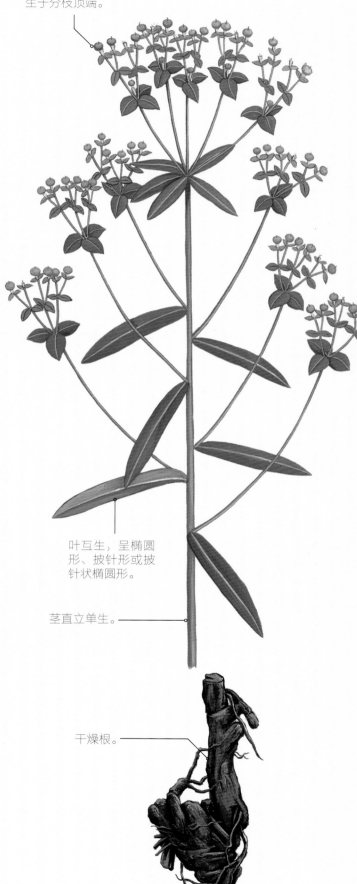

花序总苞杯状，单生于分枝顶端。

叶互生，呈椭圆形、披针形或披针状椭圆形。

茎直立单生。

干燥根。

泽漆

味苦，微寒。

主治皮肤热、大腹水气[①]、四肢面目浮肿、丈夫阴气不足[②]。生太山川泽。

注释

①大腹水气：即大腹水肿。《诸病源候论·大腹水肿候》："水气流溢肠外，乃腹大而肿四支小，阴下湿，腰痛，上气咳嗽烦疼，故云大腹水肿。"

②丈夫阴气不足：指男子肾精亏乏。

译文

泽漆，味苦，性微寒。主治体表发热、大腹水肿、面目四肢浮肿、男子肾精亏乏。产于泰山的川泽中。

来源及用法

为大戟科植物泽漆的全草。4~5月开花时采地上部分，晒干。煎服，或外用。

百草医方

十种水气：泽漆十斤，夏月取嫩茎叶，入酒一斗，研汁约二斗，于银锅内慢火熬如稀饧，瓷器内收。每日空心温酒调下一茶匙，以愈为度。（《太平圣惠方》）

心下伏瘕，大如杯，不能进食：泽漆四两，大黄、葶苈（熬）各三两，捣筛，蜜丸梧子大。每服二丸，一日服三次。（《肘后备急方》）

牙齿疼痛：泽漆一搦，研烂，汤泡取汁，含漱吐涎。（《卫生易简方》）

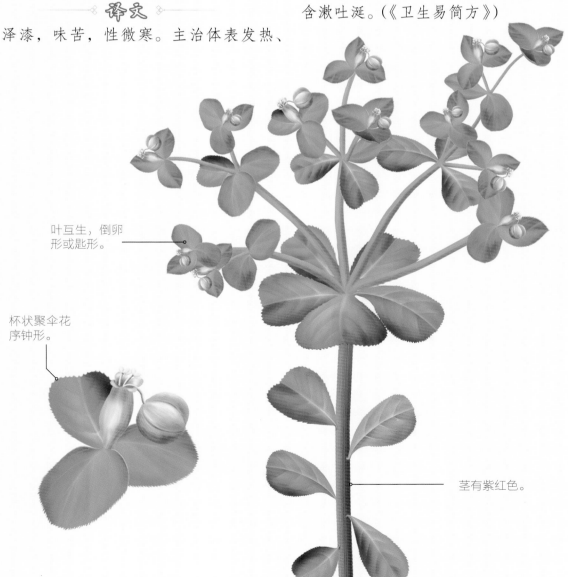

叶互生，倒卵形或匙形。

杯状聚伞花序钟形。

茎有紫红色。

241

芫 华[1]

味辛，温。

主治咳逆上气、喉鸣喘[2]、咽肿、短气、蛊毒、鬼疟[3]、疝瘕、痈肿，杀虫鱼。一名去水。生淮源[4]川谷。

注释

①芫华：现通用名为芫花。

②喉鸣喘：由于反复咳嗽，引起肺气上逆而喘促，夹痰则喉鸣。

③鬼疟：中医古病名。指疟疾发作无常，或恶梦、恐惧者。

④淮源：位于河南南阳豫鄂交界的桐柏山脉，是古四渎之一淮河的发源地。

译文

芫华，味辛，性温。主治咳逆气喘、喉鸣喘、咽喉肿胀、气短、蛊毒、鬼疟、疝瘕、痈肿，能杀死虫鱼。又名去水，产于淮源的川谷中。

来源及用法

为瑞香科植物芫花的干燥花蕾。春季花未开放时采收，除去杂质，干燥。煎服，或研末吞服，内服醋炙用。外用适量。

百草医方

卒得咳嗽：芫花一升，水三升，煮汁一升，以枣十四枚，煮汁干。日食五枚，必愈。（《肘后备急方》）

卒嗽有痰：芫花一两（炒），水一升，煮四沸，去滓，白糖入半斤。每服枣许。勿食酸咸物。（《肘后备急方》）

痈肿初起：芫花末，和胶涂之。（《千金要方》）

背腿间痛，一点痛，不可忍者：芫花根末，米醋调敷之。如不住，以帛束之。妇人产后有此，尤宜。（《袖珍方》）

酒疸尿黄，发黄，心懊痛，足胫满：芫花、椒目等分，烧末。水服半钱，日二服。（《肘后备急方》）

久疟结癖，在腹胁坚痛者：芫花（炒）二两，朱砂五钱，为末，蜜丸梧子大。每服十丸，枣汤下。（《仁斋直指方》）

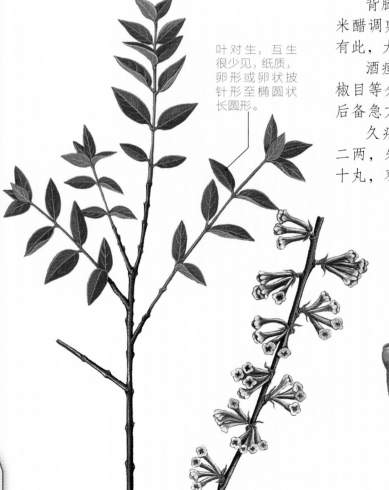

叶对生，互生很少见，纸质，卵形或卵状披针形至椭圆状长圆形。

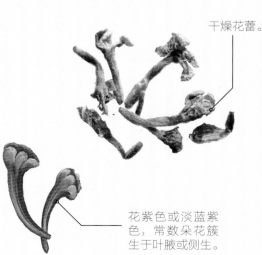

干燥花蕾。

花紫色或淡蓝紫色，常数朵花簇生于叶腋或侧生。

茇华[1]

味苦，寒。

主治伤寒、温疟，下十二水，破积聚、大坚癥瘕，荡涤肠胃中留癖饮食，寒热邪气，利水道。生咸阳川谷。

注释

①茇（ráo）华：现通用名为茇花。

译文

茇花，味苦，性寒。主治伤寒、温疟、多种水液代谢失常疾病、各类腹部积块，能清除胃肠内积滞的各类病理产物、留饮宿食、寒热邪气，能通利水道。产于陕西咸阳的川谷中。

来源及用法

为瑞香科植物茇花的花蕾。5~6月花未开时采收，晾干。煎服，或入丸剂。

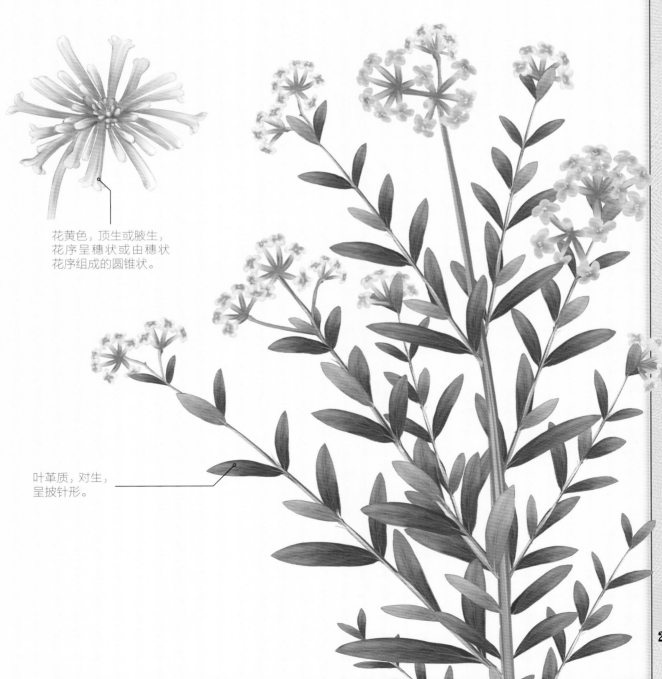

花黄色，顶生或腋生，花序呈穗状或由穗状花序组成的圆锥状。

叶革质，对生，呈披针形。

旋复华[1]

味咸，温。

主治结气、胁下满、惊悸、除水、去五脏间寒热、补中，下气[2]。一名金沸草[3]，一名盛椹[4]。生平泽。

注释

①旋复华：现通用名为旋覆花。

②下气：即降气。治疗气逆上行诸证，如喘促、咳逆、呃逆等。

③金沸草：森立之《本草经考注》曰"此花满蕊簇出金黄，方如铄金沸起之状，故名"。

④盛椹：森立之《本草经考注》曰"椹，即糁讹。糁即糁字，其花蕊堆起如盛糁之状，故名盛椹"。

译文

旋复华，味咸，性温。主治寒气郁结胸中、胁下胀闷、惊悸，能够去除水湿与五脏间的寒热邪气、调养中焦脾胃、导气下行。又名金沸草、盛椹，产于平泽。

来源及用法

为菊科植物旋覆花或欧亚旋覆花的干燥头状花序。夏、秋两季花开放时采收，除去杂质，阴干或晒干。煎服。

百草医方

中风及壅滞：旋复花洗净，捣末，加炼蜜和成丸子，如梧子大。夜卧时以茶汤送下五至十丸。（《经验后方》）

半产漏下：旋复花三两，葱十四茎，新绛少许。以水三升，煮取一升，顿服之。（《金匮要略》）

月蚀耳疮：旋复花烧过研细，以羊油调涂患。（《濒湖集简方》）

小儿眉毛眼睫，因生过癣后不能复生：旋复花、赤箭（即天麻苗）、防风等分，为末，洗净患处，以油调涂。（《总微论》）

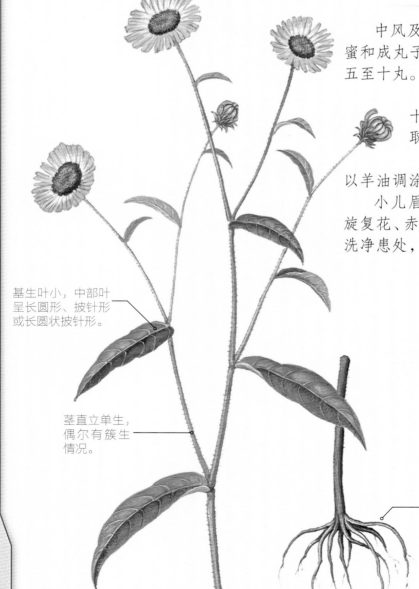

基生叶小，中部叶呈长圆形、披针形或长圆状披针形。

茎直立单生，偶尔有簇生情况。

根状茎短，有粗壮的须根。

头状花序，花黄色。

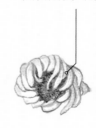

钩 吻

味辛，温。

主治金创、乳痓①、中恶风、咳逆上气、水肿，杀鬼痓、蛊毒。一名野葛。生傅高②山谷。

注释

①乳痓：即乳痓，中医病名。指妇女妊娠或生产时风痓。

②傅高：不详，待考。

译文

钩吻，味辛，性温，主治外伤、乳痓、感染强烈的风邪、咳逆气喘、水肿，能够去除鬼痓、蛊毒。又名野葛，产于傅高的山谷中。

来源及用法

为马钱科植物胡蔓藤的全株。全年均可采收，切段，晒干或鲜用。外用适量，捣敷或煎水洗。

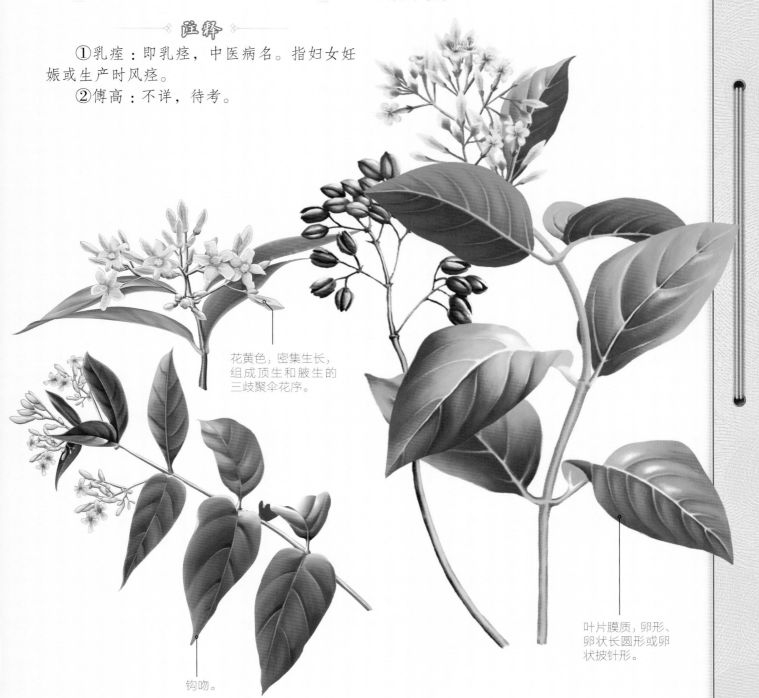

花黄色，密集生长，组成顶生和腋生的三歧聚伞花序。

钩吻。

叶片膜质，卵形、卵状长圆形或卵状披针形。

狼毒

味辛，平。

主治咳逆上气，破积聚饮食、寒热水气、恶疮、鼠瘘、疽蚀、鬼精[1]、蛊毒，杀飞鸟走兽。一名续毒。生秦亭[2]山谷。

下品药

注释

①鬼精：又称鬼精物，古人迷信传说中魑魅魍魉一类害人患病之物。

②秦亭：今甘肃省天水市清水县东北秦亭铺乡（秦亭乡）秦子铺村。

译文

狼毒，味辛，性平。主治咳逆气喘、腹部积块、留饮宿食、恶寒发热、水湿、恶疮、鼠瘘、痈疽溃烂、鬼魅邪病、蛊毒，能杀死飞鸟走兽。又名续毒，产于甘肃秦亭的山谷中。

来源及用法

为大戟科植物月腺大戟或狼毒大戟的干燥根。春、秋两季采挖，洗净，切片，晒干。煎服或入丸、散，或外用适量。

百草医方

连年积冷，流注心胸，及落马坠车，瘀血中恶等证：狼毒（炙香）、吴茱萸（汤泡）、巴豆（去心，炒取霜）、干姜（炮）、人参各一两，附子（炮去皮）三两，为末，炼蜜丸梧子大，每空腹温酒下一丸。（《千金要方》）

腹中冷痛，水谷阴结，心下停痰，两胁痞满，按之鸣转，逆害饮食：狼毒三两，附子一两，旋覆花三两，捣末，蜜丸梧子大。每服三丸，食前白汤下，日三服。（《肘后备急方》）

干湿虫疥：狼毒不拘多少，捣烂，以猪油、马油调搽患处。方睡勿以被蒙头，恐药气伤面。（《蔺式经验方》）

干癣，积年生痂，抓破则出黄水，每逢阴雨即痒：狼毒末涂搽。（《太平圣惠方》）

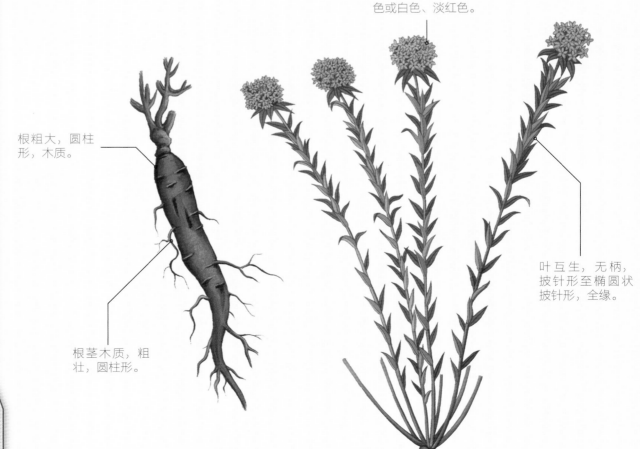

圆头状花序顶生，花黄色或白色、淡红色。

根粗大，圆柱形，木质。

根茎木质，粗壮，圆柱形。

叶互生，无柄，披针形至椭圆状披针形，全缘。

鬼 臼

味辛，温。

杀蛊毒、鬼疰、精物，辟恶气不祥，逐邪，解百毒。一名爵犀，一名马目毒公，一名九臼。生九真①山谷。

注释

①九真：古代郡名。汉武帝灭南越国，设立九真郡。汉时，辖今越南清化、义静两省。

译文

鬼臼，味辛，性温。主要能驱除蛊毒、鬼疰、精怪等邪恶不祥之气，解各种毒。又名爵犀、马目毒公、九臼，产于九真郡的山谷中。

来源及用法

为小檗科植物八角莲、六角莲和川八角莲的根及根茎。9~11月采收，鲜用或干燥，切忌受潮。煎服，或磨汁涂。

百草医方

寒热发疮：鬼臼叶一把，苦酒渍，捣取汁。服一升，日二次。（《千金要方》）

子死腹中，胞破不生：鬼臼不拘多少，黄色者，去毛为细末，一字神散。（《妇人良方大全》）

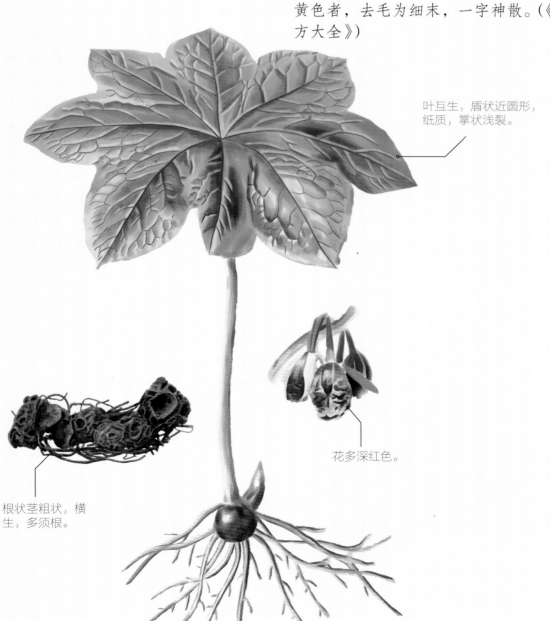

叶互生，盾状近圆形，纸质，掌状浅裂。

花多深红色。

根状茎粗状，横生，多须根。

天雄

味辛，温。

主治大风、寒湿痹、历节痛、拘挛缓急，破积聚、邪气、金创，强筋骨，轻身，健行。一名白幕。生少室山谷。

❖ 译文 ❖

天雄，味辛，性温。主治强烈的风邪、寒湿痹痛、历节、关节筋脉痉挛拘急、腹部积块、邪气、外伤，能使筋骨坚实、身体轻健，持续行走而不觉疲倦。又名白幕，产于少室山的山谷中。

❖ 来源及用法 ❖

为毛茛科植物乌头形长的块根。10~11月采挖，干燥。煎服，或外用。

❖ 百草医方 ❖

男子失精：天雄三两（炮），白术八两，桂枝六两，龙骨三两，为散。每酒服半钱。（《金匮要略》）

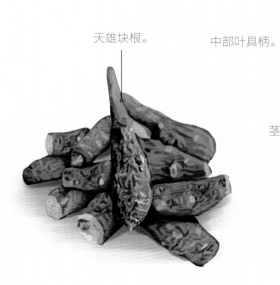

天雄块根。

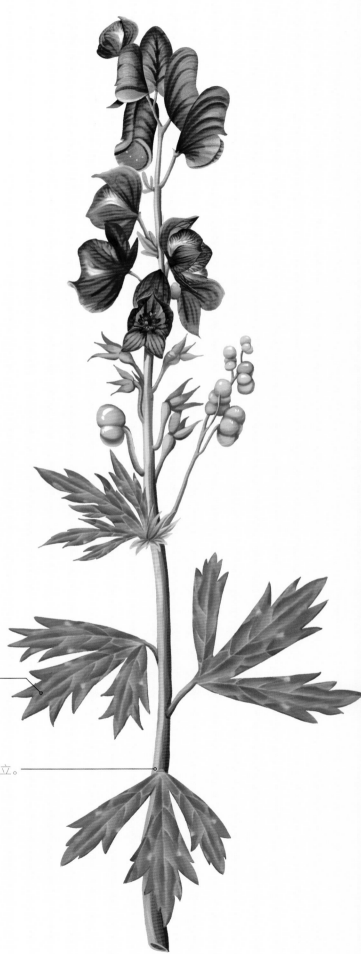

中部叶具柄。

茎直立。

乌头

味辛，温。

主治中风、恶风洗洗、出汗，除寒湿痹、咳逆上气，破积聚、寒热。

其汁：煎之名射罔①。杀禽兽。

一名奚毒②，一名即子③，一名乌喙④。生朗陵⑤川谷。

注释

①射罔：《本草经集注》曰"以八月采，捣榨茎取汁，日煎为射罔，猎人以傅箭射禽兽，中人亦死，宜速解之"。

②奚毒：森立之《本草经考注》曰"奚毒，恐大毒之义"。

③即子：森立之《本草经考注》曰"即者，根旁附着而生根如芋魁、芋子，故名附子，又名即子"。

④乌喙（huì）：《本草经集注》曰"有两岐共蒂，状如牛角，名乌喙，喙即乌之口也"。

⑤朗陵：山名。在今河南确山县南十八里任店镇。

译文

乌头，味辛，性温。主治感染风邪、怕风且颤栗、汗出、寒湿痹痛、咳逆气喘、腹部积块、恶寒发热。乌头的汁，煎成膏剂后称为射罔，能杀死飞禽走兽。又名奚毒、即子、乌喙，产于河南朗陵山的川谷中。

来源及用法

为毛茛科植物乌头的干燥母根。6月下旬至8月上旬采挖，除去子根、须根和泥沙，晒干。煎服，宜先煎、久煎。生品宜外用，适量。

百草医方

瘫痪顽风，骨节疼痛，下元虚冷，一切风疮：草乌头、川乌头、两头尖各三钱，硫黄、麝香、丁香各一钱，木鳖子五个，为末。再以熟蕲艾揉软，合在一起用草纸包裹。烧熏病处。（《集效方》）

疗毒恶肿：生乌头切片，加醋熬成膏，摊贴患处，次日根出。（《普济方》）

耳鸣耳痒，耳中如闻流水声及风声，不治成聋：掘得生乌头一味，乘湿削如枣核大，塞耳内。一天换二次，不过三天病愈。（《千金要方》）

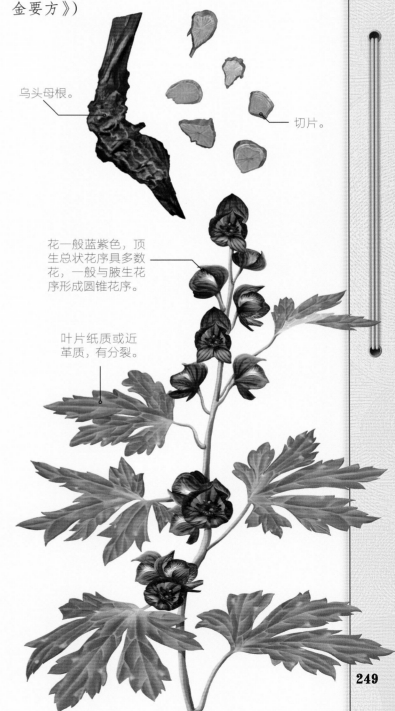

乌头母根。

切片。

花一般蓝紫色，顶生总状花序具多数花，一般与腋生花序形成圆锥花序。

叶片纸质或近革质，有分裂。

附 子

味辛，温。

主治风寒咳逆、邪气，温中、金创，破癥坚积聚、血瘕①、寒湿、踒躄②、拘挛、膝痛不能行步。

生犍为山谷。

注释

①血瘕：中医病证名。因瘀血聚积所生的有形肿块。《素问·阴阳类论》："阴阳并绝，浮为血瘕，沉为脓胕。"

②踒躄：即痿躄。中医病名。指四肢痿弱、足不能行。《素问·痿论》："五脏因肺热叶焦，发为痿躄。"

译文

附子，味辛，性温。主治风寒咳逆、各类邪气、外伤、腹部积块、血瘕、寒湿、痿躄、关节筋脉拘挛、膝痛难忍而无法行走，能温煦中焦脾胃。产于犍为的山谷中。

来源及用法

为毛茛科植物乌头的子根加工品。6月下旬到8月上旬期间采挖，除去母根、须根及泥沙，称为"泥附子"。可以加工制成盐附子、黑顺片、白附片。煎服，先煎，久煎，口尝至无麻辣感为度。

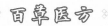

百草医方

少阴伤寒，初得二三日，脉微细，但昏昏欲睡，小便白色：附子（炮去皮）一枚，麻黄（去节）二两，甘草（炙）二两，水七升。先煮麻黄去沫，再加入其余二药，煮取三升，分三次服下，取微汗。（《伤寒论》）

呕逆反胃：大附子一个，生姜一斤，细锉。煮研如面糊，米饮下。（《经验方》）

经水不调，血脏冷痛：熟附子（去皮）、当归等分。每服三钱，水煎服。（《普济方》）

大肠冷秘：附子（一枚，炮去皮，取中心如枣大，为末）二钱，蜜水空心服之。（《圣济总录》）

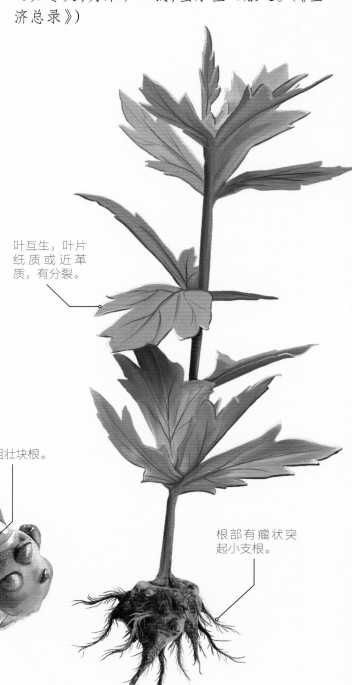

叶互生，叶片纸质或近革质，有分裂。

粗壮块根。

根部有瘤状突起小支根。

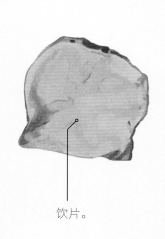

饮片。

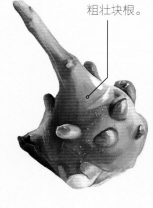

下品药

皂荚

味辛、咸，温。

主治风痹、死肌、邪气、风头泪出，下水，利九窍，杀鬼精物。生雍州川谷。

译文

皂荚，味辛、咸，性温。主治风痹、身体肌肉坏死或失去感觉、邪气、风邪上犯头部而流泪，能去除水湿、通利九窍、驱除鬼魅精物等不祥之气，产于雍州的川谷中。

来源及用法

为豆科植物皂荚的干燥成熟果实。皂荚又名皂角，以干燥棘刺入药，名为皂角刺。

秋季采收，除去杂质，干燥。多入丸散用，或外用适量。

百草医方

大肠脱肛：不蛀皂角五挺，捶碎，水取汁二升下，令皂角气行，则不再作。仍以皂角去皮，酥炙为末，枣肉和丸，米饮下三十丸。（《太平圣惠方》）

卒头痛：以皂角末，吹入鼻中，令嚏则止。（《斗门方》）

咽喉肿痛：皂荚一挺（去皮，米醋浸炙七次，勿令太焦），为末。每吹少许入咽，吐涎即止。（《圣济总录》）

卒寒咳嗽：皂荚烧研，豉汤服二钱。（《千金要方》）

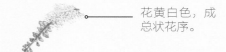

花黄白色，成总状花序。

种子呈棕色，表面光亮。

皂荚刺。

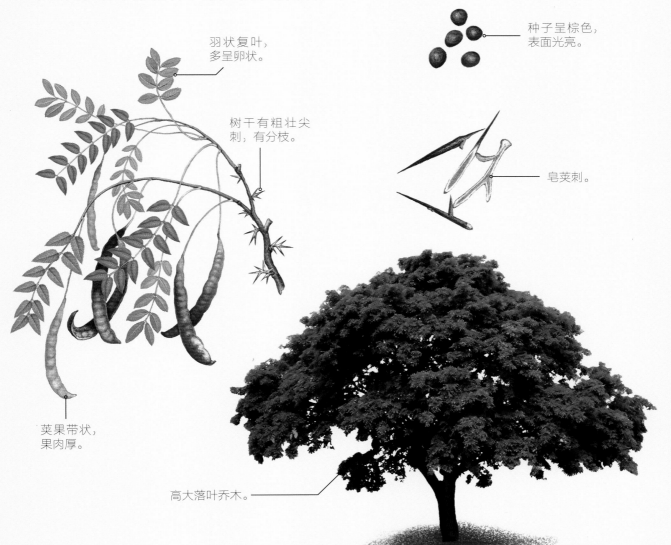

羽状复叶，多呈卵状。

树干有粗壮尖刺，有分枝。

荚果带状，果肉厚。

高大落叶乔木。

常 山

味苦，寒。

主治伤寒寒热、热发温疟、鬼毒、胸中痰结、吐逆。一名互草。生益州川谷。

译文

常山，味苦，性寒。主治感染寒邪而恶寒发热、热邪所致温疟、鬼疰、蛊毒、胸中痰饮结聚、气逆呕吐。又名互草，产于益州的川谷中。

来源及用法

为虎耳草科植物常山的干燥根。秋季采挖，除去须根，洗净、晒干，切薄片。煎服。涌吐可生用，截疟宜酒制用。

百草医方

疟病：常山三两，捣末，以鸡子白和丸如桐子大。空腹服三十九。（《肘后备急方》）

截疟诸酒：常山一两，酒一升，渍二三日后，分三次服，清早一服，过一会再服，发病前再服。或加甘草，煮酒服之。（《肘后备急方》）

太阴肺疟，痰聚胸中，病至令人心寒，寒甚乃热，热间善惊，如有所见：常山三钱，甘草半钱，秫米三十五粒，水二盏，煎一盏，发日早分三次服。（《千金要方》）

少阴肾疟，凄凄然寒，手足寒，腰脊痛，大便难，目然：常山二钱半，豉半两，乌梅一钱，竹叶一钱半，葱白三根，水一升半，煎一升，发前分三服。（《千金要方》）

胸中痰饮：常山、甘草各一两，水五升，煮取一升，去滓，入蜜二合。温服七合，取吐。不吐更服。（《千金要方》）

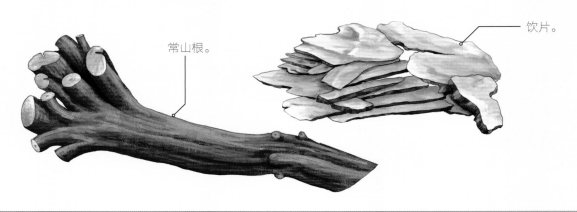

常山根。

饮片。

蜀 漆

味辛，平。

主治疟及咳逆、寒热、腹中癥坚、痞结、积聚、邪气、蛊毒、鬼疰。生江林山①川谷。

注释

①江林山：山名。在四川省眉山市仁寿县。

译文

蜀漆，味辛，性平。主治疟疾、咳逆、恶寒发热、腹部积块、胸腹间气机阻塞不舒、邪气结聚、蛊毒、鬼疰。产于四川江林山的川谷中。

来源及用法

为虎耳草科植物常山的嫩枝叶。6~8月采收，晒干。煎服。

百草医方

牡疟独寒，不热者：蜀漆、云母（三日夜）、龙骨各二钱。为末。每服半钱，临发的早晨服一次，发前服一次，酢浆水调下。温疟，又加蜀漆一钱。（《金匮要略》）

牡疟独热，不冷者：蜀漆一钱半，甘草一钱，麻黄二钱，牡蛎粉二钱，水二盏，先煎麻黄、蜀漆，去沫，入药再煎至一盏，未发前温服，得吐则止。（《外台秘要》）

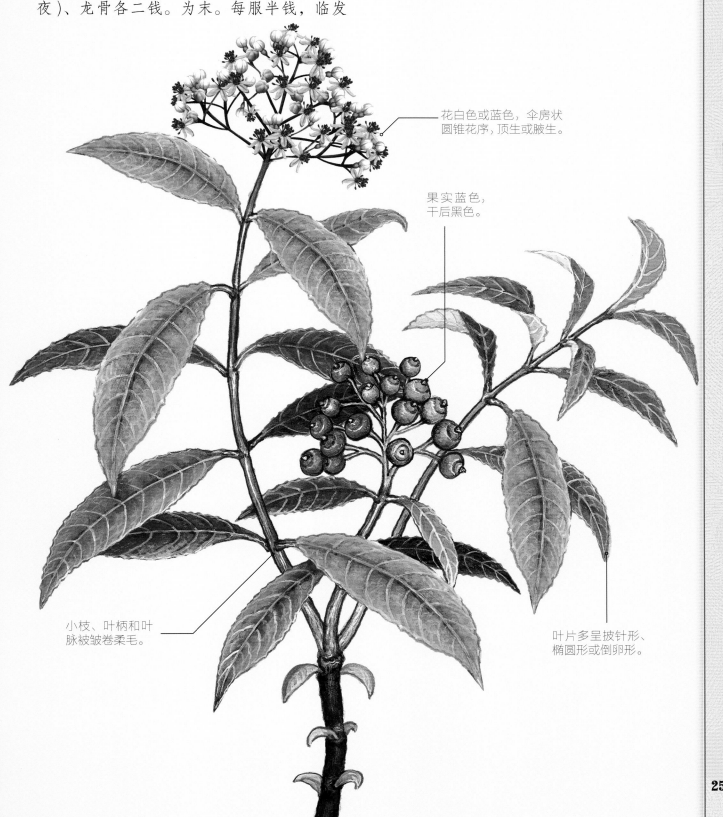

花白色或蓝色，伞房状圆锥花序，顶生或腋生。

果实蓝色，干后黑色。

小枝、叶柄和叶脉被皱卷柔毛。

叶片多呈披针形、椭圆形或倒卵形。

半夏

味辛，平。

主治伤寒寒热、心下坚①、下气、喉咽肿痛、头眩、胸胀、咳逆、肠鸣，止汗。一名地文②，一名水玉③。生槐里④川谷。

注释

①心下坚：即心下坚筑，中医症状名。指脘部痞闷而悸动有力。多因水气凌心所致。《金匮要略·痰饮咳嗽病脉证并治》："水在心，心下坚筑，短气，恶水不欲饮。"

②地文：森立之《本草经考注》曰"随地生之，三三五五，方成文章，故名"。

③水玉：森立之《本草经考注》曰"生水湿地中，其根魁如白玉，故名"。

④槐里：古县名。汉高帝三年（公元前204年）置。治所在今陕西兴平东南。东汉为右扶风郡治所。

译文

半夏，味辛，性平。主治伤寒恶寒发热、胃脘痞闷而悸动有力、咽喉肿痛、头晕目眩、胸部胀闷，咳逆、肠鸣，能导气下行、止汗。又名地文、水玉，产于槐里的川谷中。

来源及用法

为天南星科植物半夏的干燥块茎。夏、秋两季采挖，洗净，除去外皮和须根，晒干。

内服一般炮制后用。外用适量，磨汁涂或研末以酒调敷患处。

百草医方

老人风痰，肺热痰实，咽喉不利：半夏（泡七次，焙）、硝石各半两，为末，加入白面一两捣匀，调水丸如绿豆大。每服五十丸，姜汤送下。（《普济方》）

热痰咳嗽，烦热面赤，口燥心痛，脉洪数：半夏、天南星各一两，黄芩一两半，为末，加姜汁浸蒸饼做成丸子，如梧子大。每服五十至七十丸，饭后姜汤送下。（《活法机要》）

时气呕逆，不下食：半夏半两，汤浸洗七遍，去滑，生姜一两，同锉碎，以水一大盏，煎至六分去滓。分二服，不计时候，温服。（《太平圣惠方》）

妊娠呕吐：半夏二两，人参、干姜各一两，为末，姜汁面糊丸梧桐子大。每饮服十丸，一日三服。（《金匮要略》）

老人虚秘：半夏（泡炒）、生硫黄等分，为末，加自然姜汁煮糊丸如梧子大。每空心温酒下五十丸。（《太平惠民和剂局方》）

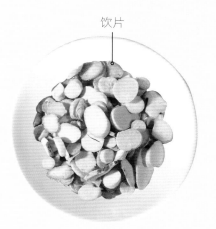

饮片

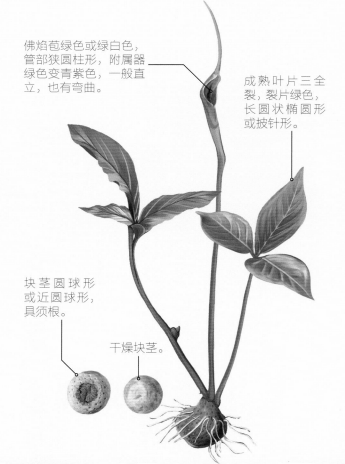

佛焰苞绿色或绿白色，管部狭圆柱形，附属器绿色变青紫色，一般直立，也有弯曲。

成熟叶片三全裂，裂片绿色，长圆状椭圆形或披针形。

块茎圆球形或近圆球形，具须根。

干燥块茎。

款冬

味辛，温。

主治咳逆上气、善喘、喉痹、诸惊痫、寒热邪气。一名橐①吾，一名颗东，一名虎须，一名菟奚。生常山山谷。

注释

①橐（tuó）：音驼。

译文

款冬，味辛，性温。主治咳逆气喘、喘促频发、喉痹、各类惊痫、寒热邪气。又名橐吾、颗东、虎须、菟奚。产于恒山的山谷中。

来源及用法

为菊科植物款冬的干燥花蕾。款冬以花入药，故现通用名为款冬花。12月或地冻前当花尚未出土时采挖，除去花梗和泥沙，阴干。煎服。

百草医方

痰嗽带血：款冬花、百合（蒸焙）等分为末，蜜丸如龙眼大。每天临睡时嚼服一丸，姜汤下。（《济生方》）

口中疳疮：款冬花、黄连等分，为细末，以唾津调成饼子。以蛇床子煎汤漱口，以饼子敷患处。（《经验方》）

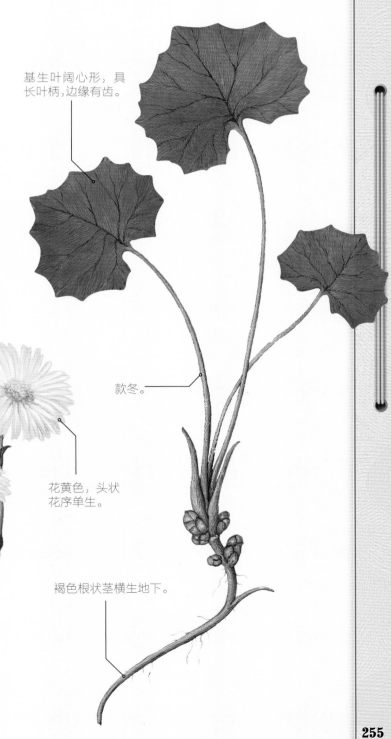

基生叶阔心形，具长叶柄，边缘有齿。

款冬。

花黄色，头状花序单生。

褐色根状茎横生地下。

饮片。

255

牡丹

味辛，寒。

主治寒热、中风、瘛疭、痉、惊痫、邪气，除癥坚、瘀血留舍①肠胃，安五脏，治痈疮。一名鹿韭，一名鼠姑。生巴郡②山谷。

注释

①留舍：本义为留宿，此指病位所在。

②巴郡：古代郡名。秦置。辖今天重庆和四川两省部分区域。

译文

牡丹，味辛，性寒。主治恶寒发热、感染风邪、瘛疭、痉挛、惊痫、邪气结聚、腹部积块、瘀血结滞于肠胃、痈疮，能安养五脏。又名鹿韭、鼠姑。产于巴郡的山谷中。

来源及用法

为毛茛科植物牡丹的干燥根皮。牡丹以根皮入药，故现通用名为牡丹皮。秋季采挖根部，除去细根，剥取根皮，晒干或刮去粗皮，除去木心，晒干。煎服。

百草医方

癞疝偏坠，气胀不能动：牡丹皮、防风等分。为末，酒服二钱，甚效。（《千金要方》）

金疮内漏，血不出：牡丹皮为末，水服三指撮，立尿出血。（《千金要方》）

妇女恶血，攻聚上面多怒：牡丹皮半两、干漆烧烟尽半两，加水二盅，煎成一盅服。（《诸证辨疑》）

下品药

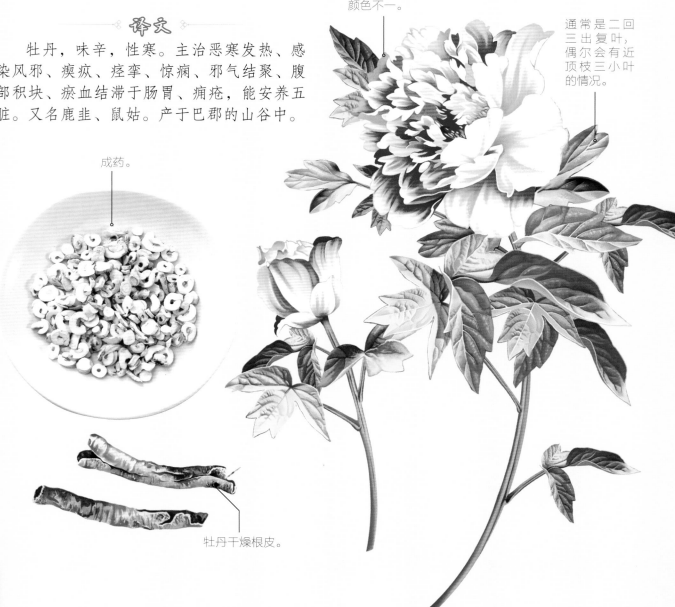

成药。

牡丹干燥根皮。

花瓣5或重瓣，颜色不一。

通常是二回三出复叶，偶尔会有近顶枝三小叶的情况。

256

防己

味辛，平。

主治风寒、温疟、热气、诸痫，除邪，利大小便。一名解离。生汉中川谷。

译文

防己，味辛，性平。主治感染风寒、温疟、热邪、各种痫证，能驱除邪气、通利大小便。又名解离，产于陕西汉中的川谷中。

来源及用法

为防己科植物粉防己的干燥根。秋季采挖，洗净，除去粗皮，晒至半干，切段，个大的再纵切，干燥，切厚片。煎服。

百草医方

皮肤水肿，水气在皮肤中，按之下陷，不怕风：防己、黄芪、桂枝各三两，茯苓六两，甘草二两。每服一两，加水一升，煎半升服。一日二服。（张仲景"防己茯苓汤"）

霍乱吐利：防己、白芷等分，为末。水冲服二钱。（《太平圣惠方》）

小便淋涩：木防己、防风、葵子各二两，捣碎加水五升，煮二升半，分三服。（《千金要方》）

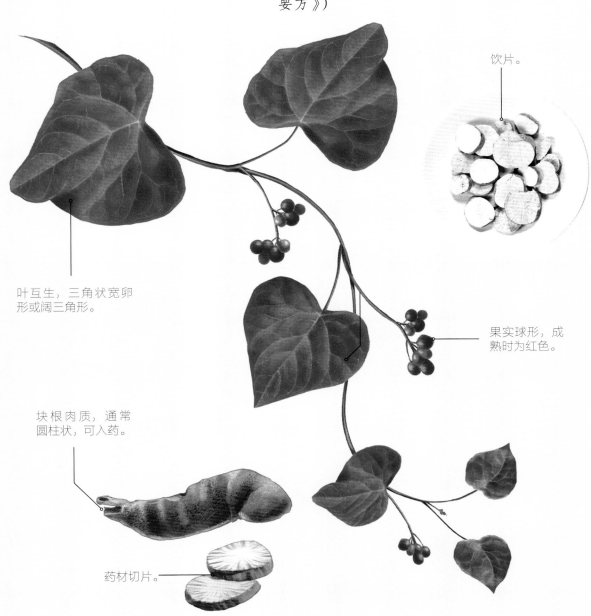

饮片。

叶互生，三角状宽卵形或阔三角形。

果实球形，成熟时为红色。

块根肉质，通常圆柱状，可入药。

药材切片。

黄环

味苦，平。

主治蛊毒、鬼疰、鬼魅、邪气在脏中，除咳逆、寒热。一名凌泉①，一名大就。生蜀郡山谷。

注释

①凌泉：森立之《本草经考注》曰"凌泉者，谓此物苦寒如冰凌泉水"。

译文

黄环，味苦，性平。主治蛊毒、鬼疰、鬼魅等各类邪毒之物，及五脏邪气结聚、咳逆、恶寒发热。又名凌泉、大就，产于蜀郡的山谷中。

来源及用法

为豆科植物紫藤的根。煎服。

百草医方

水肿：黄环根晒干，每服五钱，水煎服，小便利为效。(《儒门事亲》)

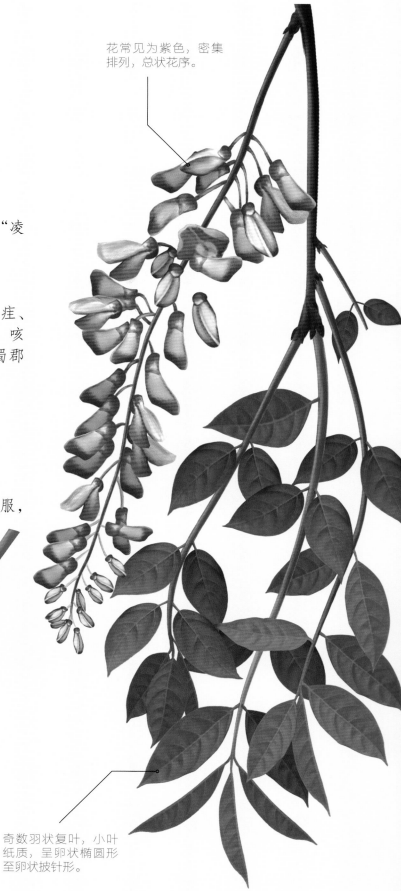

花常见为紫色，密集排列，总状花序。

奇数羽状复叶，小叶纸质，呈卵状椭圆形至卵状披针形。

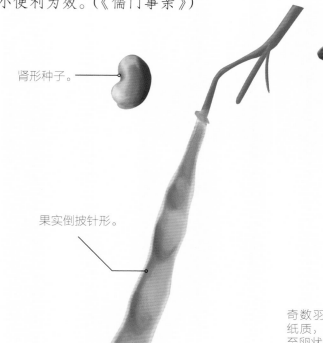

肾形种子。

果实倒披针形。

258

石南草

味辛、苦，平。

主养肾气、内伤阴衰，利筋骨皮毛。

实：杀蛊毒，破积聚，逐风痹。

一名鬼目。生华阴山谷。

译文

石南草，味辛、苦，性平。主治肾气亏虚、脏腑内伤而阴气衰竭，能滋养筋骨皮毛。果实，能驱除蛊毒、破除腹部积块、去除风痹。又名鬼目，产于华阴的山谷中。

来源及用法

为蔷薇科植物石楠的叶或带叶嫩枝。7~11月采收，晒干。煎服，或外用。

百草医方

小儿通睛，小儿误跌或头脑受惊，致使瞳仁不正，观东则见西，观西则见东：石南一两，黎芦三分，瓜丁五七个，共研为末。每次吹少许入鼻，一天三次。内服牛黄平肝药。(《普济方》)

鼠瘘不合：石南、生地黄、茯苓、黄连、雌黄等分，为散，敷患处，每日两次。(《肘后备急方》)

乳石发动，烦热：石南叶为末，新汲水服一钱。(《太平圣惠方》)

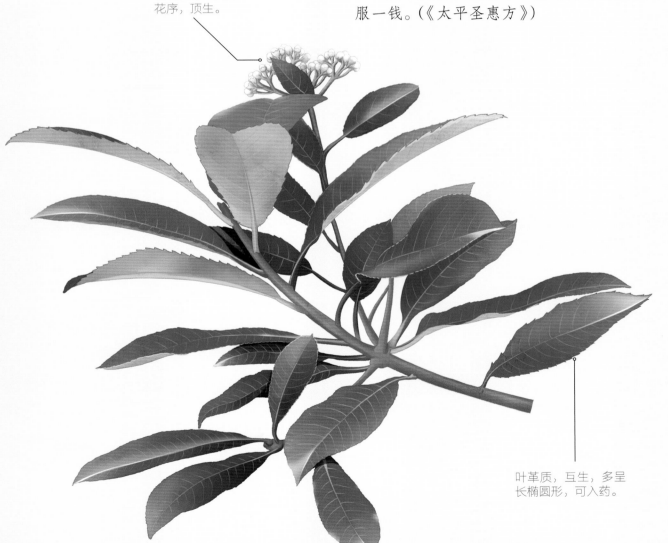

花白色，伞房花序，顶生。

叶革质，互生，多呈长椭圆形，可入药。

259

女菀

味辛，温。

主治风寒洗洗、霍乱、泄痢、肠鸣上下无常处①、惊痫、寒热百疾。生汉中川谷。

注释

①肠鸣上下无常处：腹内肠鸣音回响无固定处。

译文

女菀，味辛，性温。主治感染风寒、恶寒颤栗、霍乱、泄泻、痢疾、肠鸣此起彼伏没有定处、惊痫、恶寒发热诸多病症。产于陕西汉中的川谷中。

来源及用法

为菊科植物女菀的根或全草。5~7月采收全草，10~11月采根，切段晒干。煎服。

百草医方

人面黑令白方：女菀为末，醋浆服一刀圭，日三服。十日大便黑；十八日如漆；二十一日全白便止，过此太白矣。年三十后不可服。忌五辛。(《肘后备急方》)

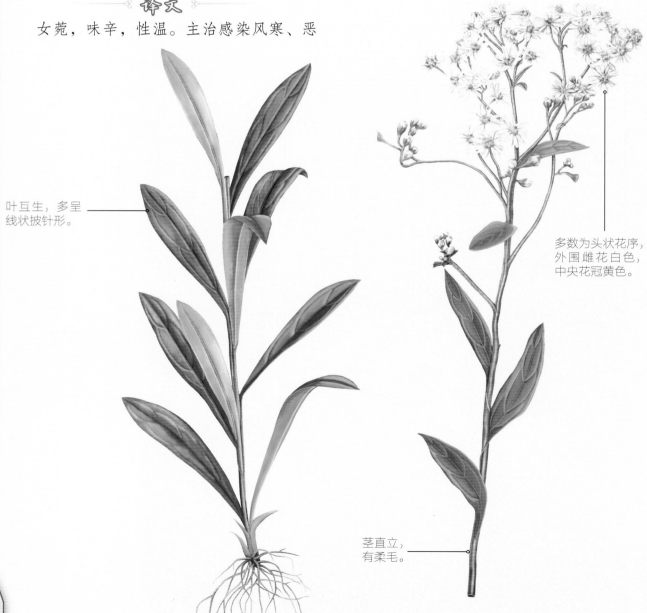

叶互生，多呈线状披针形。

多数为头状花序，外围雌花白色，中央花冠黄色。

茎直立，有柔毛。

下品药

地榆

味苦，微寒。

主治妇人乳痓痛①、七伤、带下十二病，止痛，除恶肉，止汗，疗金创。生桐柏山谷。

注释

①乳痓痛：为乳痓乳痛。乳痓即乳痉，指女妊娠或生产时风痉。乳痛即乳头胀痛。

译文

地榆，味苦，性微寒。主治女子乳痓及乳头胀痛、七伤、女子多种带下病症，能止痛、去除腐败之肉、止汗、治疗外伤。产于桐柏山的山谷中。

来源及用法

为蔷薇科植物地榆或长叶地榆的干燥根。春季将发芽时或秋季植株枯萎后采挖，除去根须，洗净，切片，干燥。煎服，或外用适量，研末涂敷患处。

百草医方

妇女漏下，赤白不止，人黄瘦虚竭：地榆三两，细锉，米醋一升，煮十余沸去滓，饭前热服一合。（《太平圣惠方》）

小儿湿疮：地榆煎成浓汁，一天洗两次。（《千金要方》）

血痢不止：地榆晒干，研细。每服二钱，掺在羊血上，炙熟食之，以捻头煎汤送下。（《圣济总录》）

久病肠风，痛痒不止：地榆五钱，苍术一两。水二盅，煎一盅，空心服，日一服。（《活法机要》）

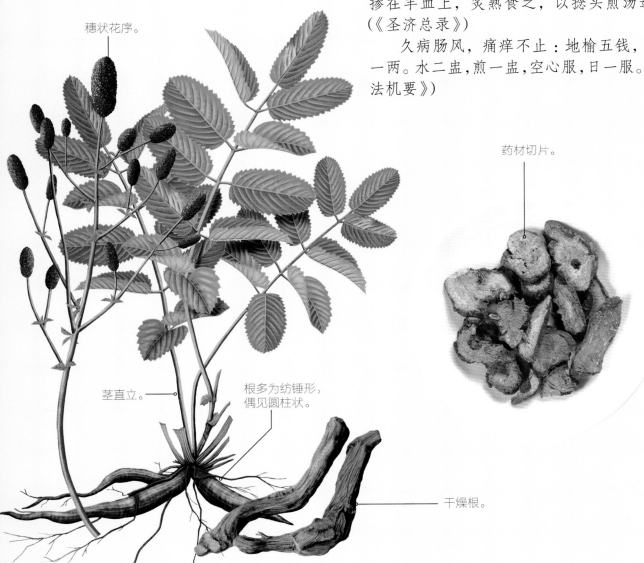

穗状花序。

茎直立。

根多为纺锤形，偶见圆柱状。

药材切片。

干燥根。

261

泽兰

味苦，微温。

主治乳妇[1]内衄[2]、中风余疾、大腹水肿、身面四肢浮肿、骨节中水、金创、痈肿疮脓。一名虎兰[3]，一名龙枣。生汝南。

注释

①乳妇：产妇。

②内衄：中医病证名。《备急千金要方》卷十二·吐血记载，内衄者，出血如鼻衄，但不从鼻孔出，是近从心肺间津液出，还流入胃中，或如豆羹汁，或如切齑，血凝停胃中，因即满闷便吐，或去数斗至于一石者是也。得之于劳倦、饮食过常所为也。

③虎兰：森立之《本草经考注》曰"兰草柔弱芳香。泽兰方茎强直，不甚香，故名虎兰"。

译文

泽兰，味苦，性微温。主治产妇内衄、感染风邪之后遗病症、大腹水肿、头面躯干四肢浮肿、骨节积液、外伤、痈疮肿毒破溃化脓。又名虎兰、龙枣。产于汝南。

来源及用法

为唇形科植物毛叶地瓜苗的干燥地上部分。夏、秋二季茎叶茂盛时采割，晒干，切段。煎服。

百草医方

产后水肿，血虚浮肿：泽兰、防己等分，为末。每服二钱，醋汤下。(《备急千金要方》)

疮肿初起：泽兰捣烂封住，有效。(《濒湖集简方》)

产后阴翻，产后阴户燥热，变成翻花状：泽兰四两，煎汤熏洗二三次，再加枯矾一起煎洗。(《濒湖集简方》)

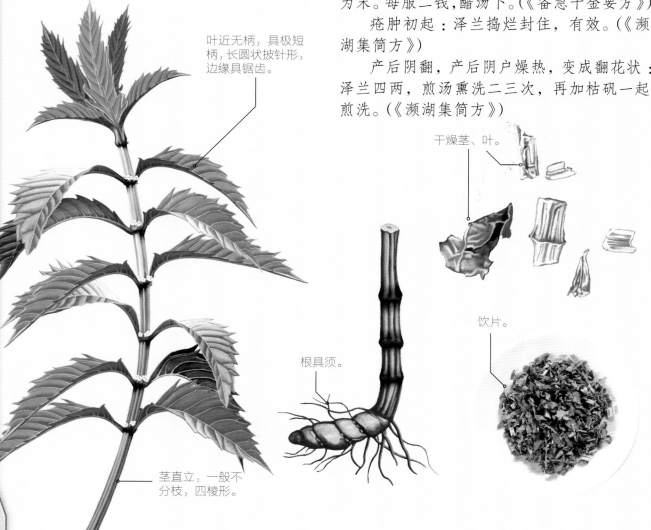

叶近无柄，具极短柄，长圆状披针形，边缘具锯齿。

茎直立，一般不分枝，四棱形。

根具须。

干燥茎、叶。

饮片。

蜀羊泉

来源及用法

为茄科植物青杞的全草或果实。7~9月割取全草，切段，鲜用或晒干。煎服。

味苦，微寒。

主治头秃、恶疮、热气、疥瘙、痂癣虫[1]。生蜀郡川谷。

注释

①痂癣虫：虫，古人认为导致某种皮肤疾病的原因。森立之《本草经考注》："水银条云痂疡，草蒿条云痂痒，柳叶下云痂疮，皆同。凡有鳞介之疮，皆谓之痂耳。"

译文

蜀羊泉，味苦，性微寒。主治白秃疮、恶疮、热邪之气、疥瘙、鳞介痂癣。产于蜀郡的川谷中。

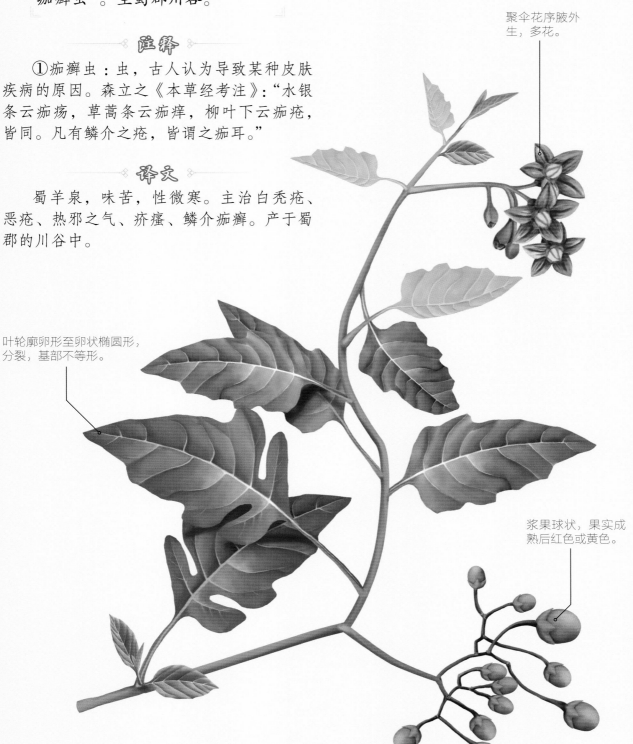

聚伞花序腋外生，多花。

叶轮廓卵形至卵状椭圆形，分裂，基部不等形。

浆果球状，果实成熟后红色或黄色。

积雪草

味苦，寒。

主治大热、恶疮、痈疽、浸淫①、赤熛②皮肤赤、身热。

生荆州川谷。

注释

①浸淫：即浸淫疮。中医病名。是一种瘙痒性湿疮。因该病发生常群集或密集成片，呈泛发性故称之为浸淫疮。

②赤熛（biāo）：又名丹熛、天火、火丹，即丹毒。因患部皮肤红如涂丹，热如火灼，故名。

译文

积雪草，味苦，性寒。主治高热、恶疮、痈疽、浸淫疮、丹毒而见患部皮肤红如涂丹及身热。产于荆州的川谷中。

来源及用法

为伞形科植物积雪草的干燥全草。夏、秋两季采收，除去泥沙，晒干。煎服，或外用。

百草医方

男女血病，呕吐诸血及便血，妇人崩中神效：积雪草五钱，当归（酒洗）、栀子仁（酒炒）、蒲黄（炒）、黄连（炒）、条黄芩（酒炒）、生地黄（酒洗）、陈槐花（炒）各一钱。上部加藕节一钱五分，下部加地榆一钱五分，水二盅，煎一盅服，神效。（《集验方》）

牙痛塞耳：积雪草和水沟污泥同捣烂，随左右塞耳内。（《摘玄方》）

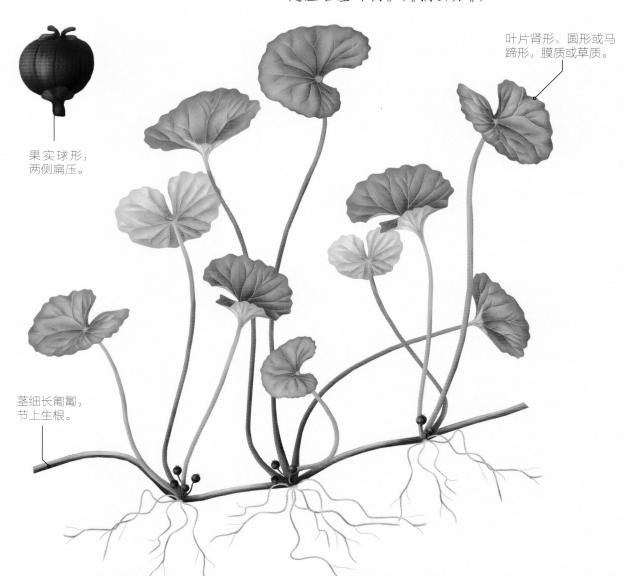

果实球形，两侧扁压。

叶片肾形、圆形或马蹄形，膜质或草质。

茎细长匍匐，节上生根。

海藻

味苦，寒。

主治瘿瘤气^①、颈下核^②，破散结气^③，痈肿、癥瘕坚气、腹中上下鸣，下十二水肿^④。一名落首。生东海。

注释

①瘿（yǐng）瘤气：即瘿气。瘿，中医病名。指以颈前喉结两旁肿块为主要表现的甲状腺疾病。《说文解字》："瘿，颈瘤也。"

②颈下核：应指瘿病的早期症状，颈部有果核样肿块。

③破散结气：即破结散气。

④十二水肿：十二，为虚数，言其多，非指有十二种水肿。

译文

海藻，味苦，性寒。主治瘿气、颈部有

果核样肿块、痈肿、腹部积块、滞气坚实、肠鸣此起彼伏、各种水肿，能破结散气。又名落首，产于东海。

来源及用法

为马尾藻科植物海蒿子或羊栖菜的干燥藻体。夏、秋两季采捞，除去杂质，洗净，切断，干燥。煎服。

百草医方

瘿气初起：海藻一两，黄连二两，为末。时时舐咽。先断一切浓味。（《丹溪心法》）

蛇盘瘰疬，头项交接者：海藻（以荞面炒过）、白僵蚕（炒）等分为末，以白梅泡汤和丸梧子大。每服六十丸，米饮下，必泻出毒气。（《世医得效方》）

瘿酒方：海藻一斤，绢袋盛之，以清酒二升浸之，春夏二日，秋冬三日。每服两合，日三，酒尽更合饮之如前。滓曝干为末，每服方寸匕，日三服。不过两剂，即瘥。（《肘后备急方》）

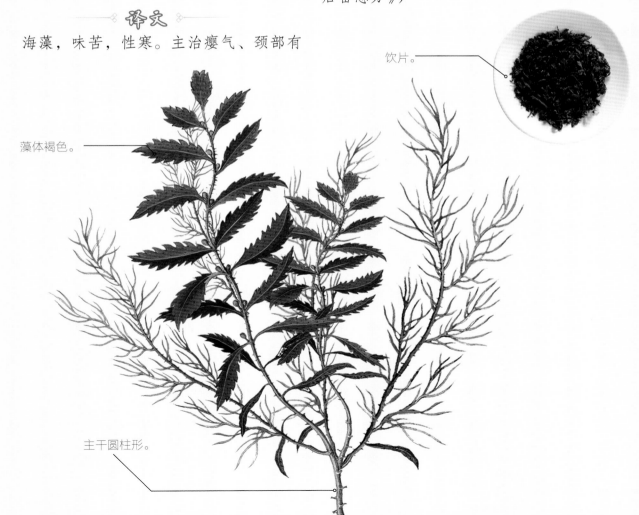

饮片。

藻体褐色。

主干圆柱形。

昆布

味咸，寒。

主十二种水肿，瘿瘤聚结气，瘘疮。生东海。

为海带科植物海带或翅藻科植物昆布的干燥叶状体。夏、秋两季采捞，晒干。以色黑褐，体厚者为佳。生用。

百草医方

瘿气结核，肿硬：昆布一两，洗去咸味。捣为散。每用一钱，以绵裹于好醋中浸过，含咽汁，觉药味尽再含之。（《太平圣惠方》）

五瘿：昆布一两，并切如指大，酢渍，含咽汁，愈。（《千金翼方》）

译文

昆布，味咸，性寒。主治各种水肿、瘿瘤气滞气结、瘘管痔疮。产于东海。

下品药

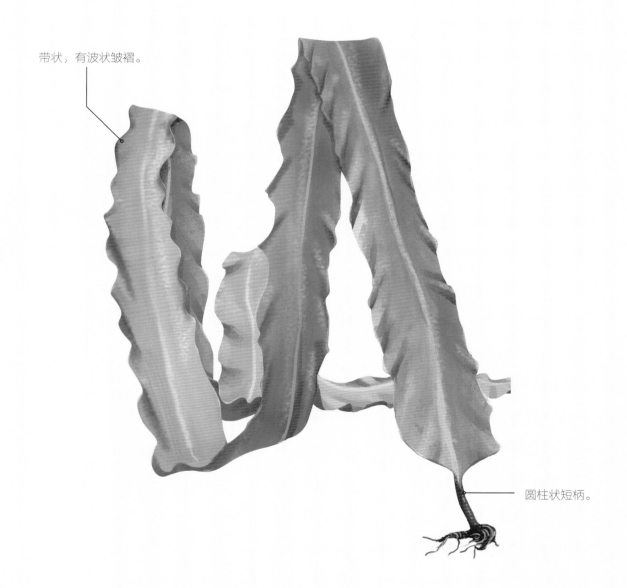

带状，有波状皱褶。

圆柱状短柄。

266

蘿菌①

味咸，平。

主治心痛，温中，去长虫、白癣②、蛲虫③、蛇螫④毒、瘕瘕、诸虫。一名蘿芦⑤。生东海池泽。

注释

①蘿（guàn）：音灌。

②白癣：中医外科病名。是多发生在头部的一种癣，以脱白屑，久则毛发折断脱落成秃疮为特征的皮肤癣菌感染性疾病。《诸病源候论·白癣候》："白癣之状，白色淀淀然而痒。"

③蛲（náo）虫：一种白色寄生虫。

④螫（shì）：毒虫或毒蛇咬刺。

⑤蘿芦：森立之《本草经考注》曰"芦即卢字，黑色之义……蘿芦者谓其形圆而黑色，犹云黑丸也"。

译文

蘿菌，味咸，性平。主治心痛、白癣、毒蛇咬伤、腹部积块，能温煦中焦脾胃，驱除蛔虫、蛲虫等各类毒虫。又名蘿芦，产于东海的池泽中。

来源及用法

为羊肚菌。8月适宜收采，阴干备用。煎服。

百草医方

蛔虫攻心如刺，吐清汁：蘿菌一两，杵末，用羊肉臛和之，旦顿服佳。（《外台秘要》）

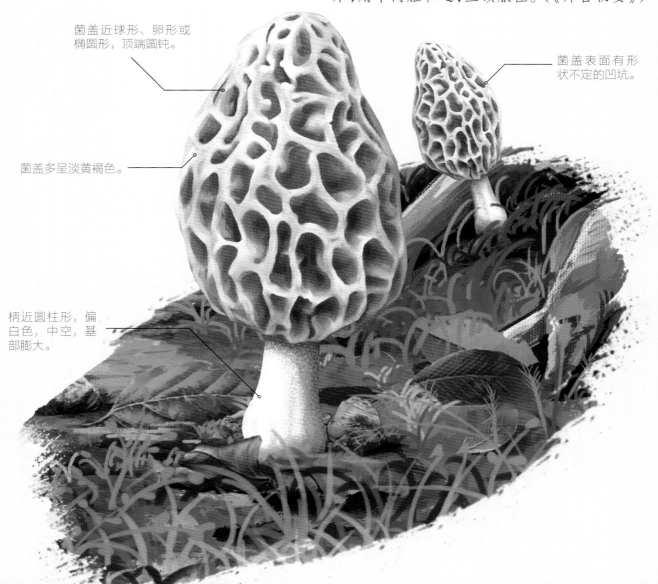

菌盖近球形、卵形或椭圆形，顶端圆钝。

菌盖表面有形状不定的凹坑。

菌盖多呈淡黄褐色。

柄近圆柱形，偏白色，中空，基部膨大。

羊踯躅[1]

味辛，温。

主治贼风在皮肤中淫淫痛[2]、温疟、恶毒、诸痹。生太行山[3]川谷。

注释

①踯躅（zhízhú）：音直竹。

②淫淫痛：形容皮肤下似有虫行样隐隐作痛。

③太行山：山名。位于山西省与华北平原之间，纵跨北京、河北、山西、河南4省市，是黄土高原的东部界线。

译文

羊踯躅，味辛，性温。主治贼风在肤有如虫行而隐隐作痛、温疟、严重中毒、各种痹证。产于太行山的川谷中。

来源及用法

为杜鹃科植物羊踯躅的根或花。羊踯躅有以根入药者，也有以花入药者。以根入药者称为羊踯躅根，或踯躅根；以花入药者称为羊踯躅花，或踯躅花。7~10月采挖，切片，晒干。煎服，或外用。

百草医方

风湿痹痛，手足身体收摄不遂，肢节疼痛，言语謇涩：踯躅花酒拌蒸一炊久，晒干为末。每以牛乳一合，酒二合，调服五分。(《太平圣惠方》)

风虫牙痛：踯躅一钱，草乌头二钱半，为末，化腊丸豆大。绵包一丸，咬之，追涎。(《海上仙方》)

风痰注痛：踯躅花、天南星，并生时同捣作饼，甑上蒸四五遍，以稀葛囊盛之。临时取焙为末，蒸饼丸梧子大。每服三丸，温酒下。腰脚骨痛，空心服；手臂痛，食后服，大良。(《续传信方》)

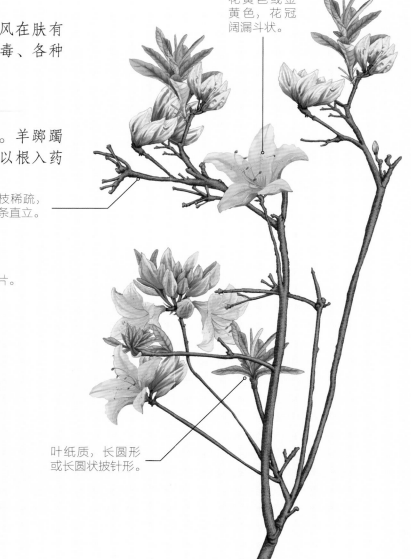

花黄色或金黄色，花冠阔漏斗状。

分枝稀疏，枝条直立。

叶纸质，长圆形或长圆状披针形。

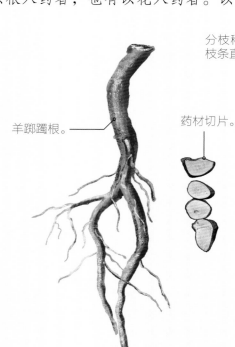

羊踯躅根。

药材切片。

茵芋

味苦，温。
主治五脏邪气^①、心腹寒热赢瘦如疟状、发作有时，诸关节风湿痹痛。生太山川谷。

注释

①五脏邪气：即引起五脏病变的致病因素及五脏的病理损害。

译文

茵芋，味苦，性温。主治五脏邪气结聚、心腹恶寒发热及身体瘦弱如同疟疾发作而有规律性、全身关节风湿痹痛。产于泰山的川谷中。

来源及用法

为芸香科植物茵芋或乔木茵芋的茎叶。全年均可采收，茎叶切段，晒干。内服。

百草医方

产后中风：茵芋五两，木防己半斤，苦酒九升，渍一宿。猪脂四斤，煎三上三下，膏成。炙手热摩千遍。（《千金要方》）

风气积滞成脚气，发则痛者：茵芋叶、炒薏苡仁各半两，郁李仁一两，牵牛子三两，朱砂末半两，上为末，炼蜜丸如梧子大。每服二十丸，五更，姜枣汤下，取利。未利再服，取快。（《本事方》）

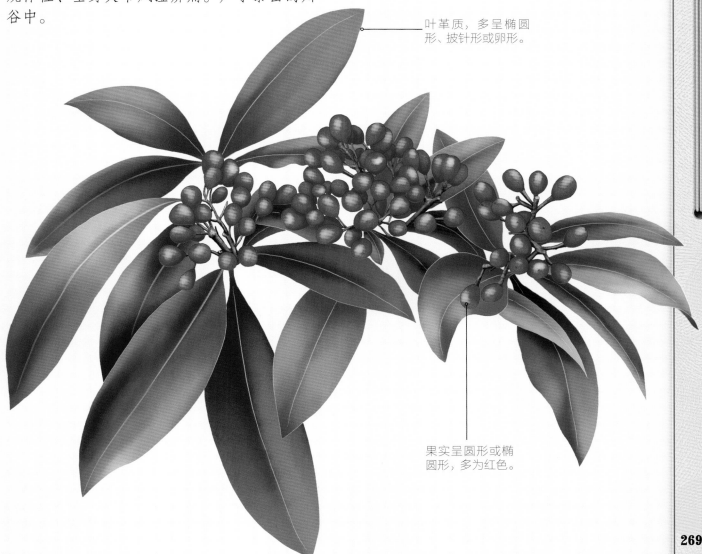

叶革质，多呈椭圆形、披针形或卵形。

果实呈圆形或椭圆形，多为红色。

射[①]干

味苦，平。

主治咳逆上气、喉痹咽痛、不得消息[②]，散结气、腹中邪逆[③]、食饮大热。一名乌扇[④]，一名乌蒲[⑤]。生南阳川谷。

注释

①射（yè）：音业。

②消息：原义为消长盈虚。尚志钧《神农本草经校注》："此处引伸为呼与吸。"

③腹中邪逆：脾胃气机逆行，出呕吐、撑胀等症状。

④乌扇：森立之《本草经考注》曰"乌扇与乌翣同义，谓其叶似扇也"。

⑤乌蒲：森立之《本草经考注》曰"乌蒲者，谓其苗似蒲也。与旱蒲、昌蒲同例"。

译文

射干，味苦，性平。主治咳逆气喘、喉痹咽痛而不能呼吸、气机结滞、胃气上逆、饮食不当而生大热。又名乌扇、乌蒲，产于南阳郡的川谷中。

来源及用法

为鸢尾科植物射干的干燥根茎。春初刚生芽或秋末茎叶枯萎时采挖，除去须根和泥沙，干燥，切片。煎服。

百草医方

喉痹：射干一片，口含咽汁。(《外台秘要》)

小儿疝，发时肿痛如刺：生射干汁取下，亦可丸服之。(《肘后备急方》)

咽喉肿痛：射干根、山豆根，阴干为末，吹喉部，有奇效。(《袖珍方》)

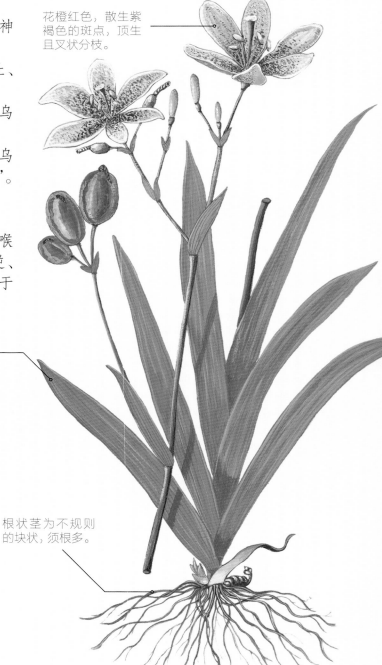

花橙红色，散生紫褐色的斑点，顶生且又状分枝。

叶互生，剑形，基部鞘状抱茎。

根状茎为不规则的块状，须根多。

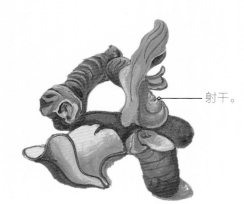

射干。

鸢尾

味苦，平。

主治蛊毒、邪气、鬼疰诸毒，破癥瘕积聚、大水，下三虫。生九疑[①]山谷。

注释

①九疑：指九嶷山，又名苍梧山。位于湖南省南部永州市宁远县境内。

译文

鸢尾，味苦，性平。主治蛊毒、鬼疰等各种毒邪之气，能破除腹部积块、逐水利尿、驱除各类寄生虫。产于湖南九嶷山的山谷中。

来源及用法

为鸢尾科植物鸢尾的叶或全草。鸢尾有以根入药者，也有以花入药者。今多以叶或全草入药。以根入药者称为鸢尾根；以花入药者称为鸢尾头或鸢头；以叶或全草入药者称为鸢尾。6~10月间收采，切碎鲜用。煎服，或外用。

百草医方

飞尸游蛊，着喉中，气欲绝者：鸢尾根削去皮，内喉中，摩病处，令血出为佳。（《本草拾遗》）

鬼魅邪气：东海鸢头、黄牙（即金牙）、莨菪子、防葵各一分，为末。酒服方寸。（《小品方》）

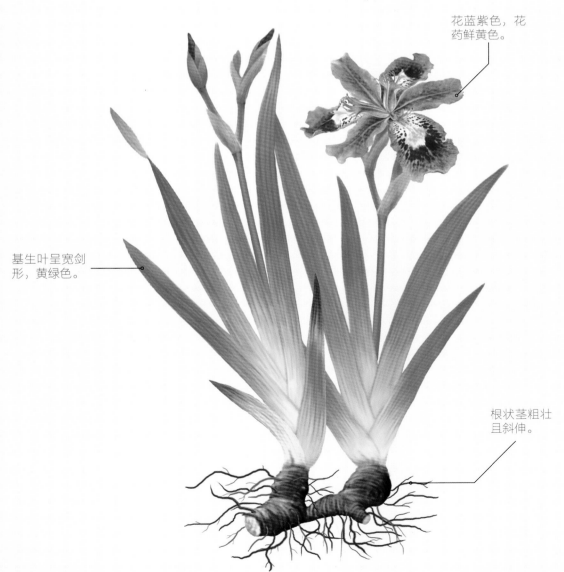

花蓝紫色，花药鲜黄色。

基生叶呈宽剑形，黄绿色。

根状茎粗壮且斜伸。

贯众

味苦，微寒。

主治腹中邪热气、诸毒，杀三虫。一名贯节，一名贯渠，一名百头[1]，一名虎卷[2]，一名扁苻[3]。生玄山[4]山谷。

注释

①百头：森立之《本草经考注》曰"一根引细枝，枝头结根块而生茎叶数百株，本起于一根，故名百头"。

②虎卷：森立之《本草经考注》曰"卷，即拳假借。初生叶似屈手形，而毛茸耸然，故名曰虎卷也"。

③扁苻(fú)：森立之《本草经考注》曰"盖扁苻之急呼为付，亦为百根付属之义也"。

④玄山：古代传说产嘉禾的山。具体区域不详。

译文

贯众，味苦，性微寒。主治腹部热邪结聚、各种毒邪，能驱除各类寄生虫。又名贯节、贯渠、白头、虎卷、扁苻，产于玄山的山谷中。

来源及用法

为鳞毛蕨科植物粗茎鳞毛蕨藤的干燥根茎和叶柄残基。秋季采挖，削去叶柄、须根，除去泥沙，晒干，切片。煎服。

百草医方

鼻衄不止：贯众根末，水服一钱。（《普济方》）

年深咳嗽，出脓血：贯众、苏方木等分，每服三钱，水一盏，生姜三片，煎服，日二服。久咳，渐成劳瘵。凤尾草为末，用鱼蘸食之。（《太平圣惠方》）

头疮白秃：贯众、白芷为末，油调涂之。（《太平圣惠方》）

女人血崩：贯众半两，煎酒服之，立止。（《濒湖集简方》）

漆疮作痒：油调贯众末，涂之。（《千金要方》）

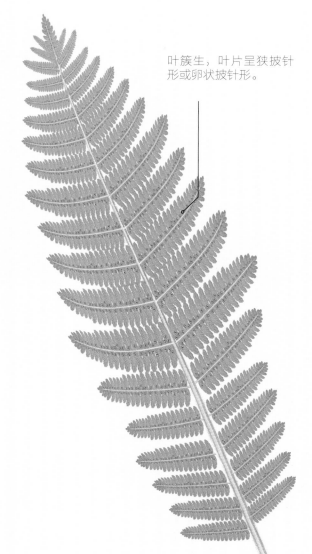

叶簇生，叶片呈狭披针形或卵状披针形。

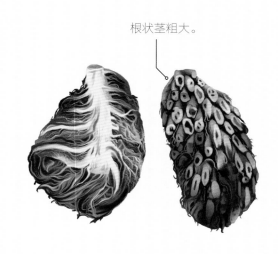

根状茎粗大。

下品药

272

青葙^①子^②

味苦，微寒。

主治邪气、皮肤中热、风瘙身痒，杀三虫。

子：名草决明。治唇口青。

一名草蒿，一名姜蒿。生平谷^③道旁。

注释

①葙（xiāng）：音箱。

②子：《本草纲目》等书无"子"字，于义为佳。下文中有"其子"，此处或衍。

③平谷：区划名。在今北京平谷区，地处北京、天津、河北三省市的交界处。汉高祖十二年（公元前195年）始建平谷县，属洛阳郡。

译文

青葙子，味苦，性微寒。主治邪气结聚、

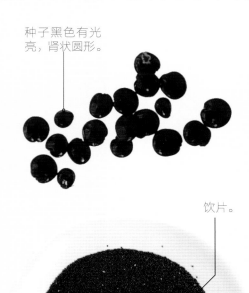

种子黑色有光亮，肾状圆形。

饮片。

皮肤发热、风邪所致身体瘙痒，能驱除各类寄生虫。子，称为草决明，能治口唇发青。又名草蒿、姜蒿，产于北京平谷的道旁。

来源及用法

为苋科植物青葙的干燥成熟种子。秋季果实成熟时采割植株或摘取果穗，晒干，收取种子，除去杂质。煎服。

百草医方

鼻衄出血不止：青葙子汁三合，灌鼻中。（《广利方》）

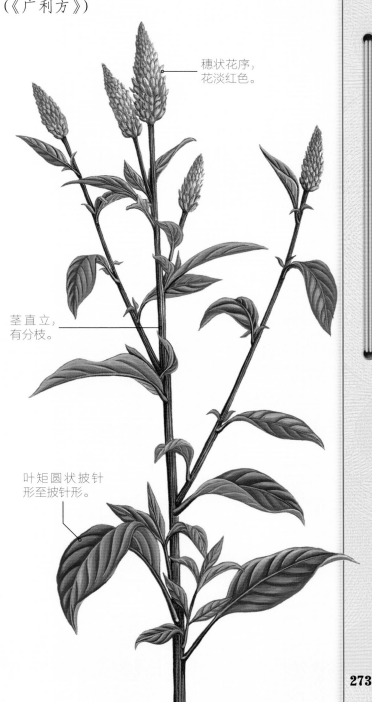

穗状花序，花淡红色。

茎直立，有分枝。

叶矩圆状披针形至披针形。

狼牙

味苦，寒。

主治邪气热气、疥瘙、恶疡疮痔，去白虫。一名牙子①。生淮南②川谷。

注释

①牙子：森立之《本草经考注》曰"子者，与《说文》蒲子之子同义。其苗初出似兽牙形，故名牙子也"。

②淮南：古代郡名。东汉末袁术改九江郡为淮南郡，郡治寿春县（今安徽寿县）。

译文

狼牙，味苦，性寒。主治邪热之气结聚、疥瘙、恶疮溃疡、痔疮，能驱除绦虫。又名牙子，产于淮南郡的川谷中。

来源及用法

为蔷薇科植物仙鹤草的根。8月采根，除去泥土和须根，晒干。煎服。

百草医方

金疮出血：狼牙草茎叶，熟捣贴之。(《肘后备急方》)

聤耳出汁：狼牙研末，绵裹，日塞之。(《太平圣惠方》)

妇人阴痒：狼牙二两，蛇床子三两，煎水热洗。(《外台秘要》)

阴疮洗方：狼牙五两，细锉，以水五升，煮至三升，温洗疮。(《太平圣惠方》)

小便溺血：金粟狼牙草（焙干，入蚌粉炒）、槐花、百药煎等分，为末。每服三钱，米泔空心调服。亦治酒病。(《卫生易简方》)

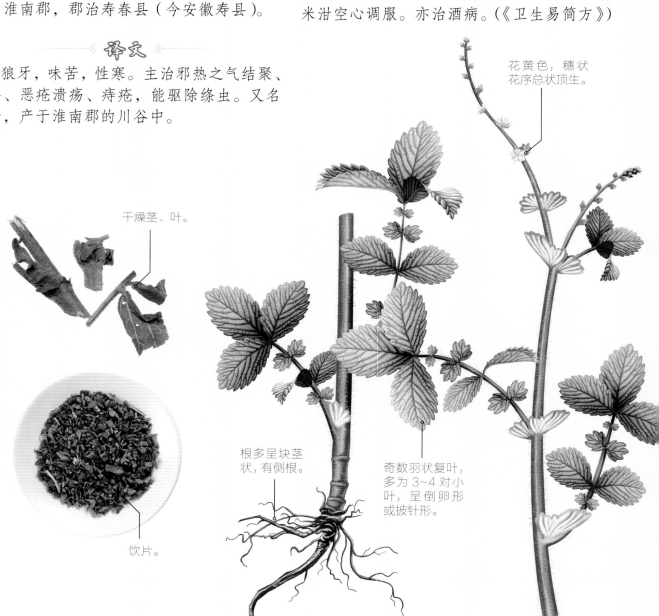

干燥茎、叶。

饮片。

根多呈块茎状，有侧根。

奇数羽状复叶，多为3~4对小叶，呈倒卵形或披针形。

花黄色，穗状花序总状顶生。

黎芦

味辛，寒。

主治蛊毒、咳逆、泄痢、肠澼、头疡、疥瘙、恶疮，杀诸虫毒[①]，去死肌。一名葱苒[②]。生太山山谷。

注释

①虫毒：泛指毒虫蛇蝎咬伤之毒。
②葱苒（rǎn）：森立之《本草经考注》曰"葱苒者，谓根似葱而多髯也"。

译文

藜芦，味辛，性寒。主治蛊毒、咳逆、泄泻、痢疾而便有脓血、头疮、疥瘙、恶疮，能驱除各种虫毒、去除腐烂的肌肉。又名葱苒，产于泰山的山谷中。

来源及用法

为百合科植物藜芦的根及根茎。5~6月未抽花葶前采挖，除去叶，洗净晒干或开水浸烫后晒干或烘干。内服入丸散，或外用适量。

百草医方

痰疟积疟：黎芦、皂荚（炙）各一两，巴豆二十五枚（熬黄）。研末，蜜丸小豆大。每空心服一丸，未发时一丸，临发时又服一丸。勿用饮食。（《肘后备急方》）

诸风头痛：黎芦半两，黄连三分。搐鼻。（《太平圣惠方》）

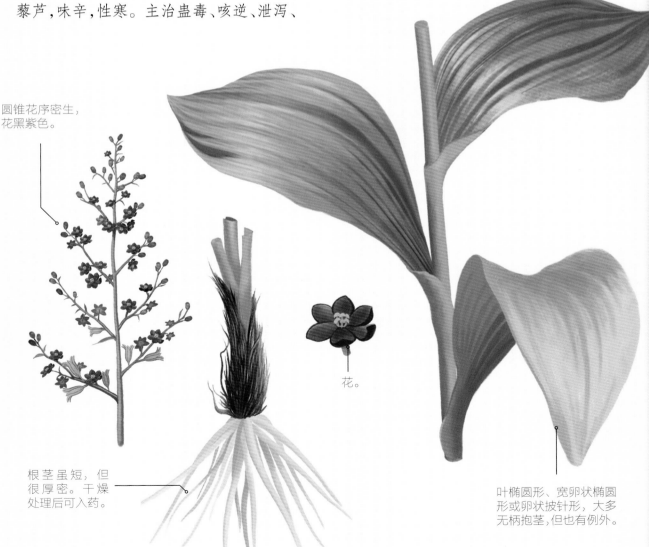

圆锥花序密生，花黑紫色。

花。

根茎虽短，但很厚密。干燥处理后可入药。

叶椭圆形、宽卵状椭圆形或卵状披针形，大多无柄抱茎，但也有例外。

连翘

味苦，平。

主治寒热、鼠瘘、瘰疬、痈肿、恶疮、瘿瘤、结热、蛊毒。一名异翘，一名兰华，一名折根[1]，一名轵[2]，一名三廉[3]。生太山山谷。

下品药

注释

①折根：森立之《本草经考注》曰"折与轵同音，在《韵镜》同为照母。而轵与苕，亦古音相通，同为照母。盖折、轵、苕，共自有细小义。此物根细小横引，故名"。

②轵（zhǐ）：音止。

③三廉：森立之《本草经考注》曰"三廉，盖是三叶有廉之谓"。

译文

连翘，味苦，性平。主治恶寒发热、鼠瘘、瘰疬、痈肿、恶疮、瘿瘤、热邪结聚、蛊毒。

又名异翘、兰华、折根、轵、三廉，产于泰山的山谷中。

来源及用法

为木樨科植物连翘的干燥果实。秋季果实初熟尚带绿色时采收，除去杂质，蒸熟，晒干，习称"青翘"；果实熟透时采收，晒干，除去杂质，习称"老翘"。青翘采得后蒸熟晒干，筛取籽实作"连翘心"用。煎服。

百草医方

瘰疬结核：连翘、脂麻等分，为末，时时食之。（《简便方》）

痔疮肿痛：连翘煎汤熏洗，后以刀上飞绿矾，入麝香贴之。（《集验方》）

项边马刀，属少阳经：连翘二斤，瞿麦一斤，大黄三两，甘草半两。每用一两，以水一碗半，煎七分，食后热服。十余日后，灸临泣穴二七壮，六十日决效。（《活法机要》）

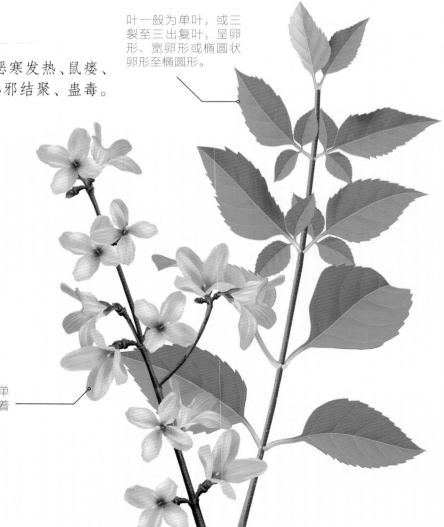

叶一般为单叶，或三裂至三出复叶，呈卵形、宽卵形或椭圆状卵形至椭圆形。

连翘果实。

花黄色，通常单生或2至数朵着生于叶腋。

白头翁

味苦，温。

主治温疟、狂易①、寒热、瘕瘕、积聚、瘿气，逐血，止痛，治金创。一名野丈人②，一名胡王使者③。生嵩山山谷。

注释

①狂易（yáng）：精神失常。

②野丈人：森立之《本草经考注》曰"野丈人谓如白发不梳之状也。亦与白头公同义"。

③胡王使者：森立之《本草经考注》记载，"《本草和名》引《杂要诀》一名羌胡使者，亦谓白毛披下，似胡人不加剃梳之状也"。

译文

白头翁，味苦，性温。主治温疟、精神失常、恶寒发热、腹部积块、瘿气，能破除瘀血、止痛、治疗外伤。又名野丈人、胡王使者，产于嵩山的山谷中。

来源及用法

为毛茛科植物白头翁的干燥根。春、秋两季采挖，除去泥沙，干燥，切薄片。煎服。

百草医方

热痢下重：白头翁二两，黄连、黄柏、秦皮各三两。水七升，煮二升，每服一升，不愈更服。妇人产后痢虚极者，加甘草、阿胶各二两。（《金匮玉函方》）

下痢咽痛：春夏病此，宜用白头翁、黄连各一两，木香二两。水五升，煎一升半，分三服。（《太平圣惠方》）

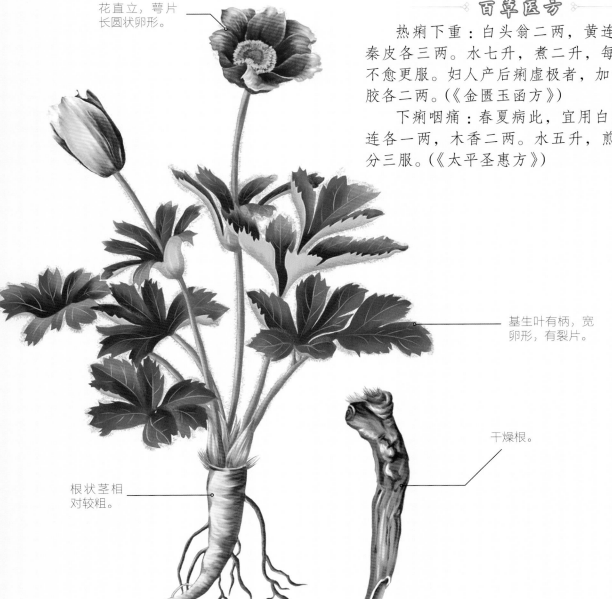

花直立，萼片长圆状卵形。

基生叶有柄，宽卵形，有裂片。

干燥根。

根状茎相对较粗。

藺①茹

味辛，寒。

主蚀恶肉、败疮、死肌，杀疥虫，排脓恶血，除大风热气、善忘不乐。生代郡②川谷。

◇ 注释 ◇

①藺（lú）：音驴。

②代郡：始置于战国赵国。郡治在今河北省蔚县东北。

◇ 译文 ◇

藺茹，味辛，性寒。能治疗疮疡溃烂、去除腐烂肌肉、驱除疥虫、排出脓血、驱除严重的风热邪气、治疗记忆力衰退及情绪沮丧。产于代郡的川谷中。

◇ 来源及用法 ◇

为大戟科植物狼毒大戟的根。通常在3月时采叶，4~5月时采根，阴干。黑头者佳。煎服，或调敷适量。

◇ 百草医方 ◇

中焦热痞，善忘不禁：藺茹三分，甘草（炙）二两，硝石。为末。每服一钱，鸡鸣时温酒下，以知为度。(《太平圣惠方》)

缓疽：藺茹一两，捣为散。温水调下二钱匕。(《太平圣惠方》)

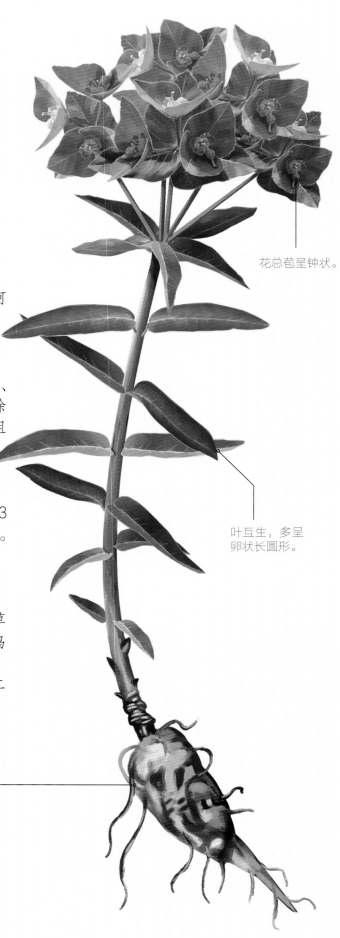

花总苞呈钟状。

叶互生，多呈卵状长圆形。

根圆柱状，肉质。

下品药

278

白敛[1]

味苦、平，微寒。

主治痈肿、疽疮，散结气，止痛，除热、目中赤、小儿惊痫、温疟、女子阴中肿痛。一名菟核[2]，一名白草[3]。生衡山山谷。

注释

①白敛：现通用名为白蔹。

②菟核：根据森立之《本草经考注》考证，菟即兔字，核通睾，谓阴丸也。此物根形似阴丸而小，故名菟核。

③白草：森立之《本草经考注》曰"白草者，谓其根白色。黑字一名白根，可以征矣"。

译文

白敛，味苦，性平或微寒。主治痈肿、疽、

疮、气机结滞、眼睛发红、小儿惊痫、温疟、女子阴部肿痛，能止痛、清热。又名菟核、白草，产于衡山的山谷中。

来源及用法

为葡萄科植物白蔹的干燥块根。春、秋两季采挖，除去泥沙和细根，切成纵瓣或斜片，晒干。煎服，或外用适量。

百草医方

面生粉刺：白蔹二分，杏仁半分，鸡屎白一分，为末。蜜和杂水拭面。（《肘后备急方》）

风痹筋急，肿痛，辗转易常处：白蔹二分，熟附子一分，为末。每酒服半刀圭，日二服。以身中热行为候，十日便觉。忌猪肉、冷水。（《千金要方》）

疗疮：以水调白蔹末，敷疮上。（《太平圣惠方》）

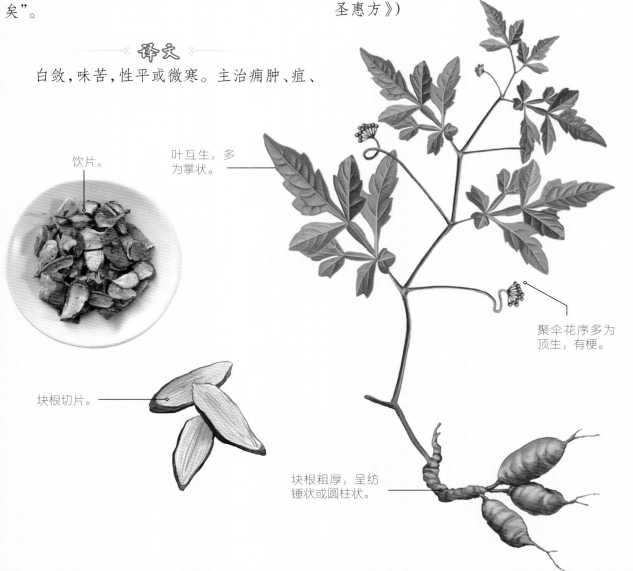

饮片。

叶互生，多为掌状。

聚伞花序多为顶生，有梗。

块根切片。

块根粗厚，呈纺锤状或圆柱状。

白及

味苦，平。

主治痈肿、恶疮、败疽、伤阴、死肌、胃中邪气、贼风、鬼击①、痱缓不收②。一名甘根③，一名连及草④。生北山⑤川谷。

注释

①鬼击：古人认为某些神经疾患发病是因为鬼击所致。《诸病源候论·鬼击候》："鬼击者，谓鬼厉之气击着于人也。得之无渐，卒着如人以刀矛刺状，胸胁腹内绞急切痛，不可抑按，或吐血，或鼻中出血，或下血。"

②痱缓不收：中医症状名，类似于中风后遗症。《诸病源候论·风痱候》："风痱之状，身体无痛，四肢不收，神智不乱，一臂不随者，风痱也。"

③甘根：森立之《本草经考注》曰"甘恐白讹，此物根作白，故名"。

④连及草：森立之《本草经考注》曰"此物根块年年横引相连及，故名"。

⑤北山：不详所指。尚志钧《神农本草经校注》引《通鉴》注，认为系关中北山。关中北山指陕西省关中地区北部山系，从东向西依次分别由桥山山脉、黄龙山脉、子午岭山脉、陇山山脉组成。

译文

白及，味苦，性平。主治痈肿、严重而顽固的疮疽溃烂且不收口、阴气虚损、身体肌肉坏死或失去感觉、胃脘邪气结聚、贼风、鬼击、痱缓不收。又名甘根、连及草，产于北山的川谷中。

来源及用法

为兰科植物白及的干燥块茎。夏、秋两

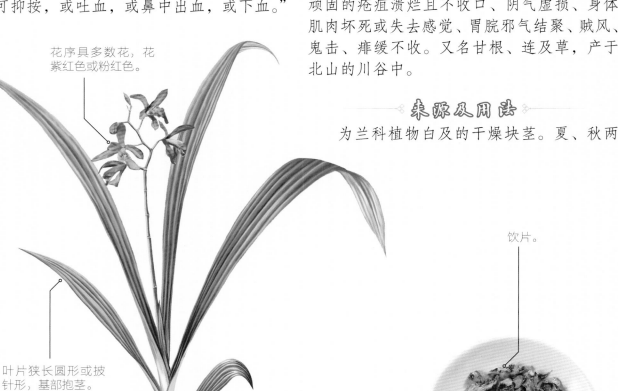

花序具多数花，花紫红色或粉红色。

叶片狭长圆形或披针形，基部抱茎。

假鳞茎扁球形。

白及块茎。

饮片。

季采挖，除去须根，洗净，置沸水中煮或蒸至无白心，晒至白干，除去外皮，晒干，切薄片。煎服，或研末吞服，外用适量。

鼻血不止：白及为末，津调涂山根上，立止。（《经验方》）

心气疼痛：白及、石榴皮各二钱，研细，炼蜜丸黄豆大。每服三丸，艾醋汤送下。（《生生编》）

妇女阴脱：白及、川乌头等分，为末，绢包一钱，纳阴中，入三寸，腹内热即止。一日一次。（《广济方》）

重舌鹅口：白及末，乳汁调涂足心。（《太平圣惠方》）

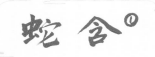

蛇含

味苦，微寒。
主治惊痫、寒热邪气，除热、金创、疽痔、鼠瘘、恶疮、头疡。一名蛇衔。生益州山谷。

注释

①蛇含：又名蛇衔。

译文

蛇含，味苦，性微寒。主治惊痫、寒热邪气结聚、外伤、疽、痔、鼠瘘、恶疮、头疡。又名蛇衔，产于益州的山谷中。

来源及用法

为蔷薇科植物蛇含委陵菜的带根全草。栽种后每年可收两次，在5月和9~10月挖取全草，晒干。煎服。

百草医方

产后泄痢：蛇含根一握，浓煎服之甚效。（《斗门方》）

金疮：蛇含草捣敷之。（《肘后备急方》）

痈肿瘀血，产后积血，耳目诸病，牛领马鞍疮：蛇衔、大黄、附子、芍药、大戟、细辛、独活、黄芩、当归、莽草、蜀椒各一两，薤白十四枚。上为末，以苦酒淹一宿，以猪膏二斤，七星火上煎沸，成膏收之。每温酒服一弹丸，日再服。病在外，摩之敷之；在耳，绵裹塞之；在目，点之。（《肘后备急方》）

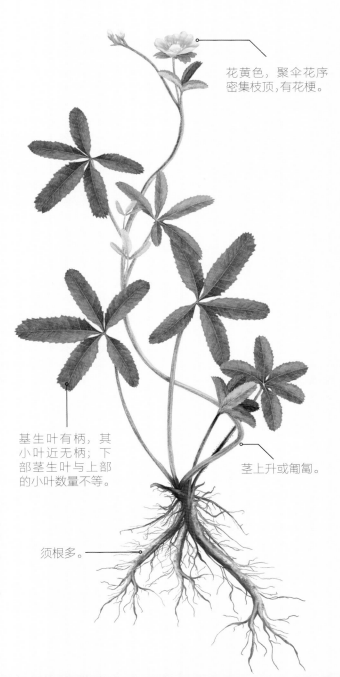

花黄色，聚伞花序密集枝顶，有花梗。

基生叶有柄，其小叶近无柄；下部茎生叶与上部的小叶数量不等。

茎上升或匍匐。

须根多。

草蒿①

味苦，寒。

主治疥瘙痂痒、恶疮，杀虱，留热在骨节间②，明目。一名青蒿，一名方溃。生华阴川泽。

为菊科植物黄花蒿的干燥地上部分。秋季花盛开时采割，除去老茎，阴干。煎服，或捣敷。

注释

①草蒿：又名青蒿。

②留热在骨节间：多见于骨蒸劳热。

百草医方

虚劳盗汗，烦热口干：青蒿一斤，取汁熬膏，入人参末、麦门冬末各一两，熬至可丸，如梧桐子大，每食后米饮下二十丸。（《圣方总录》）

疟疾寒热：青蒿一握，水二升，捣汁服之。（《肘后备急方》）

蜂螫人：嚼青蒿封之即安。（《肘后备急方》）

鼻中息肉：青蒿灰、锻石等分，淋汁熬膏点之。（《圣济总录》）

赤白痢下：五月五日采青蒿、艾叶等分，同豆豉捣作饼，日干。每用一饼，以水一盏半煎服。（《圣济总录》）

译文

草蒿，味苦，性寒。主治疥瘙结痂发痒、恶疮、骨节间热邪结聚，能驱除虱虫、增强视力。又名青蒿、方溃，产于华阴的川泽中。

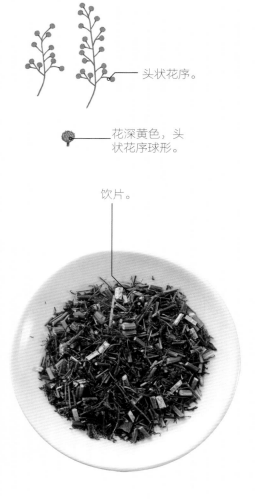

头状花序。

花深黄色，头状花序球形。

饮片。

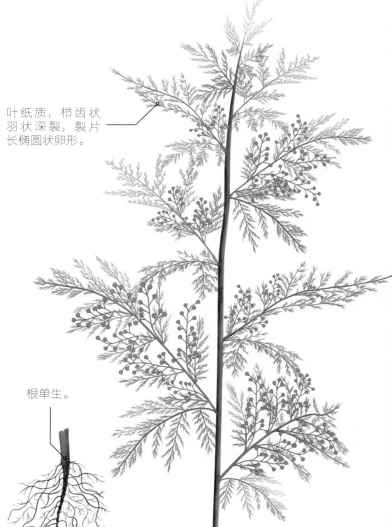

叶纸质，栉齿状羽状深裂，裂片长椭圆状卵形。

根单生。

羊桃①

味苦，寒。

主治癗热②、身暴赤色③、风水④、积聚、恶疡，除小儿热。一名鬼桃，一名羊肠。生山林⑤川谷。

注释

①羊桃：现通用名为阳桃。

②癗热：癗疮发热。癗疮初起患部如火烧汤烫，起疱，随之皮破，癗浆流出成疮，疼痛，渐渐蔓延，甚者遍身溃烂。

③身暴赤色：尚志钧《神农本草经校注》认为似指红痧、丹毒一类疾病发热。《诸病源候论·丹候》："其皮上热而赤，如丹之涂。"

④风水：中医病名。指风邪外袭，以突发头面部及四肢水肿为主要表现的水肿病。《诸病源候论·风水候》："风水病者，由脾肾气虚弱所为也，肾劳则虚，虚则汗出，汗出逢风，风气内入，还客于肾，脾虚又不能制于水，故水散溢皮肤，又与风湿相搏，故云风水也。令人身浮肿，如裹水之状，颈脉动，时咳，按肿上，凹而不起也，骨节疼痛而恶风是也，脉浮大者，名曰风水也。"

⑤山林：不详所指。

译文

羊桃，味苦，性寒。主治癗疮发热、皮肤热赤如涂丹、风水、腹部积块、恶疮、小儿发热。又名鬼桃、羊肠，产于山林川谷中。

来源及用法

为酢浆草科植物阳桃的果实。8~9月果呈黄绿色时采摘，鲜用。煎服。

百草医方

伤寒变匿，四肢烦疼，不食多睡：阳桃十斤捣熟，浸热汤三斗，日正午时，入坐一炊久。不过三次愈。（《千金要方》）

伤寒，毒攻手足痛：阳桃煮汁，入少盐豉渍之。（《肘后备急方》）

水气鼓胀，大小便涩：阳桃根、桑白皮、木通、大戟（炒）各半斤（锉）。水一斗，煮五升，熬如稀饧。每空心茶服一匙。二便利，食粥补之。（《太平圣惠方》）

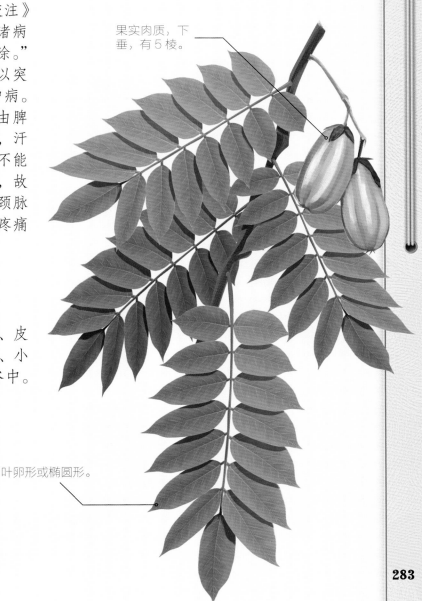

果实肉质，下垂，有5棱。

花。

叶卵形或椭圆形。

羊蹄

味苦，寒。

主治头秃、疥瘙，除热、女子阴蚀。一名东方宿，一名连虫陆，一名鬼目。生陈留^①川泽。

注释

①陈留：古代郡名。汉武帝置郡，治陈留（今开封市祥符区东南）。其后，郡治屡有变更，但均未出今开封市境。

译文

羊蹄，味苦，性寒。主治白秃疮、疥瘙、热邪结聚、女子阴中生疮。又名东方宿、连虫陆、鬼目，产于河南陈留的川泽中。

来源及用法

为蓼科植物羊蹄或皱叶酸模的根。8~9月采挖，洗净，晒干，切片。煎服，或鲜品绞汁去渣服亦可，或外用适量。

百草医方

大便卒涩结不通：羊蹄根一两，锉，水一大盏，煎取六分，去滓温顿服。（《太平圣惠方》）

头风白屑：羊蹄草根曝干杵末，同羊胆汁涂之，永除。（《太平圣惠方》）

肠风痔，泻血：羊蹄根叶，烂蒸一碗来，食之。（《斗门方》）

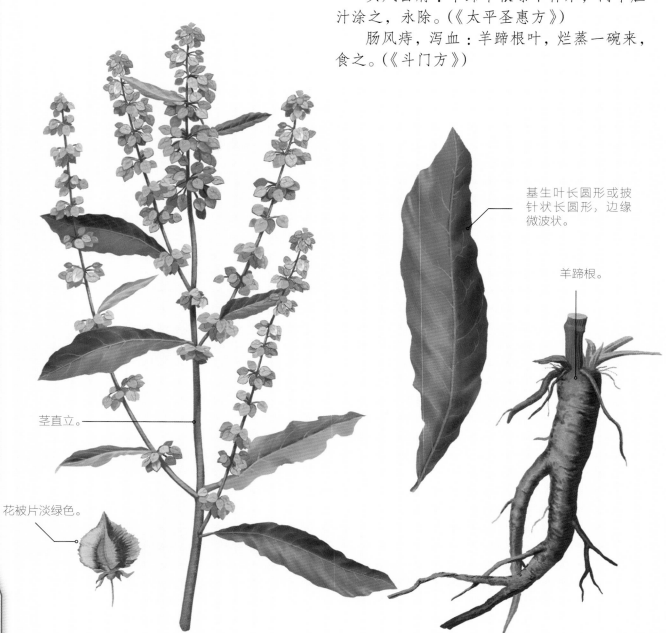

基生叶长圆形或披针状长圆形，边缘微波状。

羊蹄根。

茎直立。

花被片淡绿色。

鹿藿

味苦，平。

主治蛊毒、女子腰腹痛、不乐①、肠痈②、瘰疬、疡气③。生汶山④山谷。

注释

①不乐：因病痛引起的郁郁寡欢。森立之《本草经考注》："此证中有瘀血，为腰腹痛，又成郁郁不乐之证。"

②肠痈：中医病名。是以发热，右少腹疼痛拘急，或触及包块为主要表现的疾病。《金匮要略方论》："肠痈者，少腹肿痞，按之即痛，如淋，小便自调，时时发热，自汗出，复恶寒，其脉迟紧者，脓未成，可下之，当有血；脉洪数者，脓已成，不可下也。"

③疡气：指疮疡的征象。疡，疮、痈、疽、疖等的通称，创伤；气，指某种征象，如瘿气、湿气。

④汶山：古代郡名。西汉以汶江（今四川茂县以北）为治所，建汶山郡。

译文

鹿藿，味苦，性平。主治蛊毒、女子腰腹疼痛、情绪沮丧、肠痈、瘰疬、疮疡。产于汶山的山谷中。

来源及用法

为豆科植物鹿藿的茎叶。5~6月收采，鲜用或晒干。在干燥处存储。煎服，或捣敷。

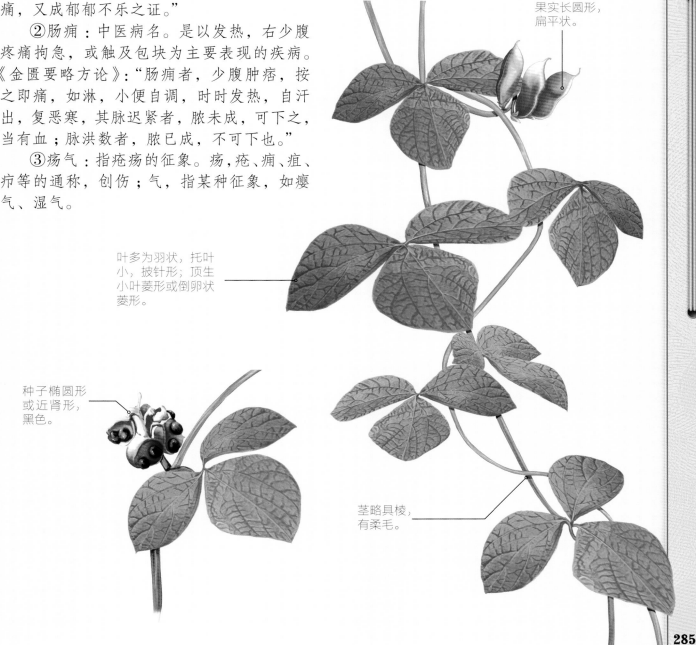

果实长圆形，扁平状。

叶多为羽状，托叶小，披针形；顶生小叶菱形或倒卵状菱形。

种子椭圆形或近肾形，黑色。

茎略具棱，有柔毛。

牛扁

味苦，微寒。

主治身皮疮①热气，可作浴汤，杀牛虱②、小虫③，又治牛病。生桂阳川谷。

---・ 注释 ・---

①身皮疮：泛指皮肤疮疡。

②牛虱：指牛冬春常发的体外寄生虫病。

③小虫：此处指叮咬人畜吸食血液的虫子。

---・ 译文 ・---

牛扁，味苦，性微寒。主治皮肤疮疡热气结聚，可煎汤以供洗浴，能驱除牛虱等体外寄生虫，可以治疗牛的疾病。产于桂阳郡的川谷中。

---・ 来源及用法 ・---

为毛茛科植物牛扁的根。春、秋季挖其根，晒干。煎洗或捣敷。

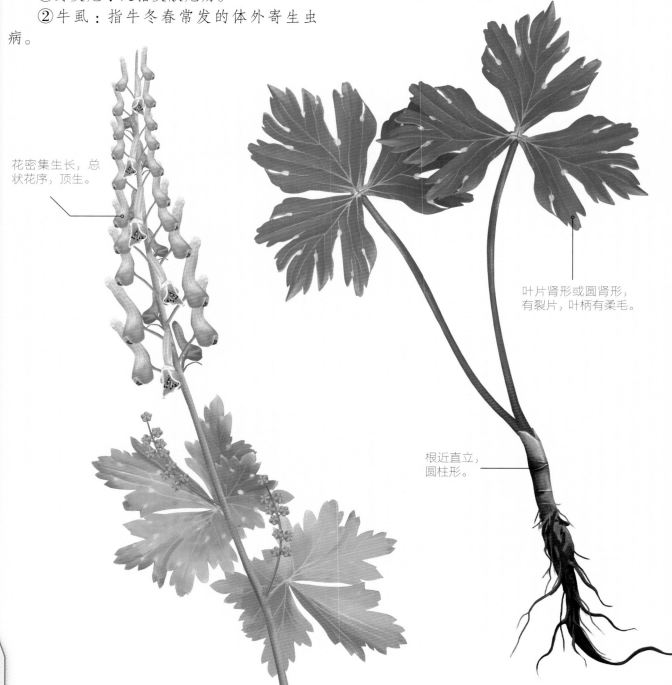

花密集生长，总状花序，顶生。

叶片肾形或圆肾形，有裂片，叶柄有柔毛。

根近直立，圆柱形。

陆英

味苦，寒。
主治骨间诸痹、四肢拘挛疼酸、膝寒痛、阴痿、短气不足、脚肿。生熊耳川谷。

译文

陆英，味苦，性寒。主治骨间各种痹痛、四肢拘挛酸痛、膝部冷痛、阳痿、气短而呼吸不畅、脚肿。产于河南熊耳山的川谷中。

来源及用法

为忍冬科植物陆英的茎叶。7~10月采收，切段，晒干或鲜用。煎服，或煎洗。

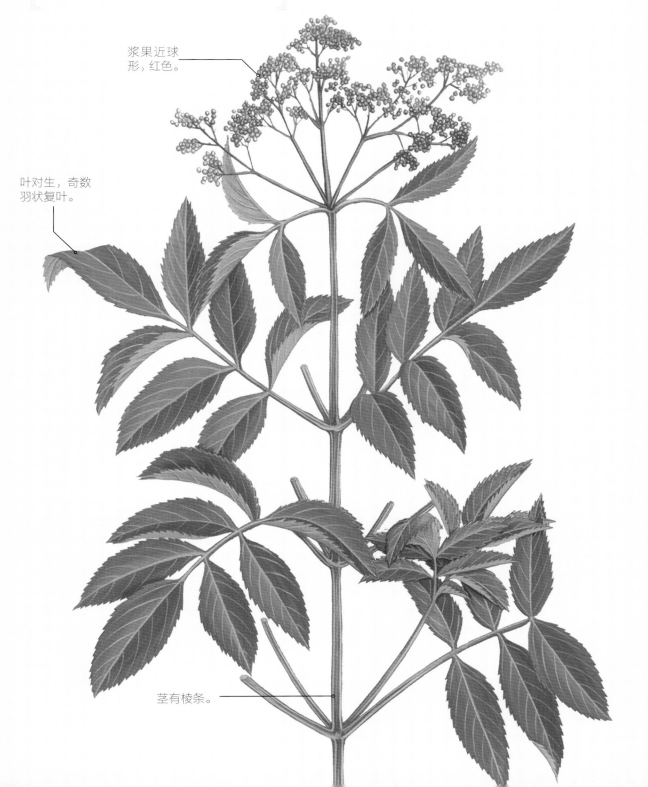

浆果近球形，红色。

叶对生，奇数羽状复叶。

茎有棱条。

荩[1]草

味苦，平。

主治久咳上气喘逆、久寒、惊悸、痂疥[2]、白秃疡气，杀皮肤小虫。生青衣[3]川谷。

注释

①荩（jìn）：音近。

②痂疥：尚志钧《神农本草经校注》认为"犹干疥"。《诸病源候论·干疥候》："干疥但痒，搔之皮起作干痂。"

③青衣：即青衣江，为长江支流岷江支流大渡河支流，发源地为四川宝兴县蜀西营，流经雅安、眉山、乐山。

译文

荩草，味苦，性平。主治长期咳嗽、气喘、寒邪久踞、惊悸、痂疥、白秃疮，能驱除皮肤上的寄生虫。产于青衣江流域的川谷中。

来源及用法

为禾本科植物荩草的全草。7~9月收割全草，晒干。煎服，或捣敷。

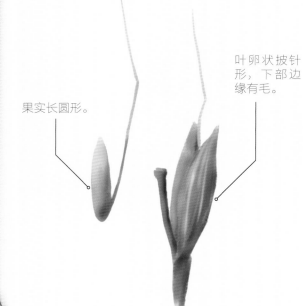

果实长圆形。

叶卵状披针形，下部边缘有毛。

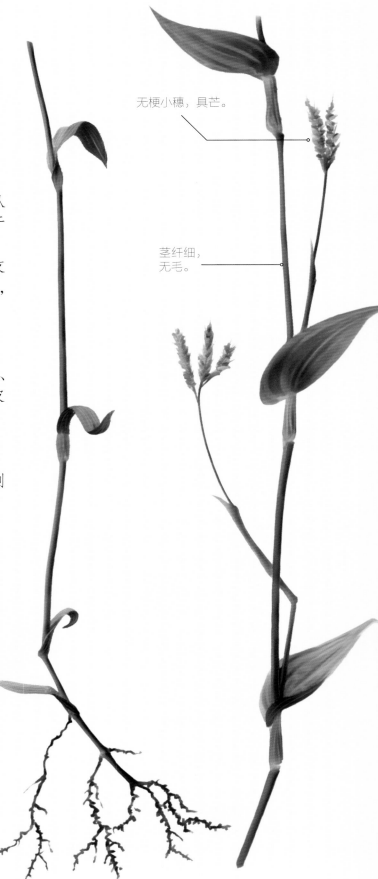

无梗小穗，具芒。

茎纤细，无毛。

虎掌①

味苦，温。

主治心痛、寒热、结气、积聚、伏梁②、伤筋③、痿④、拘缓，利水道。生汉中山谷。

注释

①虎掌：《本草崇原》记载，《本经》之虎掌，今人谓之天南星。实际二者不同，虎掌为天南星科植物掌叶半夏的块茎，天南星为天南星科植物天南星的块根。

②伏梁：中医古病名。指因秽浊之邪结伏肠道，阻滞气血运行，秽浊与气血搏结日久而成。《难经·五十六难》："心之积名曰伏梁，起脐上，大如臂，上至心下。久不愈，令人病烦心。"

③伤筋：中医病证名。相当于人体肌肉、肌腱等软组织损伤。

④痿：即痿证，是指肢体痿弱无力，不能随意运动的一类病证。

译文

虎掌，味苦，性温。主治心痛、恶寒发热、气机结滞、腹部积块、伏梁、伤筋、痿证、筋脉拘急纵缓，能通利水道。产于陕西汉中的山谷中。

来源及用法

为天南星科植物掌叶半夏的块茎。秋、冬季收采，除掉须根及外皮，干燥。内服制用，或外用生品适量。

百草医方

吐泻不止，四肢发厥，虚风不省人事：天南星为末，每服三钱，入京枣三枚，同煎八分，温服，未省再服。(《集效方》)

干燥块茎。

叶片鸟足状分裂，呈披针形，渐尖。

佛焰苞淡绿色，管部长圆形，附属器黄绿色，细线形，一般呈直立状。

块茎近圆球形，肉质，根密集。

浆果卵圆形，很小。

乌韭

味甘，寒。

主治皮肤往来寒热[①]，利小肠膀胱气[②]。生山谷。

注释

①往来寒热：中医病症名。又称寒热往来。指恶寒与发热交替发作，为伤寒少阳病主证。

②利小肠膀胱气：即通利水道，起到利尿作用。小肠的功能见《素问·灵兰秘典论》："小肠者，受盛之官，化物出焉。"泌别清浊，使清者归全身，浊者归大肠，水液归膀胱。

译文

乌韭，味甘，性寒。主治皮肤恶寒与发热交替发作，能利尿通水道。产于山谷中。

来源及用法

鲜品绞汁服。

百草医方

腰脚风冷：乌韭，浸酒饮之。(《太平圣惠方》)

妇人血崩：乌韭、细茶（焙为末）、旧漆碟（烧存性）各一匙。以碗盛酒，放锅内煮一滚。(《避水方》)

蚤休

味苦，微寒。

主治惊痫、摇头[①]弄舌[②]、热气在腹中、癫疾、痈疮、阴蚀，下三虫，去蛇毒。一名蚩休[③]。生山阳[④]川谷。

注释

①摇头：中医症状名。指头部不自觉或不能自制地摇摆、颤动的表现。

②弄舌：中医症状名。指舌时时伸出口外，又立即收回口内，或上下左右伸缩不停，或舐口唇四周的舌象。

③蚩(chī)休：《本草纲目》记载，蚩作螭，"虫蛇之毒，得此治之即休，故有蚤休、螭休诸名"。

④山阳：古代郡国名。西汉置，在今山东菏泽市巨野县一带。

译文

蚤休，味苦，性微寒。主治惊痫、摇头弄舌、热邪结聚腹部、癫病、痈疮、女子阴中生疮，能驱除多种寄生虫、清除蛇毒。又名蚩休，产于山东山阳的川谷中。

来源及用法

为百合科植物云南重楼或七叶一枝花的

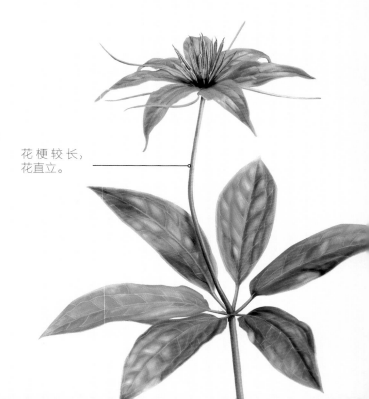

花梗较长，花直立。

干燥根茎。秋天采挖，除去须根，洗净，晒干。煎服，或外用适量，研末调敷。

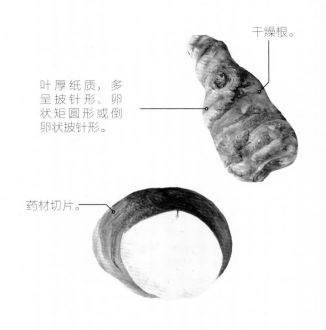

干燥根。

叶厚纸质，多呈披针形、卵状矩圆形或倒卵状披针形。

药材切片。

百草医方

小儿胎风，手足搐搦：蚤休为末。每服半钱，冷水下。(《卫生易简方》)

慢惊发搐，带有阳证者：蚤休一钱，栝蒌根末二钱，同于慢火上炒焦黄，研匀。每服一字，煎麝香薄荷汤调下。(《小儿药证直诀》)

咽喉谷贼，肿痛：蚤休（赤色者）、川大黄（炒）、木鳖子仁、马牙硝各半两，半夏（泡）一分，为末，蜜丸芡子大，绵裹含之。(《太平圣惠方》)

石长生

味咸，微寒。

主治寒热、恶疮、大热，辟鬼气不祥。一名丹草。生咸阳山谷。

译文

石长生，味咸，性微寒。主治恶寒发热、恶疮、高热，能驱除鬼魅等不祥之气。又名丹草，产于陕西咸阳的山谷中。

来源及用法

为铁线蕨科植物单盖铁线蕨的全草。9~11月采收，鲜用或晒干。煎服。

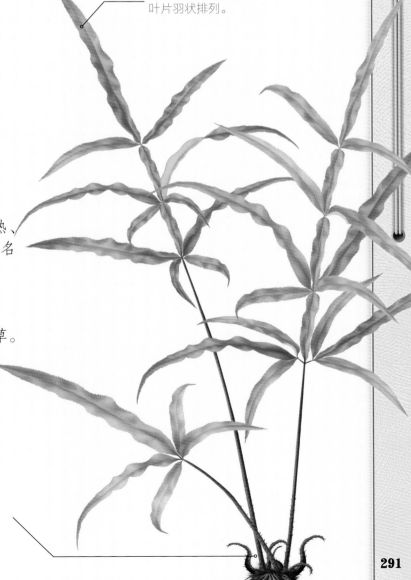

长叶柄，有光泽，叶片羽状排列。

根状茎长而横走，有鳞片。

萹①蓄

味苦，平。

主治浸淫、疥瘙、疽痔，杀三虫。生东莱②山谷。

注释

①萹（biān）：音鞭。

②东莱：古代郡名。西汉景帝置郡，其地在今山东烟台、威海一带。东汉时治所为黄县（今山东龙口）。

译文

萹蓄，味苦，性平。主治浸淫疮、疥瘙、疽、痔，能驱除多种寄生虫。产于东莱郡的山谷中。

来源及用法

为蓼科植物萹蓄的干燥地上部分。夏季叶茂盛时采收，除去根和杂质，晒干，切段。煎服，或外用适量。

百草医方

外痔：捣萹蓄，绞取汁，搜面作傅饦，空心吃。日三度，常吃。（《千金翼方》）

恶疮连痂痒痛：捣萹蓄封，痂落即瘥。（《肘后备急方》）

痔发疼痛：捣萹蓄汁服一升，一两服便瘥。若未瘥，再服效。（《外台秘要》）

热淋涩痛：萹蓄煎汤频饮。（《生生编》）

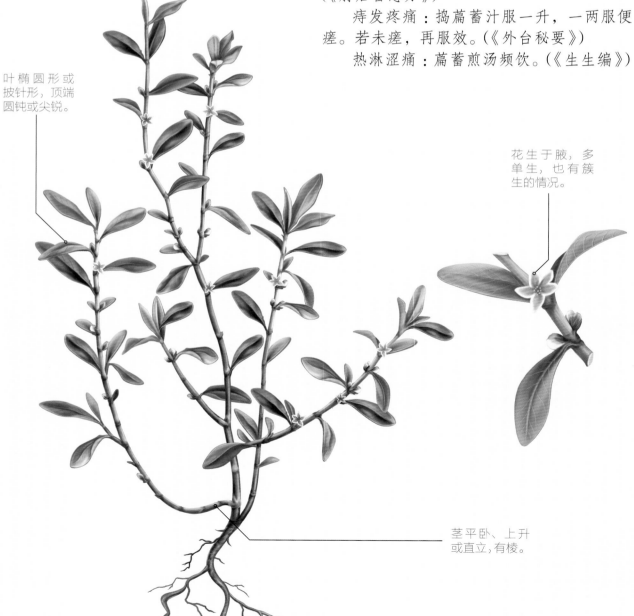

叶椭圆形或披针形，顶端圆钝或尖锐。

花生于腋，多单生，也有簇生的情况。

茎平卧、上升或直立，有棱。

商陆

味辛，平。

主治水胀、疝瘕、痹，熨除痈肿，杀鬼精物。一名薚①根，一名夜呼②。生咸阳川谷。

注释

①薚（tāng）：据尚志钧《神农本草经校注》记载，"《说文》作'薚'。《广韵》：'薚音汤，与蓎同'"。

②夜呼：森立之《本草经考注》曰"平歧梢头风声尤多，无风亦夜中有声，多子竹声，故有夜呼之名与"。

译文

商陆，味辛，性平。主治水肿胀满、疝瘕、痹痛，以之热敷能消除痈肿，还能驱除鬼精等邪物。又名薚根、夜呼，产于陕西咸阳的川谷中。

来源及用法

为商陆科植物商陆的干燥根。秋季至次春采挖，除去须根和泥沙，切成块或片，晒干或阴干。煎服，或外用适量。

百草医方

痃癖如石，在胁下坚硬：生商陆根汁一升，杏仁一两（浸去皮尖，捣如泥）。以商陆汁绞杏泥，火煎如饧。每服枣许，空腹热酒服，以利下恶物为度。（《太平圣惠方》）

腹痛胀急，不得喘息，上攻心胸，旁攻两胁，痛或磊块涌起：商陆根熬，以囊盛，更互熨之，取效。（《肘后备急方》）

耳卒热肿：生商陆，削尖纳入，一日换一次。（《圣济总录》）

水肿不能服药：商陆一升，羊肉六两，水一斗，煮取六升，去滓和肉，葱豉作臛如常法食之。（《梅师方》）

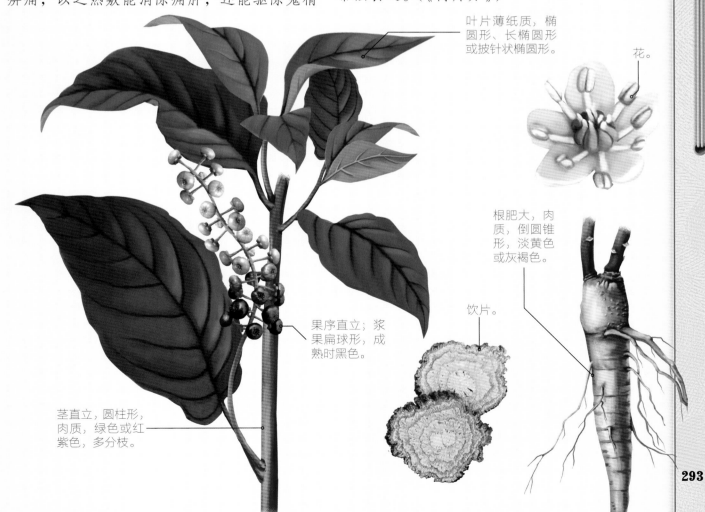

叶片薄纸质，椭圆形、长椭圆形或披针状椭圆形。

花。

根肥大，肉质，倒圆锥形，淡黄色或灰褐色。

果序直立；浆果扁球形，成熟时黑色。

饮片。

茎直立，圆柱形，肉质，绿色或红紫色，多分枝。

女青

味辛，平。

主治蛊毒，逐邪恶气，杀鬼[1]，温疟，辟不祥。一名雀瓢[2]。生朱崖。

注释

①杀鬼：杀灭"鬼魅精怪"等致病因素。

②雀瓢：《新修本草》曰"此草，即雀瓢也，叶似萝藦，两叶相对，子似瓢形，大如枣"。

译文

女青，味辛，性平。主治蛊毒、温疟，能驱除鬼魅精怪等邪恶不祥之气。又名雀瓢，产于海南海口。

来源及用法

为萝藦科植物萝藦的全株。8月采集，阴干。煎服，或捣敷。

百草医方

吐泻卒死，腹皮青黑赤，不能呼吸：女青研末放入口中，用酒服。（《子母秘录》）

卒死：捣女青屑一钱，安喉中，以水或酒送下，立活也。（《紫灵南君》）

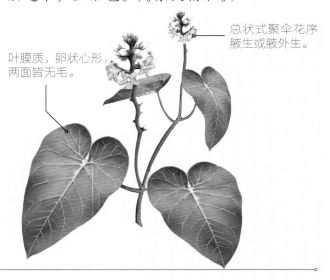

叶膜质，卵状心形，两面皆无毛。

总状式聚伞花序腋生或腋外生。

别羁[1]

味苦，微温。

主治风寒湿痹、身重、四肢疼酸、寒邪历节痛。生蓝田川谷。

注释

①羁（jī）：音基。

译文

别羁，味苦，性微温。主治风寒湿痹、身体沉重、四肢酸痛、寒邪所致历节痛。产于陕西蓝田的川谷中。

石下长卿

味咸，平。

主治鬼疰精物、邪恶气，杀百精、蛊毒、老魅注易[1]、亡走[2]、啼哭、悲伤、恍惚[3]。一名徐长卿。生陇西池泽。

注释

①注易：尚志钧《神农本草经校注》认为，若将"注易"与文"亡走、啼哭、悲伤、恍惚"联系起来看，则"注易"似是"狂易"讹误，狂易是指精神失常的病名。下文"亡走、啼哭、悲伤、恍惚"正是狂易所表现的症状。

②亡走：走失，指病人出去后迷了路，回不到原地或下落不明。

③恍惚：中医病症名。指由于七情内伤、外邪内干、发汗过多而损伤心气，以致神思不定、慌乱无主。

神志不清迷迷糊糊，能驱除各种鬼疰、精怪、蛊毒、鬼魅等邪恶之气。又名徐长卿，产于陇西的池泽中。

译文

石下长卿，味咸，性平。主治精神失常而见迷失方向不认路、精神沮丧啼哭悲伤、

来源及用法

为夹竹桃科植物徐长卿的干燥根和根茎。煎服，或外用。

吴茱萸

味辛，温。

主温中下气，止痛、咳逆、寒热，除湿血痹，逐风邪，开腠理①。

根：杀三虫。

一名藙②。生上谷③川谷。

注释

①腠（còu）理：中医术语。指肌肉和皮肤的纹理。腠，指肌肉的纹理，又称肌腠，即肌纤维间的空隙；理指皮肤的纹理，即皮肤之间的缝隙。

②藙（yì）：音意。

③上谷：古代郡名。始建于战国燕，郡治在今河北省张家口市怀来县，因建山谷之上得名。所辖范围大致包括今河北张家口市怀来县、宣化、涿鹿县、赤城县、沽源县以及北京延庆县等地。

译文

吴茱萸，味辛，性温。主要能温煦中焦脾胃、导气下行、止痛、止咳逆、消除恶寒发热的症状、祛除水湿瘀血所致痹痛、驱除风邪、开通腠理。根，能够驱除多种寄生虫。又名藙，产于上谷郡的川谷中。

来源及用法

为芸香科植物吴茱萸、石虎或疏毛吴茱

萸的干燥近成熟果实。8~11月果实尚未开裂时，剪下果枝，晒干或低温干燥，除去枝、叶、果梗等杂质。煎服。

百草医方

食已吞酸，胃气虚冷者：吴茱萸（汤泡七次焙），干姜（炮）等分。为末，汤服一钱。（《太平圣惠方》）

冷气腹痛：吴茱萸二钱擂烂，以酒一盏调之。用香油一杯，入锅煎热，倾茱萸酒入锅，煎一滚，取服立止。（唐瑶《经验方》）

下痢水泄：吴茱萸（泡，炒）、黄连（炒）各二钱，水煎服。未止再服。（《太平圣惠方》）

脾胃受湿，下痢腹痛，米谷不化：吴茱萸、黄连、白芍药各一两，同炒为末，蒸饼丸梧桐子大。每服二三十丸，米饮下。（《百一选方》）

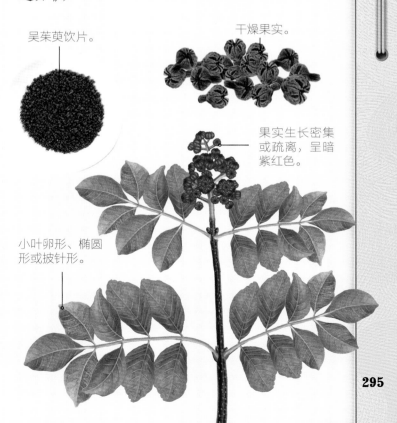

吴茱萸饮片。

干燥果实。

果实生长密集或疏离，呈暗紫红色。

小叶卵形、椭圆形或披针形。

莽草

味辛，温。

主治风头、痛肿、乳痈①、疝瘕，除结气、疥瘙、疽、疮，杀虫、鱼。生上谷山谷。

注释

①乳痈：中医病名。为乳房的一种急性化脓性疾病。《诸病源候论·乳痈候》："热盛乘于血，血化成脓；亦有因乳汁蓄结，与血相搏，蕴积生热，结聚而成乳痈。"

译文

莽草，味辛，性温。主治风头痛、痛肿、乳痈、疝瘕、气机结滞、疥瘙、疽、疮疡，能杀死虫鱼。产于上谷郡的山谷中。

来源及用法

为八角科植物狭叶茴香的叶。4~7月采摘，鲜用或晒干用。研末调敷，或煎水洗、含漱。

百草医方

贼风肿痹，风入五脏恍惚：莽草一斤，乌头、附子、踯躅各二两，切，以水和醋一升，渍一夜。猪脂一斤，煎三上三下，绞去滓。向火，以手摩病处几百次。若耳鼻疾，可以绵裹药汁塞之。（《肘后备急方》）

头风久痛：莽草煎汤洗头，勿令药汁入目。（《太平圣惠方》）

风齿疼，颊肿：莽草五两，水一斗，煮取五升，热含漱吐之，一日尽。（《肘后备急方》）

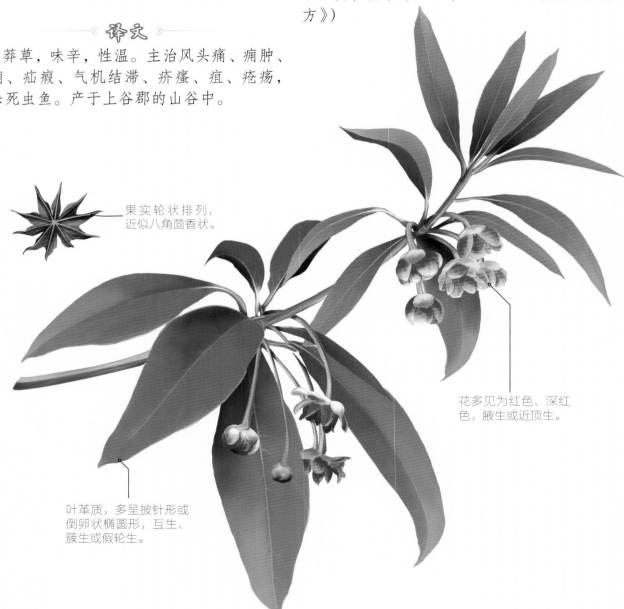

果实轮状排列，近似八角茴香状。

花多见为红色、深红色，腋生或近顶生。

叶革质，多呈披针形或倒卵状椭圆形，互生、簇生或假轮生。

郁核^①

味酸，平。

主治大腹水肿、面目四肢浮肿，利小便水道。

根：主治齿龂^②肿、龋齿^③，坚齿。

一名爵李^④。生高山^⑤川谷。

注释

①郁核：现通用名为郁李仁。

②龂（yín）：同龈。

③龋（qǔ）齿：中医病名。指以牙体被蛀蚀，逐渐毁坏而成龋洞为主要表现的牙病。《诸病源候论·齿龋注候》："手阳明之支脉入于齿，足阳明脉有入于颊，遍于齿者。其经虚，风气客之，结搏齿间，与血气相乘，则龈肿。热气加之，脓汁出而臭，侵食齿龈，谓之龋齿，亦曰风龋。"

④爵李：森立之《本草经考注》曰"此物酸苦似李，又似梅，故有此诸名也"。

⑤高山：不详所指。据尚志钧《神农本草经校注》认为在今江苏省盱眙南部。

译文

郁核，味酸，性平。主治大腹水肿、面目四肢浮肿，能利小便通水道。根，主治牙龈肿、龋齿，能坚固牙齿。又名爵李，产于高山的川谷中。

来源及用法

为蔷薇科植物欧李、郁李或长柄扁桃的干燥成熟种子。夏、秋两季采收成熟果实，除去果肉和核壳，取出种子，干燥。煎服。

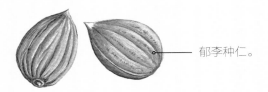

郁李种仁。

百草医方

皮肤血汗：郁李仁（去皮，研细）一钱，鹅梨捣汁调下。（《圣济总录》）

小儿闭结，襁褓小儿，大小便不通，并惊热痰实，欲得溏动者：郁李仁（去皮，研）、大黄（酒浸，炒）各一钱，滑石末一两，捣和丸黍米大。二岁小儿三丸，量人加减，白汤下。（《小儿药证直诀》）

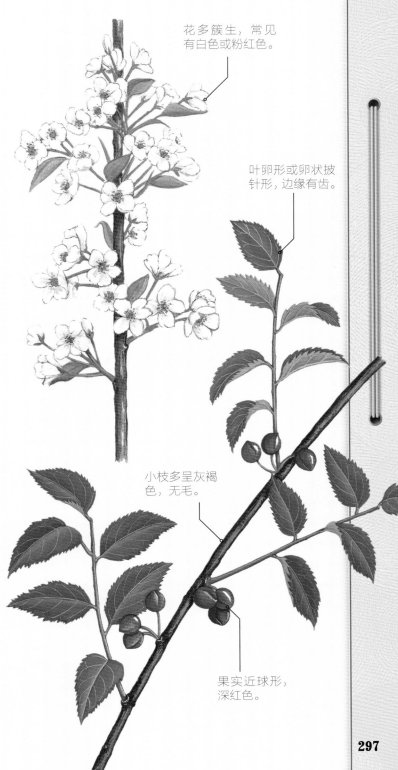

花多簇生，常见有白色或粉红色。

叶卵形或卵状披针形，边缘有齿。

小枝多呈灰褐色，无毛。

果实近球形，深红色。

297

栾华①

味苦，寒。

主治目痛泪出、伤眦②，消目肿。生汉中川谷。

注释

①栾华：现通用名为栾花。
②伤眦（zì）：即眦伤。伤，通疡。伤眦

即眼角部的疮疡。多因五脏郁热而发。症见红肿、疼痒，或有脓性分泌物等。

译文

栾华，味苦，性寒。主治眼睛疼痛多泪、眼角疮疡，能消除眼睛的肿胀。产于陕西汉中的川谷中。

来源及用法

为无患子科植物栾树的花。6~7月采花，阴干或晒干。煎服。

下品药

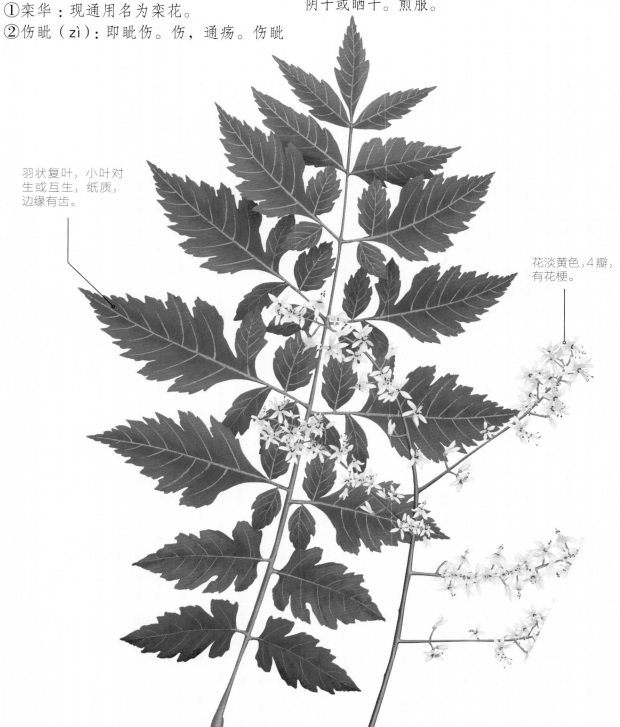

羽状复叶，小叶对生或互生，纸质，边缘有齿。

花淡黄色，4瓣，有花梗。

298

蔓 椒

味苦，温。

主治风寒湿痹、历节疼痛，除四肢厥气①、膝痛。一名豕椒。生云中川谷。

注释

①四肢厥气：即手足逆冷。

译文

蔓椒，味苦，性温。主治风寒湿痹、历节痛、手足逆冷、膝部疼痛。又名豕椒，产于云中郡的川谷中。

来源及用法

为芸香科植物两面针的根或枝叶。全年可采，洗净，切片，晒干。煎服，或外用。

百草医方

通身水肿：蔓椒枝叶煎汁，熬如饧状，每空心服一匙，每日三服。

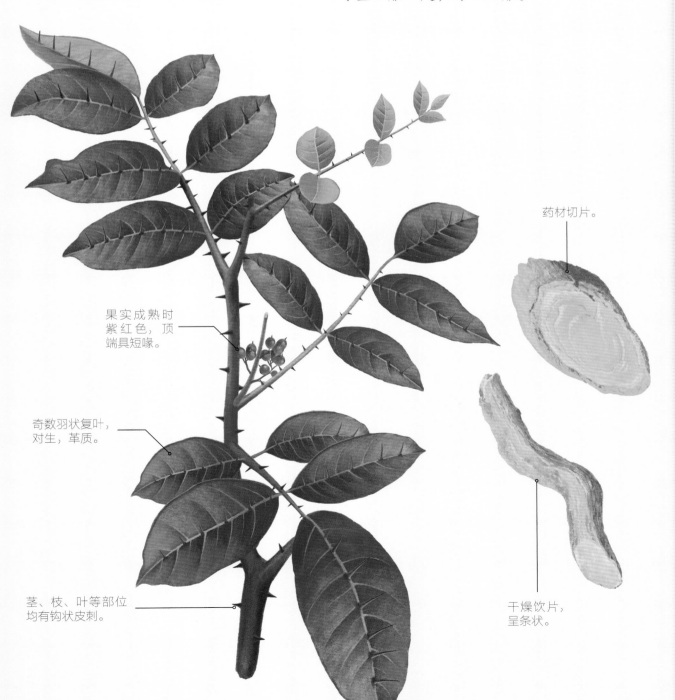

果实成熟时紫红色，顶端具短喙。

奇数羽状复叶，对生，革质。

茎、枝、叶等部位均有钩状皮刺。

药材切片。

干燥饮片，呈条状。

299

雷丸

味苦，寒。

主杀三虫，逐毒气、胃中热，利丈夫不利女子。作膏摩①小儿百病。生石城山谷。

注释

①膏摩：中医疗法名。即用膏药摩擦局部治疗疾病的方法。

译文

雷丸，味苦，性寒。主要能驱除多种寄生虫、毒气，清除胃脘热邪，有利于男子而不利于女子。制成膏药进行局部涂摩，可以治疗小儿诸病。产于石城的山谷中。

来源及用法

为白蘑科真菌雷丸的干燥菌核。秋季采挖，洗净，晒干，粉碎。不宜入煎剂，一般研粉服，饭后温开水调服。

百草医方

小儿出汗有热：雷丸四两，粉半斤，为末扑之。（《千金要方》）

下寸白虫：雷丸一味，水浸去皮，切焙为末。五更初，食炙肉少许，以稀粥饮服一钱匕。须上半月服，虫乃下。（《经验前方》）

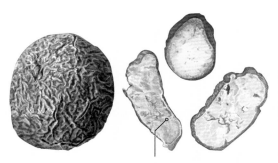

真菌雷丸的干燥菌核。

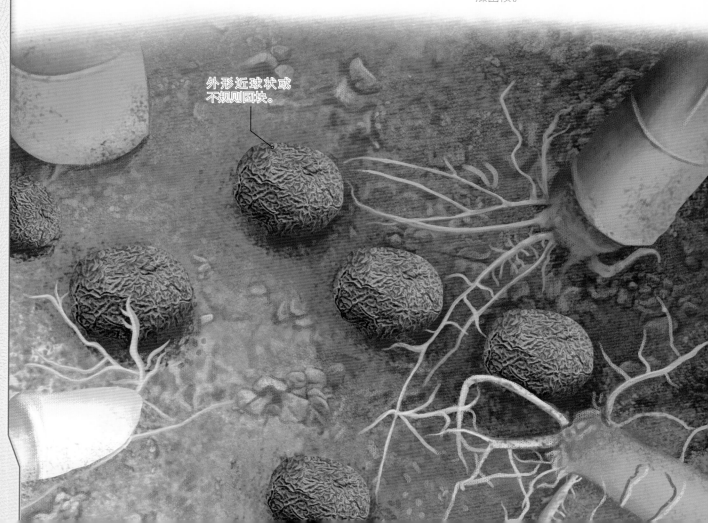

外形近球状或不规则团块。

下品药

溲疏

味辛，寒。

主治身皮肤中热，除邪气，止遗溺。可作浴汤。生熊耳川谷。

译文

溲疏，味辛，性寒。主治皮肤发热，能驱除邪气、止遗尿。可煎汤以供洗浴。产于河南熊耳山的川谷中。

来源及用法

为虎耳草科植物溲疏的果实。7~10月采收果实，晒干。煎服或入丸。

百草医方

妇人下焦三十六疾：梅核仁、辛夷各一升，葛上亭长七枚，泽兰子五台，溲疏二两，藁本一两，俱研成末，制成大豆大小的蜜丸。先食，每日三次，不知稍增。(《千金要方》)

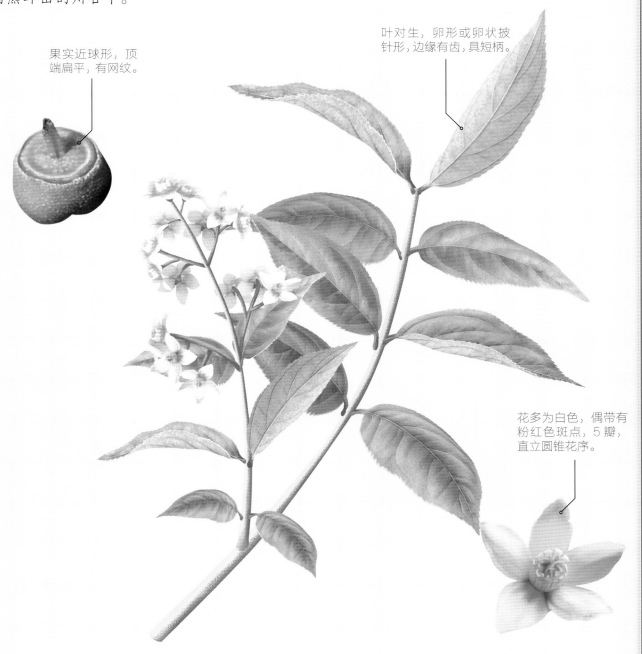

果实近球形，顶端扁平，有网纹。

叶对生，卵形或卵状披针形，边缘有齿，具短柄。

花多为白色，偶带有粉红色斑点，5瓣，直立圆锥花序。

楝实

味苦，寒。

主治温疾、伤寒大热烦狂[1]，杀三虫、疥疡，利小便水道。生荆山山谷。

注释

①烦狂：头痛发狂。烦，本义为头痛发烧。《说文解字》："烦，热头痛也。"

译文

楝实，味苦，性寒。主治感染温热之邪或寒邪而高热头痛发狂、疥疮，能驱除多种寄生虫、利小便通水道。产于河南荆山的山谷中。

来源及用法

为楝科植物川楝的干燥成熟果实。冬季果实成熟时采收，除去杂质，干燥。煎服，或外用适量。

百草医方

一切疝气肿痛：楝实（酒润取肉）一斤，分作四分，四两用小麦一合，斑蝥四十九个，同炒熟，去蝥；四两用小麦一合，巴豆四十九枚，同炒熟，去豆；四两用小麦一合，巴戟肉一两，同炒熟，去戟；四两用小茴香一合，食盐一两，同炒熟，去盐。加破故纸（酒炒）一两，广木香（不见火）一两，为末，酒煮面糊丸梧桐子大。每服五十丸，盐汤空心下，日三服。（《世医得效方》）

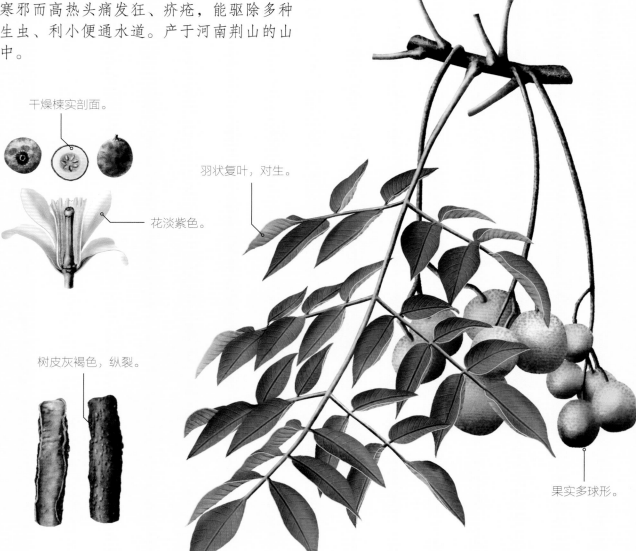

干燥楝实剖面。

花淡紫色。

羽状复叶，对生。

树皮灰褐色，纵裂。

果实多球形。

柳华①

味苦，寒。

主治风水、黄疸、面热黑。
一名柳絮②。

叶：主治马疥痂疮③。

实：主溃痈④，逐脓血。

子汁：疗渴。

生琅邪⑤川泽。

注释

①柳华：现通用名为柳花。

②柳絮：柳絮为柳树的种子，而非花。《证类本草》引《本草拾遗》："《本经》以絮为花。花即初发时黄蕊；子为飞絮。以絮为花，其误甚矣。"

③马疥痂疮：泛指马的疮痈。

④溃痈：决破脓疮。

⑤琅邪（lángyá）：古地名，今作琅琊。春秋时齐国有琅邪邑，在今山东省青岛市琅邪台西北。秦在此置琅邪县，并以之为琅邪郡治所。郡境为山东半岛东南部。西汉治东武（今山东诸城）。东汉琅邪国改治开阳（今山东省临沂市北）。

译文

柳华，味苦，性寒。主治风水、黄疸、面部黧黑如同火熏。又名柳絮。叶，主治马的各种疮痈。果实，主要能促成痈疮破溃并排出脓血。子汁，能除口渴。产于山东琅琊的川泽中。

来源及用法

为杨柳科植物垂柳的花序。春季花初放时采收，鲜用或晒干。捣汁或研末服。

百草医方

面上脓疮：柳华、腻粉等分。以灯盏油调涂。（《普济方》）

吐血咯血：柳华焙研，米饮服一钱。（《经验方》）

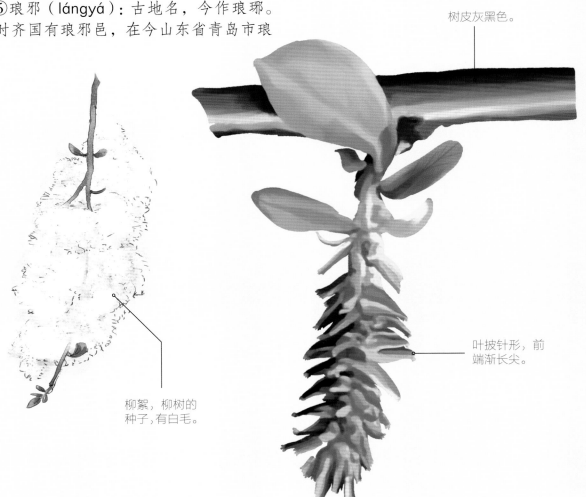

树皮灰黑色。

柳絮，柳树的种子，有白毛。

叶披针形，前端渐长尖。

桐叶

味苦，寒。

主治恶蚀疮著阴[1]。

皮：主治五痔，杀三虫。

华：主傅[2]猪疮。饲猪，肥大三倍。

生桐柏山谷。

注释

[1]恶蚀疮著（zhuó）阴：即阴疮。《诸病源候论·阴疮候》："阴疮者，由三虫、九虫动作，侵食所为也。诸虫在人肠胃之间……

若劳伤经络，肠胃虚损，则动作侵食于阴，轻者或痒或痛，重者生疮也。"著：附着、穿着，同"着（zhuó）"。

[2]傅：同"敷"，贴敷。

译文

桐叶，味苦，性寒。主治阴疮。皮，主治五痔，能驱除多种寄生虫。花，主要通过外敷治疗猪的各种疮痈，以之作饲料能使猪更加肥大。产于桐柏山的山谷中。

来源及用法

为玄参科植物泡桐或毛泡桐的叶。叶6~10月采摘，鲜用或晒干；皮全年可收，鲜用或晒干；花3~5月采收，晒干或鲜用均可。煎服，或外用。

百草医方

发落不生：桐叶一把，麻子仁三升，米泔煮五六沸，去滓。日日洗之则长。（《肘后备急方》）

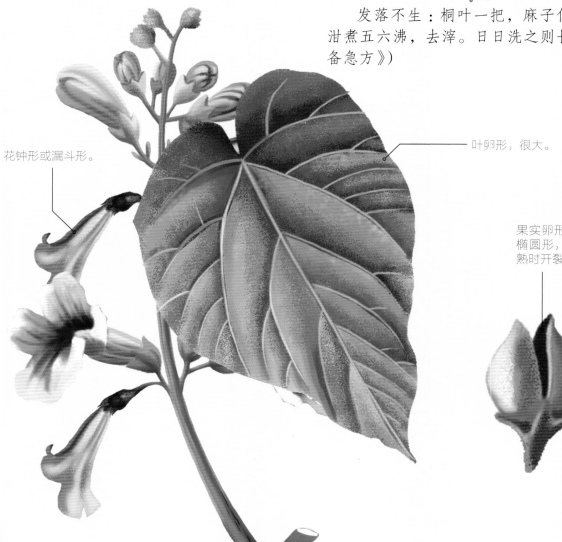

花钟形或漏斗形。

叶卵形，很大。

果实卵形或椭圆形，成熟时开裂。

梓白皮

味苦，寒。
主治热，去三虫。
华叶：捣傅猪疮。饲猪肥大，
易养三倍。
生河内山谷。

译文

梓白皮，味苦，性寒。主治热邪结聚，能驱除多种寄生虫。花与叶，捣烂外敷能治疗猪的疮痫，以之作饲料能使猪更加肥大、更容易喂养。产于河内的山谷中。

来源及用法

为紫葳科植物梓的根皮或树皮的韧皮部。5~7月采挖，将皮剥下，晒干。煎服。

百草医方

时气温病，头痛壮热，初得一日：生梓木削去黑皮，取里白者切一升，水二升五合煎汁。每服八合，取瘥。（《肘后备急方》）

风癣疙瘩：梓叶、木绵子、羯羊屎、鼠屎等分，入瓶中合定，烧取其汁涂之。（《试效录验方》）

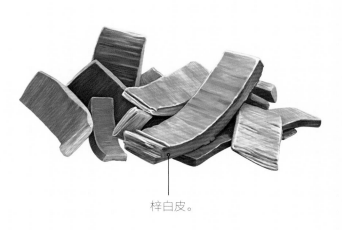

梓白皮。

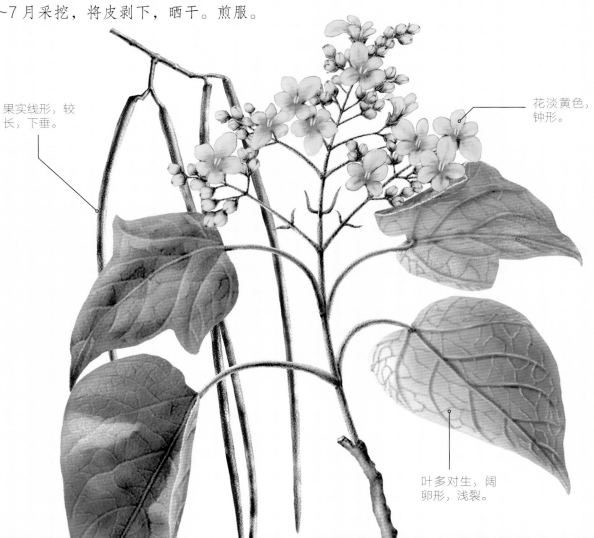

果实线形，较长，下垂。

花淡黄色，钟形。

叶多对生，阔卵形，浅裂。

牛黄

味苦，平。
主治惊痫、寒热、热盛狂痓[1]，除邪逐鬼[2]。
胆：可丸药[3]。
生晋地平泽。

注释

①狂痓：猛烈痉挛。痓，痉挛。
②除邪逐鬼：消除"邪鬼"致病因素。邪鬼是古人认为的致病因素。《诸病源候论·鬼邪候》："凡邪气鬼物所为病也，其状不同。或言语错谬，或啼哭惊走，或癫狂昏乱，或喜怒悲笑，或大怖惧如人来逐，或歌谣咏啸，或不肯语。"
③丸药：丸，此处为动词。制作丸药。

译文

牛黄，味苦，性平。主治惊痫、恶寒发热、高热所致剧烈痉挛，能驱除鬼魅邪气。胆，可制成丸药。产于山西的平泽中。

来源及用法

为牛科动物牛的干燥胆结石。宰牛时，如发现有牛黄，即滤去胆汁，将牛黄取出，除去外部薄膜，阴干。多入丸、散用，或外用适量。

百草医方

初生儿至七日口噤：牛黄少许细研，以淡竹沥调下一字灌之，更以猪乳点口中瘥。（《太平圣惠方》）

小儿腹痛夜啼：牛黄如小豆大，乳汁化服。又书田字于脐下。（《太平圣惠方》）

小孩初生三日，去惊邪，辟恶气：牛黄一大豆许，细研，以赤蜜酸枣许熟研，绵蘸之令儿吮之，一日令尽。（《姚和众方》）

初生胎热，或身体黄者：真牛黄一豆大，入蜜调膏，乳汁化开，时时滴儿口中。形色不实者，勿多服。（《小儿药证直诀》）

经过干燥处理的牛的胆结石。

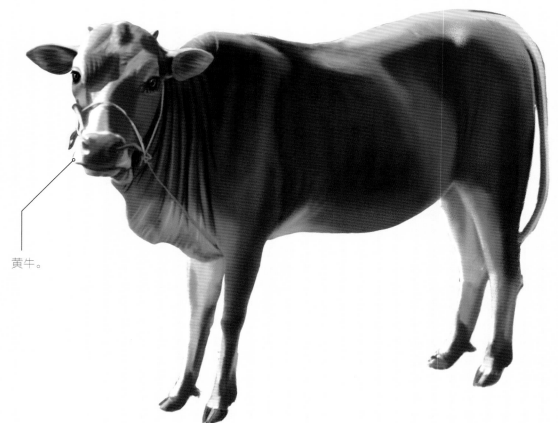

黄牛。

六畜[1]毛蹄甲[2]

味咸，平。

主治鬼疰、蛊毒、寒热、惊痫、痉、癫疾[3]狂走。骆驼毛尤良。

注释

①六畜：《本草经集注》曰"六畜，谓马、牛、羊、猪、狗、鸡也。骡、驴亦其类，骆驼出外国，方家并不复用。且马、牛、羊、鸡、猪、狗毛蹄，亦已各出其身之品类中，所主治不必皆同此矣"。

②毛蹄甲：即六畜的毛及其蹄爪尖端的甲壳。

③癫疾：即癫病，中医病名，是一种精神失常疾病。《灵枢·癫狂篇》："癫疾始生，先不乐，头重痛，视举目赤，甚作极，已而烦心，候之于颜。"

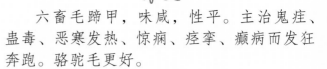

译文

六畜毛蹄甲，味咸，性平。主治鬼疰、蛊毒、恶寒发热、惊痫、痉挛、癫病而发狂奔跑。骆驼毛更好。

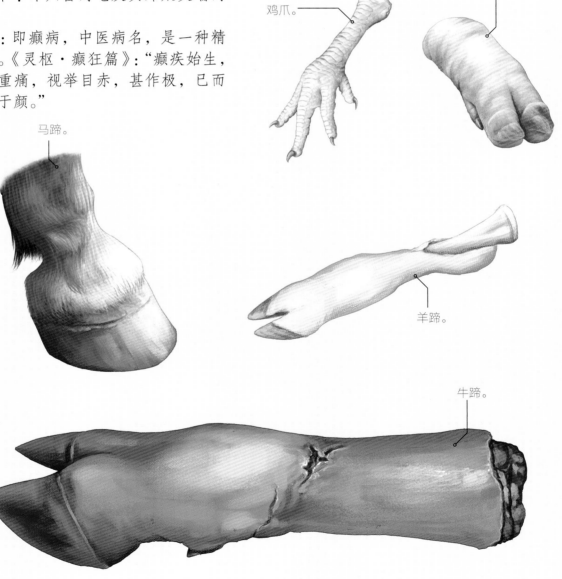

狗爪。

鸡爪。

猪蹄。

马蹄。

羊蹄。

牛蹄。

麋^①脂

味辛，温。

主治痈肿、恶疮、死肌、寒风湿痹、四肢拘缓不收、风头肿气，通腠理。一名宫脂^②。生南山山谷。

注释

①麋（mí）：麋鹿，哺乳动物，俗称"四不像"。

②宫脂：森立之《本草经考注》曰"此脂令阴萎，若以此脂傅阴，则可为阉人，故名宫脂"。

译文

麋脂，味辛，性温。主治痈肿、恶疮、身体肌肉坏死或失去感觉、风寒湿痹、四肢拘急纵缓无法屈伸、风邪上犯而头部肿痛，能疏通腠理。又名宫脂，产于南山的山谷中。

来源及用法

为鹿科动物麋鹿的脂肪。内服，或调敷。

百草医方

年少气盛，面生疱疮：麋脂涂抹患处。（《肘后备急方》）

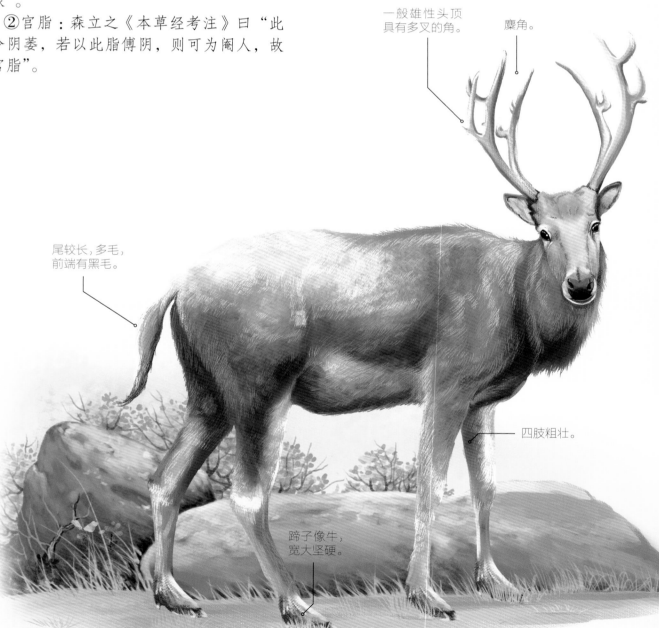

一般雄性头顶具有多叉的角。

麋角。

尾较长，多毛，前端有黑毛。

四肢粗壮。

蹄子像牛，宽大坚硬。

石龙子

味咸，寒。

主治五癃，邪结气，破石淋，下血，利小便水道。一名蜥蜴①。生平阳②川谷。

注释

①蜥蜴：在草泽中者名蝾螈、蜥蜴；在壁者名蝘蜓、守宫。

②平阳：古代县名。汉代以前平阳县有若干：一是平阳县，故城在今山西临汾县南。二是南平阳县，故城即今山东邹县治。三是东平阳县，故治在今山东新泰市区。

译文

石龙子，味咸，性寒。主治五癃、邪气结滞、石淋、便血，能利小便通水道。又名蜥蜴，产于平阳县的川谷中。

来源及用法

为石龙子科动物石龙子或蓝尾石龙子除去内脏的全体。春、夏、秋季皆可捕，晒干或烘干。烧研服，或外用。

百草医方

小儿阴癀：一枚石龙子烧成灰，研末后用酒送服。(《外台秘要》)

诸瘘不愈：石龙子（炙）三枚，三十枚地胆（炒），四十枚斑蝥（炒），研末，制成小豆大的蜜丸，每次用白汤送下二丸。(《刘涓子鬼遗方》)

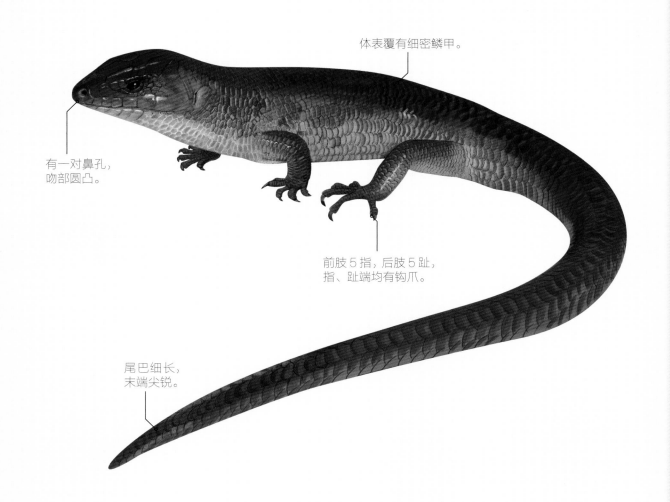

体表覆有细密鳞甲。

有一对鼻孔，吻部圆凸。

前肢5指，后肢5趾，指、趾端均有钩爪。

尾巴细长，末端尖锐。

蛇蜕

味咸，平。

主治小儿百二十种惊痫、瘛疭、癫疾、寒热、肠痔、虫毒、蛇痫[1]。火熬[2]之良。一名龙子衣[3]，一名蛇符[4]，一名龙子单衣，一名弓皮。生荆州川谷。

注释

①蛇痫：据尚志钧《神农本草经校注》，本条上文有"小儿百二十种惊痫"。《名医别录》钩藤条有"小儿寒热十二惊痫"。蛇痫疑为其中之一。《五十二病方》有"人病蛇不痫"标题，但无症状。《幼幼新书》引《童婴宝鉴》谓蛇痫为"身软、头举、吐舌、视人"。

②熬：本义为煎干，炒干。《说文解字》："熬，干煎也。"

③龙子衣：森立之《本草经考注》曰"考凡云龙子者，蛇类之俗称，盖亦古言尔，蛇易共以为龙之子也。衣者，即谓蜕皮也"。

④蛇符：森立之《本草经考注》曰"蛇符亦古言，谓蛇蜕白皮，如芦筒中白皮至薄者也"。

译文

蛇蜕，味咸，性平。主治小儿多种惊痫、瘛疭、癫病、恶寒发热、肛门部痈疽、虫毒、蛇痫。焙干后使用效果好。又名龙子衣、蛇符、龙子单衣、弓皮。产于荆州的川谷中。

来源及用法

为游蛇科动物黑眉蛇、锦蛇或乌梢蛇等蜕下的干燥表皮膜。全年可收集，除去泥沙，干燥。煎服，或研末吞服。外用适量。

百草医方

石痫无脓，坚硬如石：蛇蜕皮贴之，经宿即愈。（《千金要方》）

诸肿失治，有脓：烧蛇蜕皮，水和，封肿上，即虫出。（《千金要方》）

小便不通：全蛇蜕一条，烧存性研，温酒服之。（《千金要方》）

小儿喉痹肿痛：蛇蜕烧末，以乳汁服一钱匕。（《食医心镜》）

卒生翳膜：蛇蜕皮一条，洗晒细剪，以白面和作饼，炙焦黑色为末，食后温水服一钱，一日二次。（《太平圣惠方》）

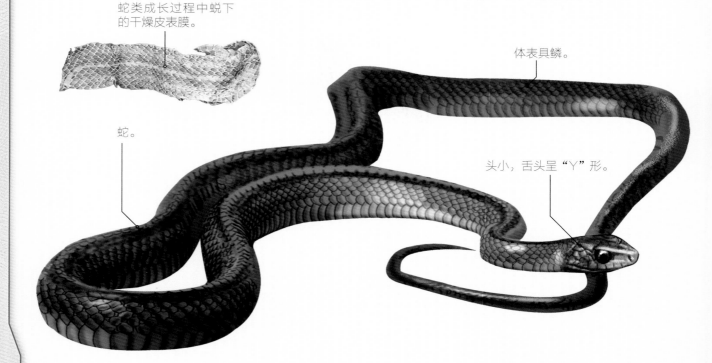

蛇类成长过程中蜕下的干燥皮表膜。

蛇。

体表具鳞。

头小，舌头呈"丫"形。

蜈 蚣

味辛，温。

主治鬼疰、蛊毒、啖诸蛇虫鱼毒①，杀鬼物老精、温疟，去三虫。生大吴②川谷。

注释

①啖（dàn）诸蛇虫鱼毒：指食用蛇虫鱼等野生动物造成的食物中毒。啖，吃。

②大吴：据尚志钧《神农本草经校注》为今江苏省吴县。

译文

蜈蚣，味辛，性温。主治鬼疰、蛊毒、各种蛇虫鱼毒、温疟，能驱除鬼魅精怪等邪气与多种寄生虫。产于江苏大吴的川谷中。

来源及用法

为蜈蚣科动物少棘巨蜈蚣的干燥体。春、夏二季捕捉，用竹片贯穿头尾，绷直，干燥。去竹片，洗净，微火焙黄，剪段用。煎服，或外用适量。

百草医方

小儿急惊：蜈蚣一条（全者，去足），炙为末汁和，丸绿豆大。每岁一丸，乳汁下。（《太平圣惠方》）

破伤中风，欲死：蜈蚣，研末，擦牙，追去涎沫，立瘥。（《太平圣惠方》）

脚肚转筋：蜈蚣，烧，猪脂和敷。（《肘后备急方》）

女人趾疮，甲内恶肉突出不愈：蜈蚣一条，焙研敷之。外以南星末，醋和敷四围。（《医方摘要》）

痔疮疼痛：赤足蜈蚣，焙为末，入片脑少许，唾调敷之。（《仁斋直指方》）

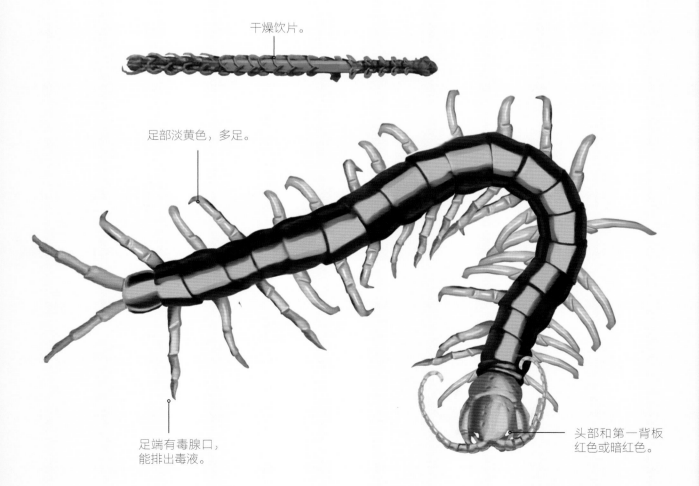

干燥饮片。

足部淡黄色，多足。

足端有毒腺口，能排出毒液。

头部和第一背板红色或暗红色。

马陆

味辛，温。

主治腹中大坚癥[1]，破积聚、息肉、恶疮、白秃。一名百足。生玄菟[2]川谷。

注释

①大坚癥：大而坚硬的肿物。

②玄菟：古郡名。汉四郡之一，其疆域屡屡因为战争及行政重组而有所改变。大约是今朝鲜咸镜南道、咸镜北道以及中国辽宁东部一带，郡治大体在咸镜南道境内。

译文

马陆，味辛，性温。主治腹部大而坚硬的肿块，能破除腹部积块、息肉、恶疮、白秃疮。又名百足，产于玄菟郡的川谷中。

来源及用法

为圆马陆科动物宽跗陇马陆的全体。熬膏外用，或捣敷。

百草医方

久疟发歇无时：马陆四十九枚，湿生虫四十九枚，砒霜三钱，粽子角七枚。五月五日日未出时，于东南上寻取两般虫，至午时向南研匀，丸小豆大。每发日早，男左女右，手把一丸，嗅之七遍，立效。(《太平圣惠方》)

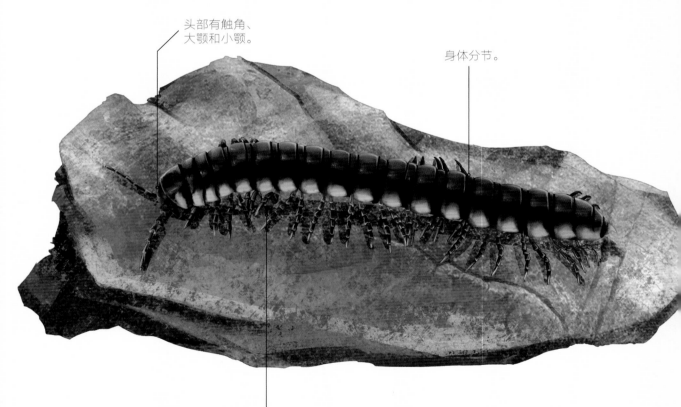

头部有触角、大颚和小颚。

身体分节。

基本每个体节都有 1~2 对足。

蠮螉^①

味辛，平。

主治久聋、咳逆、毒气、出刺、出汗。生熊耳川谷。

注释

① 蠮螉（yēwēng）：一种腰细长的蜂，俗称"细腰蜂"。

译文

蠮螉，味辛，性平。主治长期耳聋、咳逆，能驱除毒气、顶出停留在肌表的异物、发汗。产于河南熊耳山的川谷中。

未源及用法

为蜾蠃科动物蜾蠃的全虫。炒研服，或调敷。

百草医方

小儿霍乱，吐泻：蠮螉窠微炙为末，以乳汁调下一字止。（《太平圣惠方》）

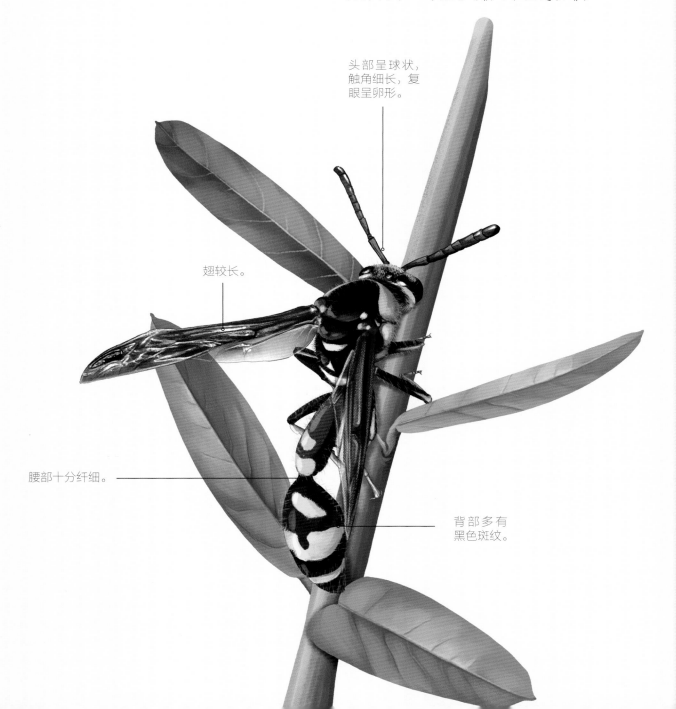

头部呈球状，触角细长，复眼呈卵形。

翅较长。

腰部十分纤细。

背部多有黑色斑纹。

雀瓮

味甘，平。

主治小儿惊痫、寒热、结气、蛊毒、鬼疰。一名躁舍。生汉中。

❀ 译文 ❀

雀瓮，味甘，性平。主治小儿惊痫、恶寒发热、气机结滞、蛊毒、鬼疰。又名躁舍，产于陕西汉中。

❀ 来源及用法 ❀

为刺蛾科动物黄刺蛾的虫茧。入丸、散服。

❀ 百草医方 ❀

小儿脐风：一枚有虫的雀瓮，一枚炒白僵蚕，加少量的腻粉一起研成均匀的末。用薄荷自然汁调，灌之。(《普济方》)

小儿痫疾：棘枝上雀瓮，研，其间虫出，取汁灌之。(《太平圣惠方》)

下品药

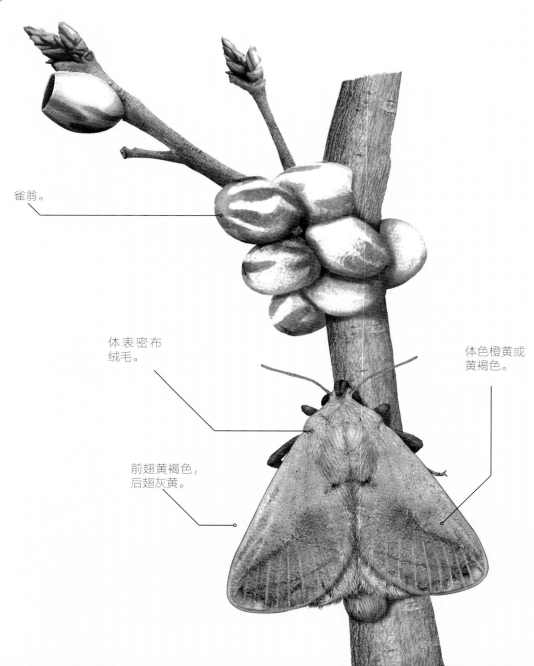

雀瓮。

体表密布绒毛。

前翅黄褐色，后翅灰黄。

体色橙黄或黄褐色。

彼子^①

味甘，温。

主治腹中邪气，去三虫、蛇螫、蛊毒、鬼疰、伏尸。生永昌山谷。

注释

①彼子：现通用名为榧子。

译文

彼子，味甘，性温。主治腹部邪气结聚、多种寄生虫病、蛇咬伤、蛊毒、鬼疰、伏尸。产于永昌的山谷中。

来源及用法

为红豆杉科植物榧的干燥成熟种子。秋季种子成熟时采收，除去肉质假种皮，洗净，晒干，去壳取仁。煎服。

百草医方

令发不落：榧子三个，胡桃二个，侧柏叶一两，捣浸雪水梳头，发永不落且润也。（《太平圣惠方》）

猝吐血出：先食蒸饼两三个，以榧子为末，白汤服三钱，日三服。（《圣济总录》）

白虫：榧子一百枚，去皮，只然啖之，能食尽佳。不能者，但啖五十枚亦得，经宿虫消自下。（《外台秘要》）

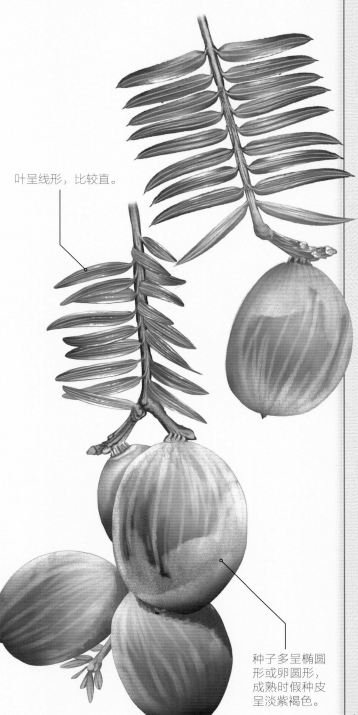

叶呈线形，比较直。

果实近椭圆形。

种子多呈椭圆形或卵圆形，成熟时假种皮呈淡紫褐色。

315

鼠妇

味酸，温。

主治气瘤、不得小便、妇人月闭、血瘕、痫痓、寒热，利水道。一名负蟠[1]，一名蚜蝛[2]。生魏郡[3]平谷。

注释

①蟠（pán）：音盘。

②蚜蝛（yīwēi）：虫名。鼠妇别名。

③魏郡：古代郡名。最大范围包括今天河北省南部邯郸市以南。西汉始置，郡治在邺县，属冀州。东汉时辖境包括今河北大名、磁县、涉县、武安、临漳、肥乡、魏县、丘县、成安、广平、馆陶及山东冠县等地。

译文

鼠妇，味酸，性温。主治气淋不能小便、女子闭经、血瘕、痫痓、恶寒发热，能通利水道。又名负蟠、蚜蝛，产于魏郡的平谷中。

来源及用法

为卷甲虫科动物普通卷甲虫或潮虫科动物鼠妇个体。四季都可捕捉，用铁锅炒干或开水烫死后晒干、焙干。煎服，或外用。

百草医方

产妇尿秘：鼠妇七枚熬，为屑，酒服。（《千金翼方》）

风牙疼痛：鼠妇、巴豆仁、胡椒各一枚，研匀，饭丸绿豆大。绵裹一丸咬之，良久涎出吐去，效不可言。（《济世方》）

疟疾寒热：鼠妇四枚，糖裹为丸，水下便断。又用鼠妇、豆豉各十四枚，捣丸芡子大，日发前日，汤服二丸，将发时再服二丸便止。（《肘后备急方》）

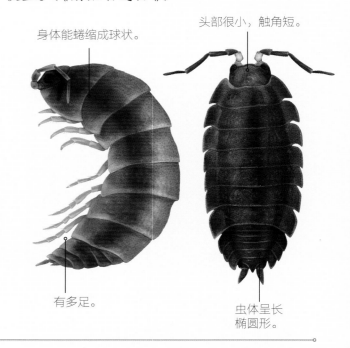

身体能蜷缩成球状。

头部很小，触角短。

有多足。

虫体呈长椭圆形。

荧火[1]

味辛，微温。

主明目、小儿火疮、伤热气、蛊毒、鬼痓，通神精[2]。一名夜光。生阶地[3]。

注释

①荧火：现通用名为萤火。

②通神精：即通神。古代巫术活动中，巫者在招灵、驱鬼活动中，表现出与鬼神相通、替鬼神代言的行为，被称为"通神"。

③阶地：指台阶下的地面。

译文

荧火，味辛，性微温。主治小儿烧伤、感染热邪、蛊毒、鬼痓，能增强视力、与神明相通。又名夜光，产于台阶下的地面。

来源及用法

为萤科动物萤火虫的全虫。夏、秋两季

下品药

夜晚捕捉，烫死后晒干或烘干。研服，或外用。

百草医方

黑发：七月七日夜，取萤火虫二七枚，捻发自黑也。(《便民图纂》)

明目，劳伤肝气目暗方：萤火二七枚，纳大鲤鱼胆中，阴干百日为末。每点少许，极妙。一方用白犬胆。(《太平圣惠方》)

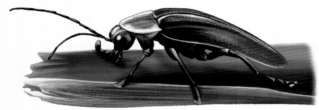

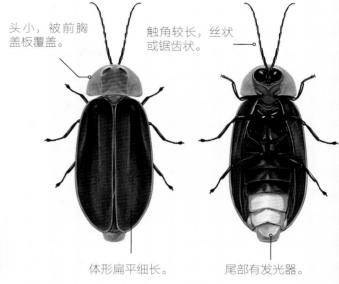

头小，被前胸盖板覆盖。

触角较长，丝状或锯齿状。

体形扁平细长。

尾部有发光器。

衣鱼

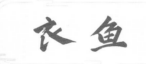

味咸，温。

主治妇人疝瘕、小便不利、小儿中风、项强①背起，摩之②。一名白鱼。生咸阳平泽。

注释

①项强：中医症状名，亦称颈项强急，即颈项部肌肉筋脉牵强拘急。

②摩之：即膏摩之。

译文

衣鱼，味咸，性温。主治女子疝瘕、小便不利、小儿感染风邪致颈项部乃至背部肌肉僵硬筋脉拘急，治疗时应制成膏药进行局部涂摩。又名白鱼，产于陕西咸阳的平泽中。

来源及用法

为衣鱼科动物衣鱼和毛衣鱼的全体。煎服。

百草医方

小儿胎寒，腹痛汗出：衣鱼二七枚，绢包，于儿腹上回转摩之，以愈为度。(《太平圣惠方》)

小儿重舌：衣鱼烧灰，敷舌上。(《千金翼方》)

小便不通：衣鱼、滑石、乱发（烧）等分，为散。饮服半钱匕，一日三次。(《金匮要略》)

小便转胞，不出：纳衣鱼一枚于茎中。(《千金要方》)

小儿痫疾：衣鱼七枚，竹茹一握，酒一升，煎二合，温服之。(《外台秘要》)

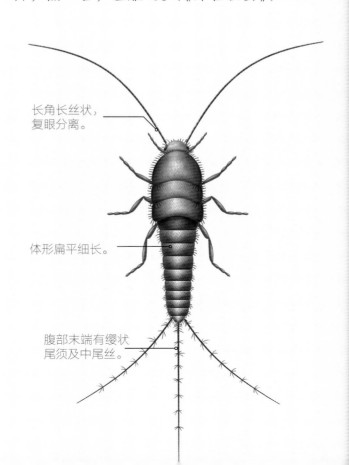

长角长丝状，复眼分离。

体形扁平细长。

腹部末端有缨状尾须及中尾丝。

白颈蚯蚓

味咸，寒。

主治蛇瘕①，去三虫、伏尸、鬼疰、蛊毒，杀长虫，仍自化作水②。生平土③。

注释

①蛇瘕（jiǎ）：中医古病名。八瘕之一。《诸病源候论·蛇瘕候》："人有食蛇不消，因腹内生蛇瘕也。亦有蛇之精液误入饮食内，亦令病之。其状常苦饥，而食则不下，喉噎塞，食至胸内即吐出。其病在腹，摸揣亦有蛇状，谓蛇瘕也。"

②仍自化作水：《本草经集注》记载，"取破去土，盐之，日暴，须臾成水"。

③平土：指平原之地。

译文

白颈蚯蚓，味咸，性寒。主治蛇瘕、多种寄生虫病、伏尸、鬼疰、蛊毒，能驱除蛔虫。可化作水。产于平原之地。

来源及用法

为钜蚓科动物参环毛蚓、通俗环毛蚓、威廉环毛蚓和枥盲环毛蚓的干燥体。前一种习称广地龙，后三种习称沪地龙。广地龙春季至秋季捕捉，沪地龙夏季捕捉。捕取后剖开腹部，除去内脏及泥沙，洗净、切断，晒干或低温干燥。煎服。

百草医方

风热头痛：地龙（炒研）、姜汁、半夏饼、赤茯苓等分。为末。每服一字至半钱，生姜、荆芥汤下。（《普济方》）

头风疼痛：五月五日取蚯蚓，和脑、麝杵，丸麻子大。每以一丸纳鼻中，随左右。先涂姜汁在鼻，立愈。（《圣济总录》）

手足肿痛，欲断：地龙三升，以水五升，绞汁二升半，服之。（《肘后备急方》）

齿缝出血，不止：地龙末、枯矾各一钱，麝香少许，研匀擦之。（《太平圣惠方》）

口舌糜疮：地龙、吴茱萸，研末，醋调生面和，涂足心，立效。（《摘玄方》）

蚯蚓干燥体。

体表多环节。

背部紫灰色，后部色稍浅。

虫体长，可以蠕动收缩。

蝼蛄

味咸，寒。

主治产难，出肉中刺，溃痈肿，下哽噎①，解毒，除恶疮。一名蟪②蛄，一名天蝼，一名螜③。生东城④平泽。夜出者良。

注释

①哽噎（yē）：中医症状名，谓食物梗塞，难下咽。

②蟪（huì）：音惠。

③螜（hú）：古书上指蝼蛄。

④东城：古代郡县名。秦始皇始置东城县，治今安徽定远县东南。

释文

蝼蛄，味咸，性寒。主治难产、食物梗塞难以下咽、恶疮，能顶出停留在肌肉中的异物、促成痈疮破溃、解毒。又名蟪蛄、天蝼、螜。产于东城县的平泽中。夜间出来活动的蝼蛄，药用效果好。

来源及用法

为蝼蛄科动物非洲蝼蛄和华北蝼蛄的全虫。夏、秋季耕地翻土时捕捉或在夜间用灯光诱捕，开水烫死，晒干、烘干均可。煎服，或外用适量。

百草医方

十种水病，肿满喘促不得卧：蝼蛄五枚，焙干为末。食前汤调半钱匕至一钱，小便利为效。（《太平圣惠方》）

大腹水病：蝼蛄，炙熟，日食十个。（《肘后备急方》）

塞耳治聋：蝼蛄五钱，穿山甲（炮）五钱，麝香少许，为末，葱汁和丸，塞之。外用鼻药，即通。（《普济方》）

牙齿疼痛：蝼蛄一个，旧糟裹定，湿纸包，煨焦，去糟研末，敷之立止。（《本事方》）

大小便闭，经月欲死：蝼蛄、推车客各七枚，并男用头，女用身以向南樗皮煎汁饮，一服神效。（《普济方》）

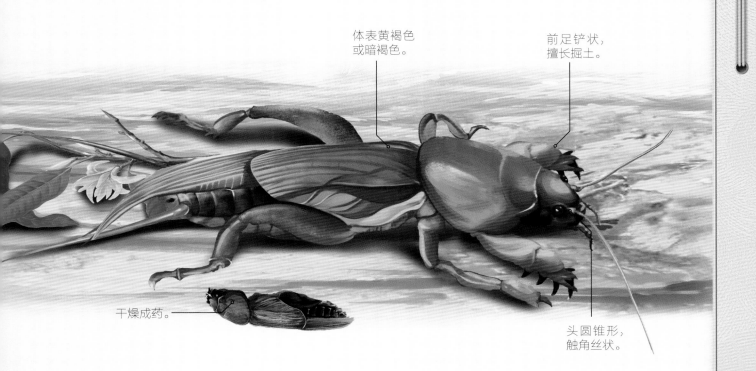

体表黄褐色或暗褐色。

前足铲状，擅长掘土。

干燥成药。

头圆锥形，触角丝状。

蜣螂[1]

味咸，寒。

主治小儿惊痫、瘈疭、腹胀、寒热、大人癫疾、狂易。一名蛣蜣[2]。火熬之良。生长沙池泽。

注释

①蜣螂（qiāngláng）：昆虫名，即屎壳郎。
②蛣蜣（jiéqiāng）：蜣螂的别名。

译文

蜣螂，味咸，性寒。主治小儿惊痫、瘈疭、腹部胀满、恶寒发热、大人癫病、精神失常。又名蛣蜣。焙干后使用效果好。产于长沙的池泽中。

来源及用法

为金龟子科动物屎壳郎的全虫。6~8月夜间利用灯光诱捕，用开水烫死，晒干、烘干均可。煎服，或外用。

百草医方

大肠秘塞：蜣螂（炒，去翅、足）为末，热酒服一钱。（《太平圣惠方》）

灸疮血出，不止：用死蜣螂，烧研，猪脂和涂。（《千金要方》）

鼻中息肉：蜣螂十枚，纳青竹筒中，油纸密封，少许，为末涂之。当化为水也。（《太平圣惠方》）

痔漏出水：蜣螂一枚阴干，入冰片少许，为细末，纸捻蘸末入孔内。渐渐生肉，药自退出，即愈。（《唐氏方》）

小儿重舌：蜣螂，烧末，唾和，敷舌上。（《子母秘录》）

大肠脱肛：蜣螂，烧存性，为末，入冰片研匀。掺肛上，托之即入。（《医学集成》）

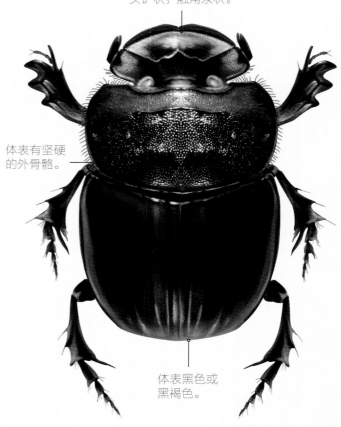

头铲状，触角浆状。

体表有坚硬的外骨骼。

体表黑色或黑褐色。

地 胆

味辛，寒。

主治鬼疰、寒热、鼠瘘、恶疮、死肌，破癥瘕，堕胎。一名蚖[1]青。生汶山川谷。

注释

①蚖（yuán）：音原。

译文

地胆，味辛，性寒。主治鬼疰、恶寒发热、鼠瘘、恶疮、身体肌肉坏死或失去感觉，能破除腹部积块、堕胎。又名蚖青，产于汶山的川谷中。

下品药

为芫青科动物地胆和长地胆的全虫。夏、秋季捕捉，烫死，晒干或烘干。入丸、散服，或外用。

百草医方

鼻中息肉肿大：细辛、白芷等分，为末。

以生地胆汁和成膏。每用少许点之，取消为度。（《太平圣惠方》）

小肠气痛：地胆（去翅、足、头，微炒）、朱砂各半两，滑石一两，为末。每苦杖酒食前调服二钱，即愈。（《宣明论方》）

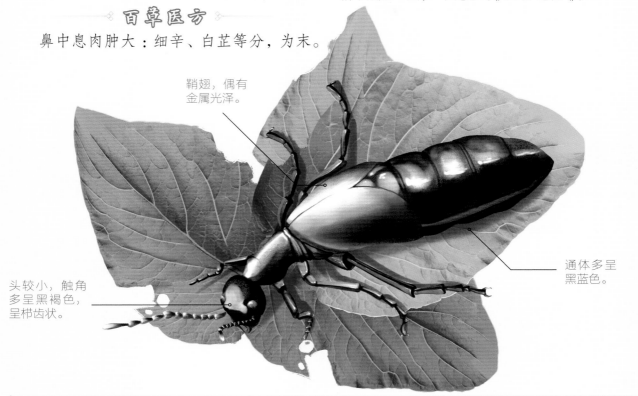

鞘翅，偶有金属光泽。

头较小，触角多呈黑褐色，呈栉齿状。

通体多呈黑蓝色。

马刀

味辛，微寒。

主治漏下赤白、寒热，破石淋，杀①禽兽贼鼠。生江湖②池泽。

注释

①杀：毒死。
②江湖：江河湖海。

译文

马刀，味辛，性微寒。主治女子月经停止后又见下血淋漓不断及带下赤白、恶寒发热、石淋，能毒死禽兽及老鼠。产于江河湖海池泽中。

来源及用法

为蚌科动物巨首楔蚌或短褐矛蚌及其近缘种的贝壳。煎服。

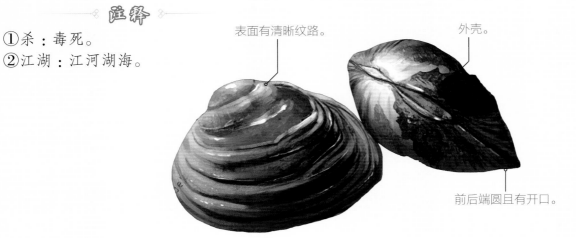

表面有清晰纹路。

外壳。

前后端圆且有开口。

贝 子

味咸，平。

主治目翳、鬼疰、蛊毒、腹痛、
下血、五癃，利水道。烧用之良。
生东海池泽。

译文

贝子，味咸，性平。主治眼中出现翳膜、
鬼疰、蛊毒、腹痛、便血、五癃，能通利水
道。烧制后使用效果好。产于东海的池泽中。

来源及用法

为宝贝科动物货贝的壳。6~8月捕捉，
除去杂肉，晒干。煎服，或外用。

百草医方

目花翳痛：贝子一两，烧作灰，细研如
面，入龙脑少许点之。（《千金要方》）

二便关格，不通闷胀，二三日则杀人：
贝子三枚，甘遂二铢，为末，浆水和服，须
臾即通也。（《肘后备急方》）

下疳阴疮：贝子三个，红研末，搽之。
（《简便单方》）

下品药

壳口狭长。

贝体黄白色
或灰黄色。

表面光滑有细纹。

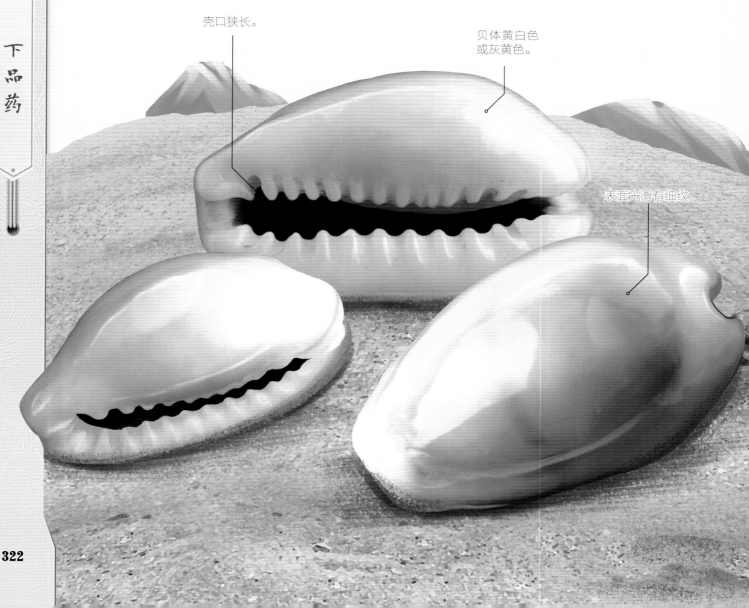

322

豚卵①

味甘，温。

主治惊痫、癫疾、鬼疰、蛊毒，除寒热、贲豚、五癃、邪气、挛缩。一名豚颠。

猪悬蹄②：主治五痔、伏热在肠、肠痈内蚀。

注释

①豚（tún）卵：豚，小猪；卵，睾丸。《本草纲目》："即牡猪外肾也。牡猪小者多去卵，故曰豚卵。"

②悬蹄：《神农本草经疏》曰"悬蹄乃蹄甲之悬起不着地者"。

译文

豚卵，味甘，性温。主治惊痫、癫病、鬼疰、蛊毒、恶寒发热、有气从少腹上冲胸咽、五癃、邪气结聚、痉挛。又名豚颠。猪悬蹄，主治五痔、热邪伏藏于肠内深处、肠痈腐蚀溃烂。

来源及用法

为猪科动物猪的睾丸。通常在阉割小猪时收集豚卵。煮食或煎服。

百草医方

惊痫中风，壮热掣疭，吐舌出沫：豚卵一双（细切），当归二分，以醇升，分服。（《普济方》）

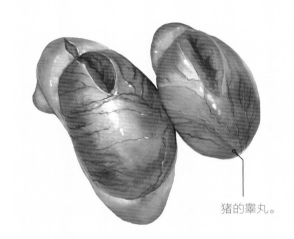

猪的睾丸。

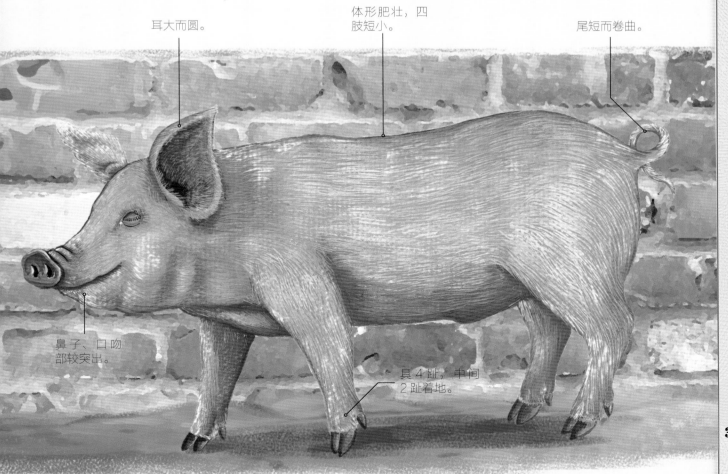

耳大而圆。

体形肥壮，四肢短小。

尾短而卷曲。

鼻子、口吻部较突出。

具4趾，中间2趾着地。

燕屎

味辛，平。

主治蛊毒、鬼痓，逐不祥邪气，破五癃，利小便。生高山平谷。

译文

燕屎，味辛，性平。主治蛊毒、鬼痓、五癃，能驱除不祥之邪气、通利小便。产于高山的平谷中。

百草医方

通小便：燕屎、豆豉各一合，糊丸梧桐子大。每白汤下三丸，日三服。（《千金要方》）

止牙痛：燕子屎，丸梧桐子大。于疼处咬之，丸化即疼止。（《袖珍方》）

小儿猝惊，似有痛处而不知：燕窠中粪，煎汤洗浴之。（《救急方》）

小便涩痛，尿出砂石：燕屎末，以冷水服五钱匕。旦服至食时，当尿石水。（《葛氏方》）

疟疾：燕屎方寸匕，发日平旦和酒一升，令病患两手捧住吸气。慎勿入口。（《本草拾遗》）

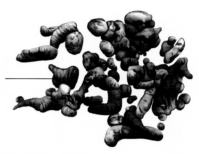

胡燕或越燕的排泄物。

天鼠屎

味辛，寒。

主治面痈肿、皮肤洗洗时痛、腹中血气，破寒热积聚，除惊悸。一名鼠沾，一名石肝。生合浦①山谷。

注释

①合浦：古代郡名。汉武帝置合浦郡，郡治合浦（今广西合浦县），同时设合浦县。合浦县辖地为今合浦、浦北、北海、灵山、钦州、博白、廉江、容县、北流，以及邕宁、横县的一部分。

译文

天鼠屎，味辛，性寒。主治面部痈肿、寒邪布散于皮肤而恶寒颤栗并时有疼痛、寒热邪气结聚腹部所致气滞血瘀各类积块、惊悸。又名鼠沾、石肝，产于合浦郡的山谷中。

长有一对翼膜。

蝙蝠的干燥粪便。

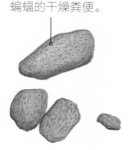

蝙蝠。

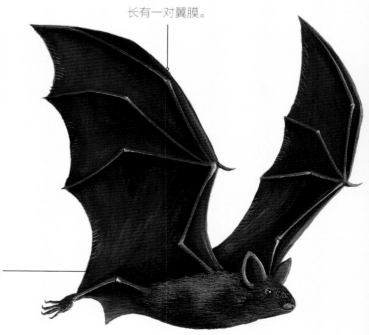

　　为蝙蝠科动物蝙蝠、大管鼻蝠、伏翼、大耳蝠、华南大棕蝠，蹄蝠科大马蹄蝠及菊头蝠科马铁菊头蝠等的粪便，习称夜明砂。全年均可采，以夏季为宜，从山洞中铲取晒干。包煎服。

百草医方

　　青盲不见：夜明砂（糯米炒黄）一两、柏叶（炙）一两，为末，加牛胆汁调成丸子，如梧子大。每夜卧时，竹叶汤下二十九。至五更时，用米汤下二十九。（《太平圣惠方》）

　　内外障翳：夜明砂末，化入猪肝内，煮食并饮汁。（《仁斋直指方》）

　　溃肿排脓：夜明砂一两，桂半两，乳香一分，共研为末，加干砂糖半两，井水调匀敷患处。（《仁斋直指方》）

露蜂房

　　味苦，平。
　　主治惊痫、瘛疭、寒热邪气、癫疾、鬼精蛊毒、肠痔。火熬之良。一名蜂场。生牂柯①山谷。

注释

　　①牂（zāng）柯：古代郡名。汉武帝置。治故且兰县（今贵州省贵阳市附近）。

译文

　　露蜂房，味苦，性平。主治惊痫、瘛疭、寒热邪气、癫病、鬼魅精怪蛊毒之邪、肠痔。焙干后使用效果好。又名蜂场，产于牂柯郡的山谷中。

来源及用法

　　为胡蜂科昆虫果马蜂、日本长脚胡蜂或异腹胡蜂的巢。秋、冬二季采收，晒干，或略蒸，除去死蜂、死蛹，晒干。内服，或外用适量，研末油调敷患处。

百草医方

　　小儿卒痫：大蜂房一枚，水三升，煮浓汁浴之，一日三四次佳。（《千金要方》）

　　头上疮癣：蜂房研末，腊猪脂和，涂之有效。（《太平圣惠方》）

　　风热牙肿连及头面：露蜂房，烧存性，研末，以酒少许调，噙漱之。（《十便良方》）

　　眼翳：煮露蜂房、细辛等分，含之即瘥。（《外台秘要》）

　　喉痹肿痛：露蜂房灰、白僵蚕等分，为末。每乳香汤服半钱。（《普济方》）

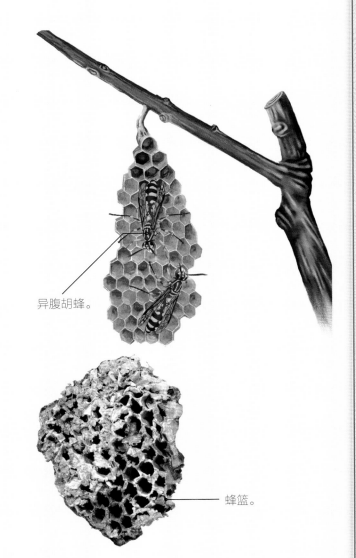

异腹胡蜂。

蜂篮。

樗①鸡

味苦，平。

主治心腹邪气、阴痿，益精强志，生子，好色②，补中，轻身。生河内川谷。

注释

①樗（chū）：音初。

②好色：使面色变好。

译文

樗鸡，味苦，性平。主治心腹邪气结聚、阳痿，能补益阴精、增强记忆力、调养中焦脾胃，使人易于生育、容貌姣好、身体轻健。产于河内的川谷中。

来源及用法

为蜡蝉科动物樗鸡的成虫。7~8月捕捉，捕后蒸或烤，晒干。研末服或入丸、散。

百草医方

子宫虚寒，妇人无子，下元虚，月水不调，或闭或漏，或崩中带下，或产后败血未尽，内结不散：樗鸡六十枚，大黄、皂荚、葶苈各一两，巴豆一百二十枚，为末。枣肉为丸，如弹子大。以绵裹留系，用竹筒送入阴户。一时许发热渴，用熟汤一二盏解之。后发寒，静睡要安，三日方取出。每日空心，以鸡子三枚，胡椒末二分，炒食，酒下以补之，久则子宫暖矣。（《杏林摘要》）

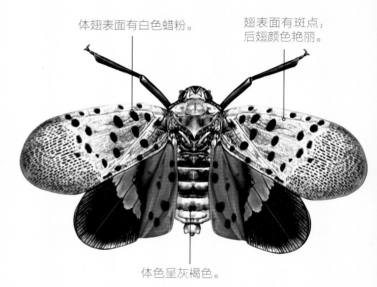

体翅表面有白色蜡粉。

翅表面有斑点，后翅颜色艳丽。

体色呈灰褐色。

木虻①

味苦，平。

主治目赤痛、眦伤泪出、瘀血、血闭、寒热、酸惭②、无子。一名魂常。生汉中川泽。

注释

①虻（méng）：音萌。

②酸惭：据尚志钧《神农本草经校注》记载，酸惭指肌肉筋骨酸痛。惭，《一切经音义》曰"惭，酸痛也"。

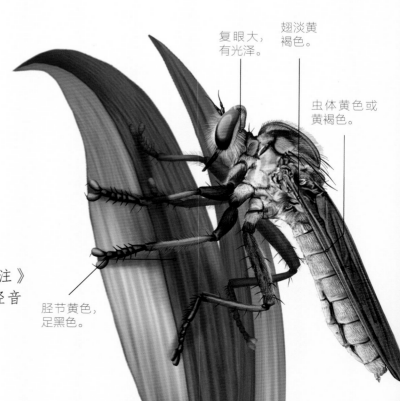

复眼大，有光泽。

翅淡黄褐色。

虫体黄色或黄褐色。

胫节黄色，足黑色。

木虻，味苦，性平。主治眼睛红肿疼痛、眼角溃烂、多泪、瘀血、女子闭经、恶寒发热、肌肉筋骨酸痛、不能生育。又名魂常，产于陕西汉中的川泽中。

蜚虻①

味苦，微寒。

主逐瘀血，破下血积、坚痞②癥瘕、寒热，通利血脉及九窍。生江夏川谷。

注释

①蜚虻（fēiméng）：音匪萌。

②坚痞：即实痞。中医病名。多由湿浊内阻，寒滞脾胃，痰食内结，或肝气郁遏或外邪内恋所致。症见胃脘痞塞满闷，伴有呕逆，大便秘结，甚则疼痛不能饮食。

译文

蜚虻，味苦，性微寒。主治实痞、腹部积块、恶寒发热，能破除瘀血积滞、通利血脉九窍。产于江夏的川谷中。

来源及用法

为虻科动物华虻及其同属多种昆虫和黄虻属双斑黄虻的雌性全体。煎服，或入丸、散。

百草医方

扑坠瘀血：虻虫二十枚，牡丹皮一两，为末。酒服方寸匕，血化为水也。若久宿血在骨节中者，二味等分。（《肘后备急方》）

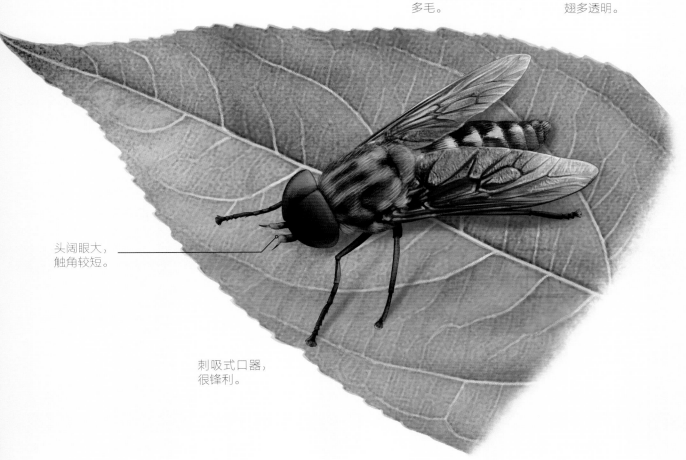

体形较粗壮，多毛。

翅多透明。

头阔眼大，触角较短。

刺吸式口器，很锋利。

蜚蠊[1]

味咸，寒。

主治血瘀、癥坚、寒热，破积聚、喉咽痹、内寒无子[2]。生晋阳川泽。

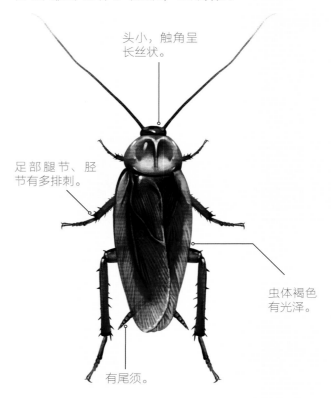

来源及用法

为蜚蠊科动物美洲大蠊、澳洲大蠊及东方蜚蠊的全体。煎服，或捣敷。

头小，触角呈长丝状。

足部腿节、胫节有多排刺。

虫体褐色有光泽。

有尾须。

注释

①蜚蠊（fěilián）：音匪联。

②内寒无子：子宫虚寒导致不孕。又，尚志钧《神农本草经校注》理校认为，蜚蠊性寒，应该不可能治寒证，于是改"寒"为"塞"。

译文

蜚蠊，味咸，性寒。主治血瘀、各类腹部积块、恶寒发热、咽喉痹痛、子宫虚寒而不孕。产于晋阳的川泽中。

䗪虫[1]

味咸，寒。

主治心腹寒热洗洗、血积癥瘕，破坚、下血闭，生子大良。一名地鳖。生河东川泽。

注释

①䗪（zhè）虫：地鳖虫。

译文

䗪虫，味咸，性寒。主治心腹邪气结聚所致恶寒发热及肤冷颤栗、腹部血液结滞而成积块、闭经。能使女子易于生育，效果很好。又名地鳖，产于河东的川泽中。

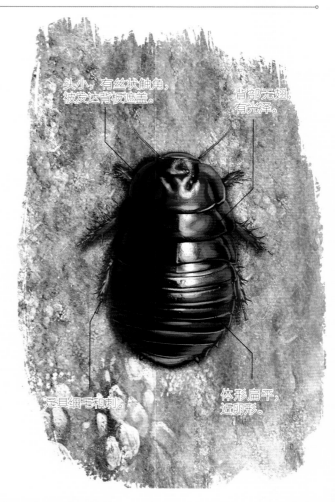

头小，有丝状触角，被发达背板遮盖。

背部无翅，有光泽。

足具细毛和刺。

体形扁平，近卵形。

下品药

328

来源及用法

为鳖蠊科昆虫地鳖或冀地鳖的雌虫干燥体。地鳖又称土鳖。捕捉后，在沸水里烫死，晒干或烘干。煎服。

百草医方

下瘀血汤，产妇腹痛有干血：䗪虫二十枚（熬，去足），桃仁二十枚，大黄二两，为末，炼蜜杵和，分为四丸。每以一丸，酒一升，煮取八合，温服，当下血也。（《金匮要略》）

腹痛夜啼：䗪虫（炙）、芍药、芎各二钱。为末。每用一字，乳汁调下。（《太平圣惠方》）

折伤接骨：土鳖焙存性，为末。每服二三钱，接骨神效。（《摘要方》）

蛴螬①

味咸，微温。

主治恶血、血瘀痹气②，破折血③在胁下坚满痛④、月闭、目中淫肤、青翳白膜。一名蟦⑤蛴。生河内平泽。

注释

①蛴螬（qícáo）：昆虫名，金龟子的幼虫。

②血瘀痹气：即血痹。为邪入血分而成的痹症。由气血虚弱，当风睡卧，或因劳汗出，风邪乘虚侵入，使血气闭阻不通所致。

③折血：瘀血、坏死的血。折，夭折、死亡。

④坚满痛：坚硬、胀满、疼痛。

⑤蟦（fèi）：音费。

译文

蛴螬，味咸，性微温。主治溢出经脉而未消散的败坏之血、血痹、胸胁下瘀血停积所致坚硬胀满疼痛、女子闭经、目息肉淫肤、眼部青翳白膜。又名蟦蛴，产于河内的平泽中。

来源及用法

为鳃金龟科动物东北大黑鳃金龟及其近缘动物的幼虫。5~8月在树根、草根附近捕捉，晒干。入丸、散服，或外用。

百草医方

小儿脐疮：蛴螬研末敷之，不过数次。《千金要方》

小儿唇紧：蛴螬研末，猪脂和，敷之。《千金要方》

赤白口疮：蛴螬研汁，频搽取效。（《政和本草》）

断酒不饮：蛴螬研末，酒服，永不饮。《千金要方》

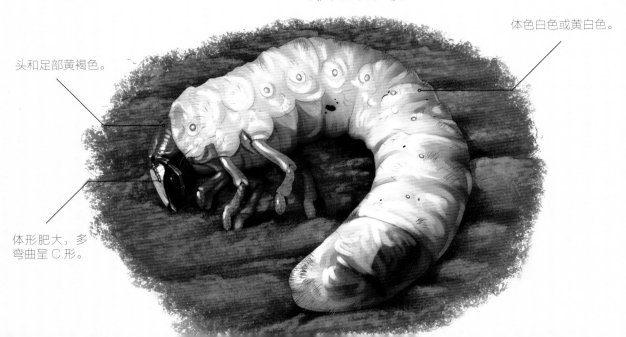

头和足部黄褐色。

体形肥大，多弯曲呈 C 形。

体色白色或黄白色。

水蛭^①

味咸，平。

主逐恶血、瘀血、月闭，破血瘕积聚、无子，利水道。生雷泽池泽。

注释

①蛭（zhì）：音至。

译文

水蛭，味咸，性平。主治溢出经脉而未消散的败坏之血、血瘀、女子闭经、血瘕、腹部积块、不孕不育，能通利水道。产于雷泽的池泽中。

来源及用法

为水蛭科动物蚂蟥、水蛭或柳叶蚂蟥的干燥全体。夏、秋两季适宜捕捉，沸水烫死，晒干或低温干燥。生用，或用滑石粉烫后用。煎服。

百草医方

漏血不止：水蛭，炒为末，酒服一钱，日二服，恶血消即愈。（《千金要方》）

跌扑损伤，瘀血凝滞，心腹胀痛，大小便不通，气绝欲死：红蛭（锻石炒黄）半两，大黄、牵牛头末各二两，为末。每服二钱，热酒调下。当下恶血，以尽为度。（《济生方》）

折伤：水蛭，新瓦上焙干，为细末，热酒调下一钱。食顷，痛可更一服，痛止。便将折骨药封，以物夹定之。（《经验方》）

产后血晕，血结聚于胸中，或偏于少腹，或连于胁肋：水蛭（炒）、虻虫（去翅、足，炒）、没药、麝香各一钱，为末，以四物汤调下。血下痛止，乃服四物汤。（《保命集》）

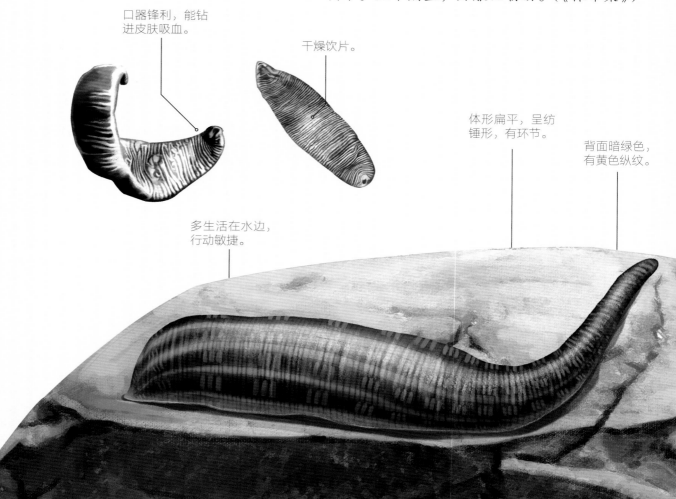

口器锋利，能钻进皮肤吸血。

干燥饮片。

体形扁平，呈纺锤形，有环节。

背面暗绿色，有黄色纵纹。

多生活在水边，行动敏捷。

鲐^①鱼甲

味辛，微温。

主治心腹癥瘕，伏^②坚积聚、寒热、女子崩中、下血五色、小腹阴中相引痛、疮疥、死肌。生南海池泽。

注释

①鲐（tuó）：音驼。
②伏：去除。

译文

鲐鱼甲，味辛，性微温。主治腹部积块、各类顽固的积块、恶寒发热、女子阴道忽然大量出血、下血颜色错杂、小腹与阴部相互牵引作痛、疥疮、身体肌肉坏死或失去感觉。产于南海郡的池泽中。

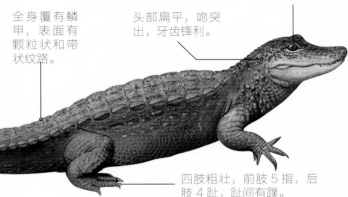

全身覆有鳞甲，表面有颗粒状和带状纹路。

头部扁平，吻突出，牙齿锋利。

眼睛多呈土色。

尾巴粗壮有力，长而侧扁。

四肢粗壮，前肢5指，后肢4趾，趾间有蹼。

蟹

味咸，寒。

主治胸中邪气、热结痛、㖞僻、面肿。败漆^①。烧之致鼠^②。生伊洛^③池泽。

注释

①败漆：古人认为蟹可使生漆化成水。《本草经集注》："仙方以化漆为水，服之长生。"

②烧之致鼠：古人认为烧蟹可以引来老鼠。《本草经集注》："以黑犬血灌之三日，烧之，诸鼠毕至。"

③伊洛：伊水与洛水。两水汇流，多连称，指河南洛阳。

译文

蟹，味咸，性寒。主治胸中热邪蕴结作痛、口眼歪斜、面部肿胀。可使生漆化成水。烧之会招来老鼠。产于河南洛阳的池泽中。

来源及用法

为方蟹科动物中华绒螯蟹和日本绒螯蟹的肉和内脏。烧研服，或捣敷。

百草医方

湿热黄疸：蟹烧存性研末，酒糊丸如梧桐子大。每服五十丸，白汤下，日服二次。（《濒湖集简方》）

骨节离脱：生蟹捣烂，以热酒倾入，连饮数碗，其渣涂之，半日内，骨内骨骨有声即好；干蟹烧灰，酒服亦好。（唐瑶《经验方》）

崩中腹痛：毛蟹壳烧存性，米饮服一钱。（《证治要诀》）

蜂虿螫伤：蟹壳烧存性，研末，蜜调涂之。（《证治要诀》）

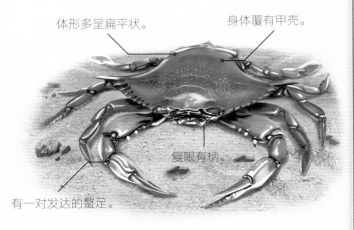

体形多呈扁平状。

身体覆有甲壳。

复眼有柄。

有一对发达的螯足。

虾蟆①

味辛，寒。

主治邪气，破癥坚血、痈肿、阴疮。服之不患热病。生江湖。

注释

①虾蟆（háma）：同"蛤蟆"。

译文

虾蟆，味辛，性寒。主治邪气结聚、血液结滞所致腹部积块、痈肿、阴疮。服之能避免热病。产于江河湖海中。

来源及用法

为蛙科动物泽蛙的全体。煎服，或捣敷。

百草医方

风邪为病：虾蟆（烧灰）、朱砂等分，为末。每服一钱，水调下，日三四服，甚有神验。（《太平圣惠方》）

一切湿疮：虾蟆烧灰，调猪油涂搽。（《千金要方》）

噎膈吐食：蛇含蛤蟆，泥包，煅存性，研末。每服一钱，酒下。（《寿域方》）

大肠痔疾：虾蟆一个，以砖砌四方，安于内，泥封固，火上煅存性，研为末。取猪大肠一截，扎定两头，煮熟切碎，蘸蟾末吃下。如此几次，痔疮自落。（《本草纲目》）

下品药

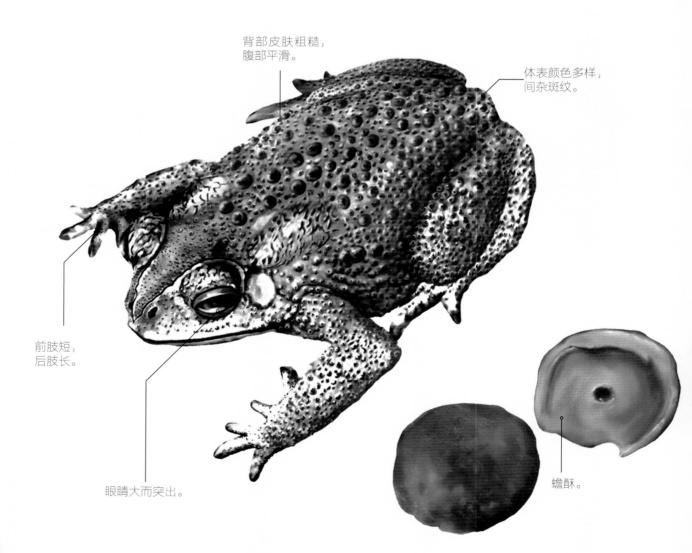

背部皮肤粗糙，腹部平滑。

体表颜色多样，间杂斑纹。

前肢短，后肢长。

眼睛大而突出。

蟾酥。

石蚕

味咸，寒。
主治五癃，破石淋，堕胎。
肉：解结气，利水道，除热。
一名沙虱。生江汉[①]。

由长江与汉江冲积而成。西起宜昌枝江，东至中国中部最大城市武汉，北抵钟祥，南与洞庭湖平原相连。

译文

石蚕，味咸，性寒。主治五癃、石淋，能堕胎。肉，能疏畅气机、通利水道、清除热邪。又名沙虱，产于江汉平原中。

来源及用法

为石蛾科昆虫石蛾或近缘昆虫的幼虫。煎服。

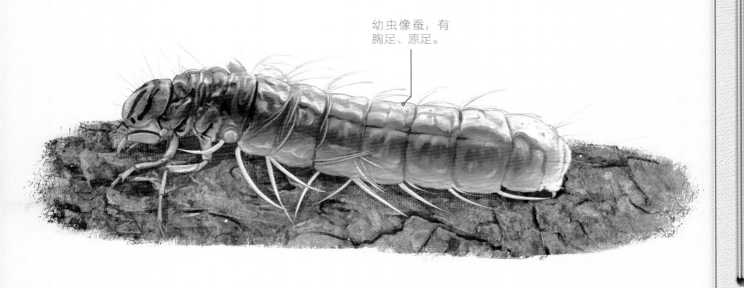

幼虫像蚕，有胸足、原足。

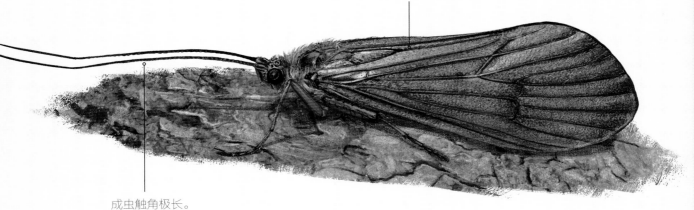

2 对翅，不透明，后翅大于前翅。

成虫触角极长。

斑猫

味辛，寒。

主治寒热、鬼疰、蛊毒、鼠瘘、恶疮、疽蚀、死肌，破石癃[1]。一名龙尾。生河东川谷。

注释

①石癃：即石淋。

译文

斑猫，味辛，性寒。主治恶寒发热、鬼疰、蛊毒、鼠瘘、恶疮、痈疽溃烂、身体肌肉坏死或失去感觉、石淋。又名龙尾，产于河东的川谷中。

来源及用法

为芫青科昆虫南方大斑蝥或黄黑小斑蝥的干燥体。夏、秋二季捕捉，闷死或烫死，晒干。生用，或与糯米拌炒至黄黑色取出，除去头、翅、足后用。内服，炮制后入丸、散用。外用适量。

百草医方

痈疽拔脓，痈疽不破，或破而肿硬无脓：斑蝥为末，以蒜捣膏，和水一豆许，贴之。少顷脓出，即去药。（《仁斋直指方》）

积年干癣：斑蝥半两，微炒为末，蜜调敷之。（《外台秘要》）

塞耳治聋：斑蝥（炒）二枚，生巴豆（去皮、心）二枚，杵丸枣核大，绵裹塞之。（《太平圣惠方》）

救急治疔肿：斑蝥一枚，捻破，以针划疮上，作米字形样，封之，即出根也。（《外台秘要》）

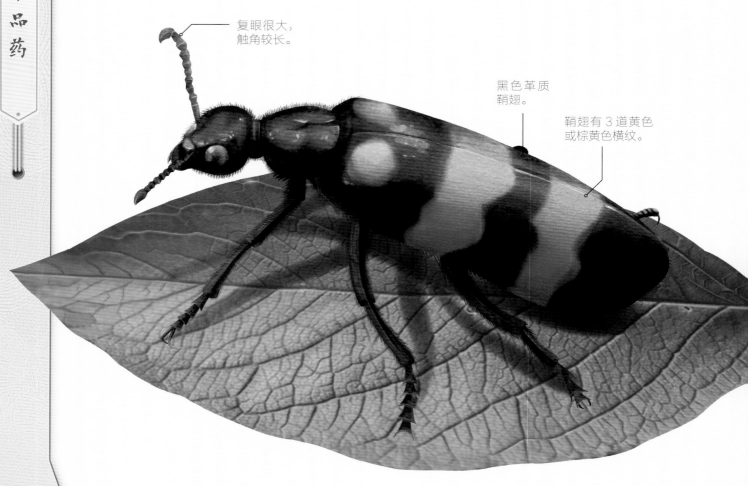

复眼很大，触角较长。

黑色革质鞘翅。

鞘翅有 3 道黄色或棕黄色横纹。

杏核①

味甘，温。

主治咳逆上气、雷鸣②、喉痹、下气、产乳③、金创、寒心④、贲豚。

生晋山川谷。

注释

①杏核：现通用名为杏仁。
②雷鸣：即腹中雷鸣，肠鸣音。
③产乳：产乳难，即难产。
④寒心：寒邪伤心。

译文

杏核，味甘，性温。主治咳逆气喘、腹中肠鸣巨响、喉痹、难产、外伤、寒邪伤心、有气从少腹上冲胸咽，能导气下行。产于山西太行山脉的川谷中。

来源及用法

为蔷薇科植物山杏、西伯利亚杏、东北杏或杏的干燥成熟种子。夏季采收成熟果实，除去果肉和核壳，取出种子，晒干。煎服。生品入煎剂宜后下。

百草医方

咳嗽寒热，旦夕加重，少喜多嚏，面色不润，积渐少食，状若肺脉强紧浮者：杏仁半斤去皮尖，童子小便二斗浸七日，滤出温水淘洗，沙盆内研如泥，以小便三升煎如膏。每服一钱匕，熟水下。妇人室女服之更妙。（《千金要方》）

牙龈痛：杏仁一百枚，去皮尖，两仁，以盐方寸匕，水一升，煮令沫出，含漱吐之。三度愈。（《千金要方》）

卒中风，头面肿：杵杏仁如膏，敷之。（《千金要方》）

久患肺气，喘急：杏仁去皮尖二两，童子小便浸，一日一换，夏月三四换，浸半月取出，焙干研细。每服一枣大，薄荷一叶，蜜一鸡头大，水一中盏，煎取七分，食后温服。忌腥物。（《胜金方》）

目中赤脉痒痛，时见黑花：初生杏子仁一升，古五铢钱七文，入瓶内密封，埋门限下，一百日化为水，每夕点之。（《圣济总录》）

肺病咯血：杏仁四十个，以黄蜡炒黄，研入青黛一钱，作饼。用柿饼一个，破开包药，湿纸裹煨熟食之，取效。（《丹溪心法》）

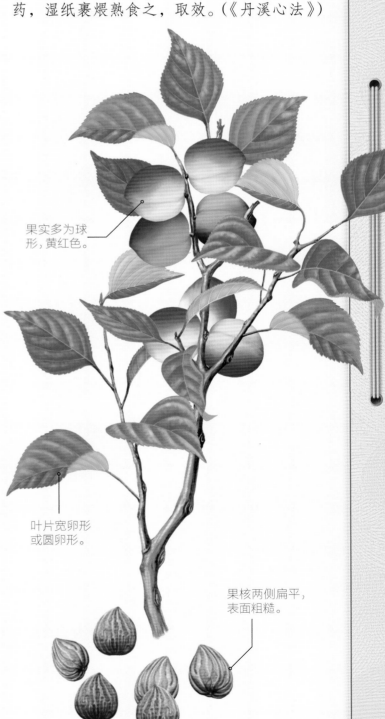

果实多为球形，黄红色。

叶片宽卵形或圆卵形。

果核两侧扁平，表面粗糙。

桃核①

味苦，平。

主治瘀血、血闭瘕邪气，杀小虫。

桃华：杀痊恶鬼，令人好色。

桃枭②：微温。主杀百鬼精物。

桃毛：主治下血瘕、寒热、积聚、无子。

桃蠹③：杀鬼，辟不祥。

生太山川谷。

注释

①桃核：现通用名为桃仁。

②桃枭（xiāo）：经冬不落的干桃子。《本草纲目》："桃子干悬如枭首磔木之状，故名。"

③桃蠹（dù）：《证类本草》曰"食桃树虫也"。

译文

桃核，味苦，性平。主治瘀血、闭经、血瘕，

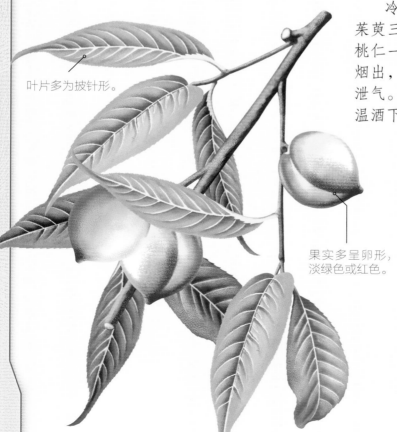

叶片多为披针形。

果实多呈卵形，淡绿色或红色。

能驱除寄生虫。桃花，能驱除鬼痊、鬼魅等邪气，使人容貌姣好。桃枭，性微温，主要能驱除各种鬼魅、精怪等邪气。桃毛，主治血瘕、恶寒发热、腹部积块、不孕不育。桃蠹，能驱除鬼魅等不祥之邪气。产于泰山的川谷中。

来源及用法

为蔷薇科植物桃或山桃的干燥成熟种子。果实成熟后采收，除去果肉及核壳，取出种子，晒干。煎服。

百草医方

崩中漏下，不止者：桃核烧存性研细，酒服方寸匕，日三。（《千金要方》）

妇人阴痒：桃仁杵烂，绵裹塞之。（《肘后备急方》）

大便不快，里急后重：桃仁三两（去皮），吴茱萸二两，食盐一两，同炒熟，去盐、茱，每嚼桃仁五七粒。（《圣济总录》）

急劳咳嗽，烦热：桃仁三两（去皮尖），猪肝一枚，童子小便五升。同煮干，于木白内捣烂，入蒸饼和，丸梧子大。每温水下三十丸。（《太平圣惠方》）

冷劳减食，渐至黑瘦：桃仁五百颗，吴茱萸三两，同入铁铛中，微火炒一炊久，将桃仁一颗去皮，看似微黄色即渐加火，待微烟出，即乘热收入新瓶内，厚纸封住，勿令泄气。每日空心取桃仁二十粒去皮嚼之，以温酒下。至重者服五百粒愈。（《太平圣惠方》）

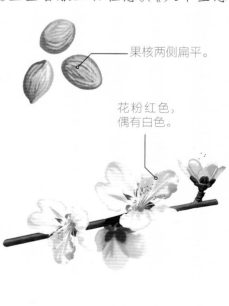

果核两侧扁平。

花粉红色，偶有白色。

瓜蒂

味苦，寒。

主治大水、身面四肢浮肿，下水，杀蛊毒、咳逆上气，食诸果不消，病在胸腹中，皆吐下之。生嵩高平泽。

瓜蒂，味苦，性寒。主治严重水肿、头面身体四肢浮肿、咳逆气喘、食物无法消化，能去除水湿、驱除蛊毒。病在胸腹部，服用瓜蒂能通过涌吐、泻下以祛邪治病。产于嵩山的平泽中。

来源及用法

为葫芦科植物甜瓜的果柄。夏季果熟时采收，取下果蒂，阴干。煎服，或入丸散服。

百草医方

太阳中暍，身热头痛而脉微弱，此夏月伤冷水，水行皮中所致：瓜蒂二七个，水一升，煮五合，顿服取吐。(《金匮要略》)

热病发黄：瓜蒂为末，以大豆许吹鼻中。轻则半日，重则一日，流取黄水乃愈。(《千金翼方》)

疟疾寒热：瓜蒂二枚，水半盏，浸一宿，顿服，取吐愈。(《千金要方》)

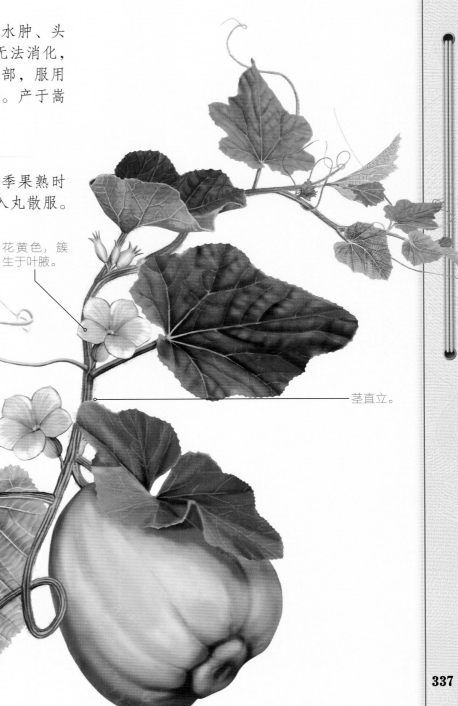

瓜蒂。

花黄色，簇生于叶腋。

茎直立。

叶近圆形或肾形轮廓，有浅裂。

苦瓠①

味苦，寒。

主治大水、面目四肢浮肿、下水，令人吐。生晋地川泽。

注释

①瓠（hù）：音护。

译文

苦瓠，味苦，性寒。主治严重水肿、面目四肢浮肿，能去除水湿、使人呕吐。产于山西的川泽中。

来源及用法

为葫芦科植物小葫芦的果实。8~9月果实成熟时采集，剖开果实，除籽，晒干。煎服，或外用。

百草医方

黄疸：苦瓠白瓤熬黄，捣为末，每服半钱匕，日一服，十日愈。用瓠数有吐者，当详之。（《伤寒类要》）

通身水肿：苦瓠膜（炒）二两，苦葶苈五分，捣合丸小豆大。每服五丸，日三，水下止。又用苦瓠膜五分，大枣七枚，捣丸。一服三丸，如人行十里许，又服三丸，水出更服一丸，即止。（《千金要方》）

鼻窒气塞：苦瓠子为末，醇酒浸之，夏一日，冬七日。日日少少点之。（《太平圣惠方》）

鼻中息肉：苦瓠子、苦丁香等分，入麝香少许，为末。纸捻点之。（《太平圣惠方》）

小便不通，胀急者：苦瓠子三十枚（炒），蝼蛄三个（焙），为末，每冷水服一钱。（《圣济总录》）

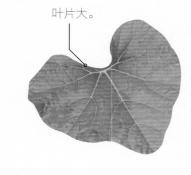

叶片大。

花多呈白色。

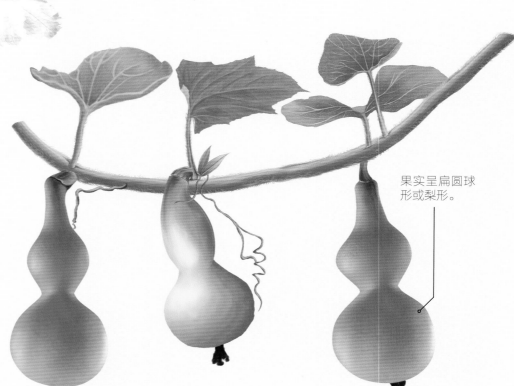

果实呈扁圆球形或梨形。

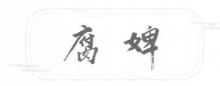

腐婢

味辛，平。

主治痎疟、寒热、邪气、泄痢、阴不起、病酒头痛^①。生汉中。

注释

①病酒头痛：指饮酒过量头痛。

译文

腐婢，味辛，性平。主治疟疾、恶寒发热、邪气结聚、泄泻、痢疾、阳痿、饮酒过量头痛。产于陕西汉中。

来源及用法

为马鞭草科植物豆腐柴的茎叶。春、夏、秋季均可采收，鲜用或晒干。煎服，或捣敷。

百草医方

饮酒不醉：腐婢花、叶，阴干百日为末，水服方寸匕。或加葛花等分。(《千金要方》)

疗疮恶肿：腐婢末，敷之。(《普济方》)

痎疟，寒热邪气，泄痢，阴气不足，止渴及病酒头痛：腐婢于豉中煮，五味调和，作羹食之。(《食医心镜》)

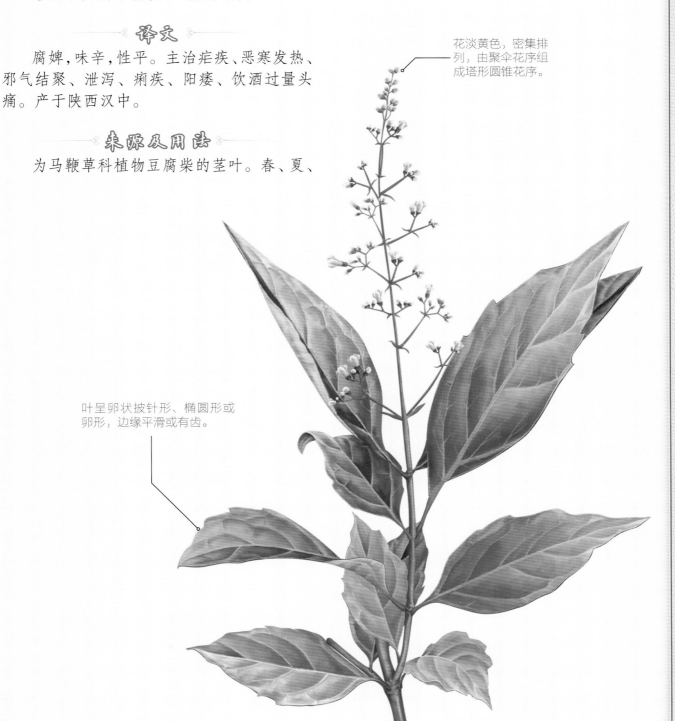

花淡黄色，密集排列，由聚伞花序组成塔形圆锥花序。

叶呈卵状披针形、椭圆形或卵形，边缘平滑或有齿。

索引

A

菴茴子·············· 61

B

巴豆·············· 236
巴戟天·············· 139
白垩·············· 232
白瓜子·············· 115
白蒿·············· 71
白及·············· 280
白棘·············· 199
白僵蚕·············· 219
白胶·············· 104
白颈蚯蚓·············· 318
白敛·············· 279
白马茎·············· 216
白青·············· 10
白石英·············· 17
白头翁·············· 277
白兔藿·············· 143
白薇·············· 176
白鲜·············· 184
白英·············· 70
白芝·············· 22
白芷·············· 172
百合·············· 187
柏实·············· 29
败酱·············· 166
斑猫·············· 334
半夏·············· 254

贝母·············· 152
贝子·············· 322
彼子·············· 315
萆解·············· 162
萹蓄·············· 292
扁青·············· 11
鳖甲·············· 211
别羁·············· 294
檗木·············· 175

C

草蒿·············· 282
昌蒲·············· 37
常山·············· 252
长石·············· 129
车前子·············· 63
赤箭·············· 25
赤芝·············· 21
茺蔚子·············· 67
樗鸡·············· 326
茈胡·············· 55
慈石·············· 126
雌黄·············· 124
葱实·············· 222

D

大豆黄卷·············· 226
大黄·············· 235
大戟·············· 240
大盐·············· 231
大枣·············· 112
代赭·············· 230
丹参·············· 154
丹沙·············· 8
丹雄鸡·············· 215

当归·············· 132
地胆·············· 320
地肤子·············· 68
地榆·············· 261
冬灰·············· 234
冬葵子·············· 116
独活·············· 54
杜若·············· 84
杜仲·············· 50

E

阿胶·············· 104

F

发髲·············· 202
矾石·············· 14
防风·············· 74
防己·············· 257
房葵·············· 56
飞廉·············· 87
蜚蠊·············· 328
蜚虻·············· 327
粉锡·············· 233
蜂子·············· 102
肤青·············· 129
伏苓·············· 26
伏翼·············· 205
腐婢·············· 339
附子·············· 250

G

甘草·············· 42
甘遂·············· 238
干地黄·············· 36
干姜·············· 196

干漆·················51
藁本·················147
葛根·················150
钩吻·················245
狗脊·················161
枸杞·················59
姑活·················91
羖羊角···············107
瓜蒂·················337
栝楼·················153
贯众·················272
蘿菌·················267
鹳骨·················216
龟甲·················210
鬼臼·················247

H

虾蟆·················332
海蛤·················209
海藻·················265
合欢·················99
黑芝·················23
厚朴·················169
胡麻·················120
虎掌·················289
滑石·················15
淮木·················196
槐实·················167
黄环·················258
黄连·················136
黄耆·················134
黄芩·················135
黄芝·················22

J

鸡头实···············114
积雪草···············264
蒺梨子···············69
假苏·················223
茛草·················288
景天·················145
桔梗·················237
菊花·················41
橘柚·················168
卷柏·················52
决明子···············81
爵床·················191
箘桂·················30

K

空青·················9
孔公孽···············125
苦菜·················118
苦参·················157
苦瓠·················338
款冬·················255
昆布·················266
蛞蝓·················219

L

兰草·················80
蓝实·················76
狼毒·················246
狼牙·················274
莨蓎子···············194
雷丸·················300
藜芦·················275
蠡实·················89
鳢鱼·················214

理石·················128
鲤鱼胆···············213
连翘·················276
楝实·················302
蓼实·················221
零羊角···············203
柳华·················303
六畜毛蹄甲···········307
龙胆·················48
龙骨·················100
龙眼·················60
蝼蛄·················319
漏芦·················86
卤鹹·················230
陆英·················287
鹿藿·················285
鹿茸·················204
露蜂房···············325
栾华·················298
落石·················47
蔄茹·················278

M

麻蕢·················225
麻黄·················149
麻子·················225
马刀·················321
马陆·················312
马先蒿···············193
麦门冬···············33
蔓椒·················299
蔓荆实···············92
莽草·················296
茅根·················186
梅实·················220

縻脂·······················308
蘼芜·······················147
蜜蜡·······················207
牡丹·······················256
牡狗阴茎··············217
牡桂·························31
牡蛎·······················109
木兰·······················167
木虻·······················326
木香·······················138

N
凝水石···················126
牛扁·······················286
牛黄·······················306
牛膝·························49
女青·······················294
女菀·······················260
女萎·························35
女贞实·····················93

O
藕实茎···················113

P
蓬蔂·······················111
蒲黄·························78
蒲陶·······················110
朴消·························13

Q
蛴螬·······················329
铅丹·······················131
茜根·······················140
蜣螂·······················320
翘根·······················196

秦艽·······················133
秦椒·······················178
秦皮·························98
青琅玕···················229
青蘘·······················120
青葙子···················273
青芝·························20
屈草·························91
瞿麦·······················165
雀瓮·······················314

R
荛华·······················243
人参·························43
忍冬·························73
戎盐·······················232
肉苁蓉·····················72
蕤核·························94

S
桑根白皮··············160
桑螵蛸···················208
桑上寄生··············173
沙参·······················156
山茱萸·····················97
商陆·······················293
芍药·······················144
蛇床子·····················64
蛇含·······················281
蛇蜕·······················310
麝香·······················201
升麻·······················137
蓍实·························57
石蚕·······················333
石胆·······················122

石膏·······················127
石斛·························44
石灰·······················234
石流黄···················228
石龙刍·····················46
石龙芮·····················45
石龙子···················309
石蜜·······················101
石南草···················259
石韦·······················163
石下长卿··············294
石长生···················291
石钟乳···················122
署豫·························40
蜀椒·······················200
蜀漆·······················252
蜀羊泉···················263
鼠妇·······················316
术···························34
水靳·······················224
水萍·························90
水苏·······················119
水银·······················123
水蛭·······················330
松萝·······················198
松脂·························28
溲疏·······················301
酸浆·······················188
酸枣·························58

T
太一余粮·················19
桃核·······················336
天门冬·····················32
天名精·····················77

天鼠屎⋯⋯⋯⋯⋯324
天雄⋯⋯⋯⋯⋯⋯248
铁⋯⋯⋯⋯⋯⋯⋯130
铁精⋯⋯⋯⋯⋯⋯131
铁落⋯⋯⋯⋯⋯⋯130
亭历⋯⋯⋯⋯⋯⋯239
通草⋯⋯⋯⋯⋯⋯164
桐叶⋯⋯⋯⋯⋯⋯304
菟丝子⋯⋯⋯⋯⋯65
豚卵⋯⋯⋯⋯⋯⋯323
鲍鱼甲⋯⋯⋯⋯⋯331

W

王不留行⋯⋯⋯⋯75
王瓜⋯⋯⋯⋯⋯⋯192
王孙⋯⋯⋯⋯⋯⋯190
微衔⋯⋯⋯⋯⋯⋯184
卫矛⋯⋯⋯⋯⋯⋯179
蝟皮⋯⋯⋯⋯⋯⋯206
乌韭⋯⋯⋯⋯⋯⋯290
乌头⋯⋯⋯⋯⋯⋯249
乌贼鱼骨⋯⋯⋯⋯212
芜荑⋯⋯⋯⋯⋯⋯181
吴茱萸⋯⋯⋯⋯⋯295
蜈蚣⋯⋯⋯⋯⋯⋯311
五加⋯⋯⋯⋯⋯⋯174
五色石脂⋯⋯⋯⋯18
五味子⋯⋯⋯⋯⋯142

X

薪蓂子⋯⋯⋯⋯⋯66
犀角⋯⋯⋯⋯⋯⋯108
枲耳实⋯⋯⋯⋯⋯185
细辛⋯⋯⋯⋯⋯⋯53
夏枯草⋯⋯⋯⋯⋯195

苋实⋯⋯⋯⋯⋯⋯117
香蒲⋯⋯⋯⋯⋯⋯79
消石⋯⋯⋯⋯⋯⋯14
蟹⋯⋯⋯⋯⋯⋯⋯331
辛夷⋯⋯⋯⋯⋯⋯95
杏核⋯⋯⋯⋯⋯⋯335
芎䓖⋯⋯⋯⋯⋯⋯146
雄黄⋯⋯⋯⋯⋯⋯124
熊脂⋯⋯⋯⋯⋯⋯103
徐长卿⋯⋯⋯⋯⋯83
续断⋯⋯⋯⋯⋯⋯159
玄参⋯⋯⋯⋯⋯⋯155
旋复华⋯⋯⋯⋯⋯244
旋花⋯⋯⋯⋯⋯⋯88

Y

芫华⋯⋯⋯⋯⋯⋯242
雁肪⋯⋯⋯⋯⋯⋯106
燕屎⋯⋯⋯⋯⋯⋯324
羊桃⋯⋯⋯⋯⋯⋯283
羊蹄⋯⋯⋯⋯⋯⋯284
羊踯躅⋯⋯⋯⋯⋯268
阳起石⋯⋯⋯⋯⋯128
药实根⋯⋯⋯⋯⋯201
射干⋯⋯⋯⋯⋯⋯270
蠮螉⋯⋯⋯⋯⋯⋯313
衣鱼⋯⋯⋯⋯⋯⋯317
薏苡人⋯⋯⋯⋯⋯62
茵陈蒿⋯⋯⋯⋯⋯85
茵芋⋯⋯⋯⋯⋯⋯269
殷孽⋯⋯⋯⋯⋯⋯125
淫羊藿⋯⋯⋯⋯⋯189
荧火⋯⋯⋯⋯⋯⋯316
营实⋯⋯⋯⋯⋯⋯141
榆皮⋯⋯⋯⋯⋯⋯96

禹余粮⋯⋯⋯⋯⋯20
玉泉⋯⋯⋯⋯⋯⋯8
郁核⋯⋯⋯⋯⋯⋯297
礜石⋯⋯⋯⋯⋯⋯229
鸢尾⋯⋯⋯⋯⋯⋯271
远志⋯⋯⋯⋯⋯⋯38
云母⋯⋯⋯⋯⋯⋯12
云实⋯⋯⋯⋯⋯⋯82

Z

蚤休⋯⋯⋯⋯⋯⋯290
皂荚⋯⋯⋯⋯⋯⋯251
曾青⋯⋯⋯⋯⋯⋯10
泽兰⋯⋯⋯⋯⋯⋯262
泽漆⋯⋯⋯⋯⋯⋯241
泽泻⋯⋯⋯⋯⋯⋯39
蚱蝉⋯⋯⋯⋯⋯⋯218
䗪虫⋯⋯⋯⋯⋯⋯328
枝子⋯⋯⋯⋯⋯⋯177
知母⋯⋯⋯⋯⋯⋯151
枳实⋯⋯⋯⋯⋯⋯171
猪苓⋯⋯⋯⋯⋯⋯27
竹叶⋯⋯⋯⋯⋯⋯170
梓白皮⋯⋯⋯⋯⋯305
紫参⋯⋯⋯⋯⋯⋯158
紫草⋯⋯⋯⋯⋯⋯182
紫石英⋯⋯⋯⋯⋯16
紫菀⋯⋯⋯⋯⋯⋯183
紫葳⋯⋯⋯⋯⋯⋯180
紫芝⋯⋯⋯⋯⋯⋯24